W0065338

Bertram Eisenhauer

Weil ich ein Dicker bin

Bertram Eisenhauer

Weil ich ein Dicker bin

Szenen eines Lebensgefühls

C. Bertelsmann

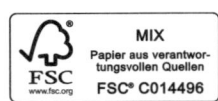

Verlagsgruppe Random House FSC® N001967

1. Auflage
© 2016 by C. Bertelsmann Verlag, München,
in der Verlagsgruppe Random House GmbH
Umschlaggestaltung: buxdesign München
Satz: Uhl + Massopust, Aalen
Druck und Bindung: GGP Media GmbH, Pößneck
Printed in Germany
ISBN 978-3-570-10218-3

www.cbertelsmann.de

Inhalt

Doch ich, zu Possenspielen nicht gemacht,
Noch um zu buhlen mit verliebten Spiegeln, ...
Weiß keine Lust, die Zeit mir zu vertreiben,
Als meinen Schatten in der Sonne späh'n
Und meine eig'ne Missgestalt erörtern.
            – William Shakespeare, *Richard III.*

Kramer: Hast du manchmal Sehnsucht?
George: Sehnsucht? Sehnsucht?
Kramer: Ich leide unter Sehnsucht.
George: Du hast Sehnsucht?
Kramer: Oh ja, sehr. Ich leide unter Sehnsucht.
   Oft sitze ich da, stundenlang, sehnend.
   Hattest du Sehnsucht?
George: In letzter Zeit nicht. Verlangen hatte ich.
   Ich habe immerzu Verlangen.
   Aber Sehnsucht eher weniger.
   Keine Sehnsucht.
            – Dialog in der amerikanischen Comedy-Serie
            Seinfeld

Autobiografien sind nur glaubwürdig,
wenn sie etwas Unschönes zugeben.
Jemand, der über sein Leben nur Gutes zu sagen
weiß, lügt in den meisten Fällen, weil jedes Leben,
von innen her gesehen, nichts weiter
als eine Kette von Niederlagen ist.
            – George Orwell

Zu Beginn:

Was es kostet, ein Dicker zu sein

Eines Tages bin ich einfach aufgeplatzt. Wie eine Bratwurst, der es in der Pfanne zu heiß wird. Wie ein Eclair, in das man zu gierig hineinbeißt. Nein: aufgeplatzt wie die ahnungslosen Astronauten aus den *Alien*-Filmen, denen ein mörderisches Monster aus einer fernen Welt, das sich in ihnen eingenistet hat und dort in einer perversen Schwangerschaft herangewachsen ist, am Ende brachial von innen die Bauchdecke durchbricht, in einer Orgie aus Schrei und Schleim und Blut und Tod. Aber vielleicht übertreibe ich da auch, ein wenig.

Die Ärzte sahen es nüchterner. Ihre Diagnose: Hernie der Bauchwand. Was eben so passiert, dachte ich, wenn ein Körper alle Maße sprengt. Die Bauchwand reißt, Eingeweide drücken sich durch den Riss. Stechende Schmerzen. Gefährlich kann so was werden, wenn Teile, die sich durchgequetscht haben, abgeklemmt werden. Also schnitten sie mich auf, pflanzten ein Netz aus Kunststoff ein, klammerten mich wieder zu. An zwei Details aus dem OP-Saal erinnere ich mich deutlich: wie ungewöhnlich weiß der Raum mir vorkam und dass ich vom Bett selbst auf den OP-Tisch umstieg, weil es den Pflegern viel Mühe bereitet hätte, mich hinüberzuwuchten.

Mein Übergewicht prägt und definiert mich, so weit ich zurückdenken kann. Ich war ein pummeliger Teenager, ich war ein dicker Student, ich bin ein adipöser Erwachsener. Als wir Kinder waren, nannten meine leptosomen Cousins aus der Stadt mich hin und wieder »Vetter«. Das war grausam, aber, wie ich zugeben musste, auch verdammt lustig.

Ich hatte drei Phasen in meinem bisherigen Leben, während deren ich jeweils zwischen gut 20 und fast 35 Kilo abnahm. Beim ersten Mal war ich noch auf der Uni und kam, 1,78 Meter groß, durch weniger Essen und viel Laufen bis auf 70 Kilo; ich erkannte mich im Spiegel selbst kaum wieder. Jedes Mal aber legte ich danach wieder zu, startete beim nächsten Versuch von einem noch höheren Gewicht. Ich wäre an dieser Stelle gerne origineller, aber mein Gewicht entwickelte sich, wie die Langzeitarbeitslosigkeit es jahrzehntelang tat: Es gab immer wieder gelegentliche Erleichterung, aber der Sockel wuchs unaufhaltsam. Irgendwann muss ich eine Art *tipping point* erreicht haben, jenseits dessen 10 Kilo mehr keinen Unterschied mehr machten. Oder 20. Oder 30.

Jetzt, mit Ende Vierzig, bin ich schwerer als Elvis, der Schutzheilige aller Selbstruinierer, war, als sein junges, schlankes, blondes Girlfriend ihn tot in seinem Badezimmer fand. Ich bin in Gewichtsregionen, in denen Marlon Brando sich in seinen letzten Lebensjahren bewegte. In wirklich ungünstigen Lichtverhältnissen ähnele ich Jabba the Hutt, dem bösen Klops aus dem *Krieg der Sterne*-Film *Die Rückkehr der Jedi-Ritter*. Nur brauche ich dazu keine Special Effects.

Lange war mein Übergewicht ein, sagen wir, ästhetisches Problem, auch wenn das schon schlimm genug war. Dass es die Gesundheit schädigt und das Leben verkürzt, war für mich nur so eine Statistik, unwirklich. Wenn es noch eine ganze Weile dauert, bis der Tod kommt, drückst du ihn leicht weg. Doch auch wenn all diese Kilo dich nicht ein einziges Jahr kosten würden – das Fett-Sein beschneidet dir trotzdem das Leben. Es ist nicht nur so, dass der Körper dir zur Last wird, wenn man ein Fetter ist; das Leben selbst wird dir zur Last. Egal, wie du die Qualität dieses Lebens misst, ob in Zungenküssen, in Sonnenuntergängen oder in Umarmungen von Kindern, die deine Nase geerbt haben – du kriegst als Fetter mit ziemlicher Sicherheit weniger davon. Wo kannst du auch hin, wenn du kaum zweihundert Meter gehen kannst, ohne außer Atem zu kommen?

Darum soll es in diesem Buch gehen: was es kostet, ein Mensch zu sein, der zu viel wiegt, und zwar erheblich zu viel. Was es nicht nur körperlich kostet, sondern emotional. Was das Fett-Sein mit deiner Seele anstellt. Denn das Dick-Sein, so wenigstens ist meine Erfahrung, steigt dir zu Kopf, und es macht etwas mit dir. Es färbt die Art und Weise ein, in der du dich selbst und die Welt und das Verhältnis zwischen beidem siehst. Wie eine Wunde, die ständig einen Verband durchblutet. Und das stiehlt dir Lebenschancen. Das Dick-Sein verpasst dir oft schon einen Knacks, wenn du nur zu den Pummeligen zählst; ganz besonders aber, wenn du bist, was die Ärzte »fettleibig« oder »adipös« nennen. Es ist ein Knacks, der sich häufig durch deine gesamte Existenz zieht. Je mehr du wiegst, umso schlimmer wird es; es ist wie eine schleichende Vergiftung.

Irgendwann ist mir dieser Satz eingefallen. Vielleicht kennen Sie das: Man sagt etwas versuchsweise, und wenn es sich im Mund gut anfühlt und auch dann noch, wenn es heraus ist, dann wird es wohl wahr sein. Es ist ein Gedanke, mit dem man schwanger gegangen ist; man war für die Einsicht lange nicht reif, man verdrängt sie vielleicht, will nichts von ihr wissen, und plötzlich spricht man sie aus, und es erweist sich: Hey, das stimmt ja. So ging es mir mit diesem Satz, selbst wenn er mit einem gewissen Pathos vibriert.

»Ich muss«, so dachte ich, »in die Gemeinschaft der Lebenden zurückkehren.«

Damit fange ich jetzt an, und Sie sind dabei. Zweiundfünfzig Wochen lang.

Woche 1:

Rollmops. Die erste Sünde

STATUS-REPORT:
Mission: Abnehmen
Programmdauer: 1 Jahr
Woche 1 von 12 der »Fastenphase«
Kalorien täglich: 900
Verstöße gegen Fastendisziplin: 1
Ausgangsgewicht: 185,4 kg
Aktuelles Gewicht: 178,4 kg
Veränderung: -7,0 kg

Ich gestehe. Ich hab's getan, die Tat geschah aus den niedrigsten Beweggründen, aus Lust und nackter Gier. Und aus Schwäche, dem elendesten Motiv von allen. Ich habe mich von einem Glas Rollmöpsen überwältigen lassen. Mea culpa. Mea maxima culpa. Doch der Reihe nach.

Seit einer Woche ernähre ich mich flüssig, von einer Art Milkshake – ohne echte Milch, natürlich, die wäre zu fett, hätte zu viele Kalorien. Drei Mal täglich, möglichst regelmäßig alle vier bis fünf Stunden, reiße ich zwei der silbrig glänzenden Beutel auf, die mir die Ärzte verordnet haben, schütte das Nahrungsersatzpulver darin in einen Plastikbecher mit Deckel, kippe 200 ml Wasser hinterher, schraube den Becher zu und schüttle alles kräftig. Es ergeben sich Shakes in den Geschmacksrichtungen Schoko, Erdbeere und Vanille, die ich kalt trinke; die Geschmacksvariante Kartoffel/Lauch, die ich mit weniger und warmem Wasser anrühre, löffle ich wie eine Fertigsuppe.

Drei Monate soll das jetzt so gehen, und was soll ich nach den ersten Tagen sagen? Es scheint, als habe das Leben seine Fülle verloren, seine Textur, seinen Crunch. Für ein Blatt Salat würde ich töten; das macht wenigstens ein Geräusch, wenn man hineinbeißt. Sogar die Farben der Dinge um mich herum kommen mir wie ausgewaschen vor.

Die Entbehrung fällt deshalb so drakonisch aus, weil dadurch mein innerer Esstisch, wenn Sie so wollen, völlig abgeräumt und dann neu gedeckt werden soll. Ein ganzes Jahr lang, immer dienstags, gehe ich jetzt in ein Programm, das ein Krankenhaus in meiner Stadt ambulant anbietet, ins Adipositas-Zentrum dort, eine spezielle Einrichtung für Adipöse, Fettleibige, früher auch »Fettsüchtige« genannt, und ja, dass ich zu denen gehöre, war lange Zeit nicht ganz einfach einzusehen, und es jetzt so hinzuschreiben fällt noch immer schwer.

Während dieser Zeit soll ich nicht nur Pfunde hinter mir lassen. Ich soll lernen, anders zu essen und mich fleißiger zu bewegen. Das ist mehr als eine Diät, es ist eine Neuprogrammierung meines Verhaltens. Ein neues Betriebssystem.

Begonnen habe ich plangemäß mit der zwölfwöchigen Fastenphase, in der ich ausschließlich die Formula-Shakes zu mir nehmen soll, die meinem Organismus so wenig Kalorien zuführen, dass der gar nicht anders kann, als erheblich Gewicht herzugeben. Danach soll ich acht Wochen an eine ausgewogene Mischkost herangeführt werden. Die übrigen Wochen bis zum Jahresende schließlich soll ich dazu nutzen, mich an meine *Re-Education* zu gewöhnen.

Helfen bei meinem Vorhaben werden eine junge, ausgesprochen schmale, ernste Ärztin, eine kleine Truppe von höchst sportlichen Bewegungstherapeutinnen, eine gut gelaunte Psychotherapeutin und eine schnuckelige Ernährungsberaterin, die zwar nur etwa 1,60 Meter groß ist, das aber ausgleicht, indem sie sich rhythmisch auf den Fußspitzen wiegt, wenn sie etwas Wichtiges vorträgt. Gymnastik, Nordic Walking und dergleichen Dinge sind vorgesehen, sogar zwei Kochabende und ein

Ausflug in den Supermarkt, um das korrekte Einkaufen zu lernen. Gut dreitausend Euro kostet das Jahr all-inclusive, von den Beuteln für die Shakes bis zum regelmäßigen Blutbild. Das zahlen die meisten Krankenkassen nicht oder nur teilweise.

Man sieht schon, Zielgruppe dieses Angebots sind nicht Leute, bei denen Hemd oder Bluse ein wenig spannen, sondern stark Übergewichtige, genauer: Menschen mit einem sogenannten Body-Mass-Index von über 30. Falls es Sie interessiert, der BMI ist die moderne Variante des Modells vom »Normal-« und »Idealgewicht«, mit dem ich aufwuchs und das Sie vielleicht ebenfalls noch kennen, und errechnet sich nach der Formel Körpergewicht in Kilo durch (Körpergröße in Meter hoch zwei). Jemand mit 1,65 Metern Körpergröße und 110 Kilogramm Gewicht zum Beispiel hat einen BMI von 40,4. Bei einem BMI unter 18,5 spricht man (bei Erwachsenen) von Unter-, bei einem zwischen 18,5 und 24,9 von Normal-, zwischen 25 und 29,9 von Übergewicht. Jenseits der 30 beginnt dann das düstere Reich der Adipositas; und wer mehr als 40 hat, bei dem spricht man von »Adipositas permagna« (nach dem lateinischen »permagnus«, sehr groß oder riesig) oder »morbider Adipositas«.

Im Mikrozensus des Statistischen Bundesamts 2013 gaben 36,7 Prozent der Deutschen Körpermaße an, durch die sie als übergewichtig definiert wurden, 15,7 Prozent mussten sogar als noch schwerer, als adipös, gelten. Männer lagen in beiden Kategorien höher als die Frauen. Der Durchschnitts-BMI aller Deutschen lag bei 25,9 – also am unteren Ende des Übergewichts.

In meinem Fall freilich muss keiner groß rechnen: Mein BMI, das enthüllt auch der Blick des medizinisch Ungeschulten, entspricht annähernd dem des tierischen Hauptdarstellers im Kinofilm *Free Willy – Ruf der Freiheit*.

Alleine unternehme ich diesen abermaligen Versuch, Gewicht loszuwerden, nicht. Zehn Frauen und fünf weitere Männer sind mit dabei, in einer Abnehmgruppe, die sich regelmäßig zu Sitzungen unter Leitung der Therapeutin treffen soll. Mal sehen, ob sich unter uns ein Zusammenhalt einstellt; eigentlich ist Abnehmen ein sehr einsames Geschäft. Bisher verbindet mich mit den anderen jedenfalls nicht viel mehr als mit jemandem, mit dem man sich im Wartezimmer eines Arztes anderthalb Stunden lang angeregt unterhält, weil die Praxis gerade wieder mal so voll ist.

Ähnlich unverbindlich verliefen bislang auch unsere bisherigen Zusammentreffen als Gruppe: Wir probierten gemeinsam, welche Geschmacksrichtungen bei den Formula-Shakes für uns infrage kamen; wir liefen uns im Adipositas-Zentrum über den Weg, als jeder seine zwei Einkaufstüten mit dem Beutelvorrat für die ersten Wochen abholte; wir saßen einander auf harten Stühlen auf dem Gang gegenüber, während wir auf die Eingangsuntersuchung bei einem Arzt oder das erste Gespräch mit der Therapeutin warteten. Einzeln und im Pulk wurden wir auch fotografiert, um das Ausmaß unseres Dick-Seins zu dokumentieren – das Vorher-Bild unserer Mission.

Empfohlen hat mir das Programm meine Hausärztin. Zuvor allerdings musste ich mich selbst zu der Einsicht durchbeißen, dass ich unassistiert und unbeaufsichtigt zwar im Abstand von etwa einem Jahrzehnt immer neu Gewicht verlieren, dem ewigen Jo-Jo-Effekt aber nicht entkommen könnte. Als ich jetzt im Adipositas-Zentrum gefragt wurde, wie viele Kilo ich in meinem Leben grob geschätzt bei allen Versuchen zusammengenommen verloren hätte, konnte ich antworten: siebzig. Dumm nur, hätte ich hinzufügen können, dass ich sie jedes Mal komplett wiedergefunden hatte – plus ein paar mehr.

Das ist ja überhaupt das schmutzige kleine Geheimnis der ganzen Diätindustrie. »Eigentlich können Sie irgendeine Diät machen, und Sie werden abnehmen – aber anschließend wieder zunehmen«, hielt der Ernährungswissenschaftler Volker Pudel in seinem *Ratgeber Übergewicht* einmal fest, und das war nur leicht übertrieben.

Mit Diäten ist es ja ohnehin so eine Sache. Wenn man sich mal grundsätzlich dazu entschlossen hat, muss man sich eine aussuchen, und da wird es unübersichtlich. Es gibt welche, die einem das Fett weitgehend verbieten, und solche, die in Kohlenhydraten den Bösewicht sehen. Mal soll man essen wie die Mittelmeervölker, dann wie die Eskimos, dann wie die Steinzeitmenschen. Andere Methoden scheinen nur zu funktionieren, wenn man in Beverly Hills wohnt. Einige setzen darauf, bloß die Hälfte des Gewohnten zu essen – oder ein einziges Gericht wie Gemüsesuppe oder ein einzelnes Lebensmittel wie Ananas. Eine basiert auf Sternzeichen, eine andere auf Blutgruppen.

Mittlerweile gibt es mehr unterschiedliche Diäten als Angela Merkel Hosenanzüge hat. Okay, das habe ich mir gerade ausgedacht, aber Sie wissen, was ich meine. Manche der Diäten gelten als potenziell schädlich für des Diäters Gesundheit. Andere richten zwar keinen Schaden an, wirken aber auch nicht, zumindest nicht nachhaltig. Denn Abnehmen ist gut und schön; das Gewicht zu halten aber ist die Meisterklasse.

Das kriegt unser Programm angeblich hin für uns. Weil es Ernährungsumstellung, Verhaltens- und Bewegungstherapie kombiniert, ist es so ziemlich das Innovativste, was sich im Moment denken lässt, zumindest unter den konservativen Lösungen; der nächste, drastischere Schritt wäre dann eine jener Magen-OPs, die immer populärer werden.

Offizielle Bedingung für die Teilnahme ist ein BMI über 30, aber diese Höhe überspringe ich leider ja mühelos, bei einem Gewicht von 185 Kilo und einer Größe von 1,78 cm. Das hatte auch meine Hausärztin mir bereits bescheinigt; unter »Begleiterkrankungen/-erscheinungen« listete sie auf: Bluthochdruck, Diabetes mellitus Typ 2 grenzwertig, Bewegungsmangel, Stress. Woran ich offenbar nicht leide, jedenfalls noch nicht, war auf dem Diagnosebogen sicherheitshalber schon mal vorgesehen: degenerative Herzerkrankungen, koronare Herzerkrankungen, Hypertriglyceridämie, Hypercholesterinämie, was immer die beiden Letzteren auch sein mochten (eine Fettstoffwechselstörung und ein zu hoher Cholesterinspiegel im Blut).

Dass es dafür offenbar kein Wort unter acht Silben gab, verhieß jedenfalls nichts Gutes.

Ohnehin habe ich das – sicher übertriebene – Gefühl, bei uns Dicken hänge ein unausgesprochenes »Wenn Sie's jetzt nicht haben, kriegen Sie's noch« in der Luft, sobald Ärzte unsere medizinische Vorgeschichte erkunden. So auch im Aufnahmebogen des Adipositas-Zentrums, den ich ausfüllen musste: Leiden Sie unter Herzstolpern/-jagen? Lebererkrankungen? Verstopfungen? Gelenkschmerzen? Rückenschmerzen? Depressionen? Ganz falsch kann ich das nicht einmal nennen; jeder Medizinstudent im zweiten Semester kann aufzählen, auf welch vielfältige Weise Übergewicht einem die Gesundheit demoliert, bis hin zu bestimmten Krebsarten, deren Vorkommen es fördert.

Ein wahrer *Eye-opener* für mich war ein unscheinbares Diagramm in dem Fragebogen, das meine bisherige Körperbiografie erfassen sollte. Insgesamt neun Figuren, vom Schmalhans bis zum Megamops, hübsch in Shorts, waren da mit feinem Strich skizziert, und ich sollte die einzelnen Stufen bestimmten Lebensaltern zuordnen. Bis zum Teenageralter war ich, so konnte ich brav angeben, vom Gewicht her tragbar gewesen. Danach aber hatte mein Körper mit jedem einzelnen neuen Lebensabschnitt eine Schippe draufgelegt: 16–20 Jahre – Stufe 5, 21–25 – Stufe 6, 26–30 – Stufe 7, 31–40 – Stufe 8, 41–50 – Stufe 9; Höchstgewicht. Eine ungebrochene, desaströse Progression.

Bei den Fragen nach meinem Essverhalten kreuzte ich fast alles an, was der Bogen an Möglichkeiten hergab: Ich esse im Allgemeinen zu viel. Ich esse zu viel beim Abendessen. Ich esse nach dem Abendessen mehr, als für mich gut wäre. Ich kann schlecht mit dem Essen aufhören, wenn ich einmal angefangen habe. Ich esse, wenn ich nervös oder gestresst bin. Wenn ich mich langweile. Wenn ich deprimiert bin. Wenn es mir richtig gut geht. Wenn ich allein bin.

Meine Vermutung ist ja, dass ich aus einem ganzen Cluster an Motiven heraus zu viel esse; dass das Essen für mich inzwischen fast ALLES ersetzt, was andere Leute kriegen, indem sie vor die Tür gehen.

Dann, gegen Ende des Fragebogens, ging es um meine Erwartungen. »Wie viel erwarten Sie tatsächlich abnehmen zu können?«

»40 Kilo«, schrieb ich.

»Wie viel würden Sie sich als Wunschtraum erhoffen?«

»70 Kilo.«

»Warum möchten Sie jetzt gerade abnehmen statt in einem halben Jahr?«

Ich schrieb: »Weil es jetzt knapp wird.«

»Sie sind echt motiviert«, sagte mir einer der Betreuer zum Start. »Bei Ihnen wird es mit dem Abnehmen gehen wie mit dem Kalenderblattabreißen.«

Wollen wir's hoffen, doch erst einmal ist es eine Quälerei. Ob ich der Programmärztin dankbar sein soll, die entschieden hat, ich bräuchte wegen meines hohen Ausgangsgewichts etwa 100 Kalorien – einen Beutel – täglich mehr als die anderen Leute in meiner Gruppe, die mit den eigentlich vorgesehenen 800 Kalorien zurechtkommen müssen? Mit viel gutem Willen geht der Kartoffel/Lauch-Shake als schlecht gewürzte Tütensuppe durch; ich schütte Suppengemüse aus dem Tiefkühlfach dazu, um ein wenig Abwechslung zu schaffen. Die übrigen meiner gewählten Geschmacksrichtungen Erdbeer, Vanille, Schoko: reine Astronautennahrung. Im Angebot waren auch noch die Varianten Kaffee und Tomate, aber die bekam ich beim besten Willen nicht herunter, und, ehrlich gesagt, auch Schoko wird es wohl nicht mehr lange machen – es erinnert mich doch zu sehr daran, wie echte Schokolade schmeckt, und das wiederum bringt mich auf böse, zügellose Gedanken.

Wichtig sei auch, so erinnern uns Ärztin, Therapeutin und Ernährungsberaterin immer wieder, das Trinken. Mindestens 2,5 Liter täglich sollen es sein, aber immer: kalorienarm – Mineralwasser, ungesüßter Tee oder Kaffee, gelegentlich eine kalorienreduzierte Limonade. Nicht erlaubt sind: Fruchtsäfte, etwa zum Herstellen einer Schorle; kalorienhaltige Instanttees; Kaffee-Instantprodukte, beispielsweise Cappuccino oder Latte Macchiato.

Ja, sicher, durch den medizinisch kühl kalkulierten Mangel fühle ich mich körperlich und gedanklich weniger vollgestopft. Das Fasten führt im idealen Fall zu einer gewissen inneren Reinheit des Denkens; die Dinge scheinen ganz klare, deutliche Kanten zu bekommen. Das Fasten scheint den Kernbestand, das Wichtige, unbedingt Notwendige freizulegen, alles andere fällt von einem ab.

Hie und da glaube ich meinen Magen zu spüren, buchstäblich, wie er da so im Innern meines Körpers liegt und auf Arbeit wartet – die ich ihm freilich in den bisherigen Mengen verweigere. Und hey, was ist das für eine Empfindung? Hunger? Das ist ebenfalls neu für mich. Obgleich: Bei genauerer Untersuchung stellt er sich oft als Appetit heraus, als das Lechzen nach leeren, eigentlich nicht notwendigen Kalorien. An einem Morgen aufzuwachen, nachdem man am Tag zuvor durchgehalten hat mit dem Fasten, ist ein nachgerade erhebendes Gefühl – ein Gefühl, wie es mich gerade mal noch in Kathedralen überkommt.

Seltsam, sich vorzustellen, dass der eigene Körper jetzt reduziert ist auf eine biochemische Maschine, die Essen verwertet, das jeder unnötigen Bedeutung entkleidet ist, mit der man es sonst so umgibt. Ein purer Stoffwechsel. So ein Schoko-Shake als Snack vor dem Fernseher – das wäre ohnehin unvorstellbar.

Am letzten Abend, bevor es losging mit dem Essen aus den Beuteln, trafen mein bester Freund und ich uns noch mal in einem chinesischen Restaurant, in das wir häufiger gingen und in dem es ein großes Büfett gab. Es war ein Essen zum Abschied – nicht voneinander, sondern vom *All you can eat* als Daseinsprinzip. Denn inzwischen gehe ich durch meinen Supermarkt wie ein Ostdeutscher, der direkt nach der Maueröffnung zum ersten Mal in ein Westberliner Kaufhaus geht: Ich darf anschauen, aber nicht anfassen. Obwohl, der Ostdeutsche hatte hundert

Mark Begrüßungsgeld; ich darf bei REWE nur noch Zahnpasta kaufen. Alles andere: verboten. Laugenstangen: verboten. Putenbrust: verboten. Eingelegte Oliven: verboten. Selbst Grapefruit: verboten. Plötzlich entwickle ich einen Jieper auf Lebensmittel, die ich vorher kaum angefasst hätte. Geräucherte Würste – ah, dieses grobe Fett!

Die Shakes lassen zwar den ganz schlimmen Hunger nicht zu, was mich doch verblüfft. Auch dass ich sehr regelmäßig über den Tag verteilt esse, statt wie früher aufs Frühstück zu verzichten, mittags in der Eile ebenfalls zu nichts zu kommen, nur um am Abend dann mit dem Mammuthunger konfrontiert zu sein – das tut mir gut. Es kommt mir vor, als hätte ich mehr Energie.

Ein Essen, das sensorisch einen Eindruck hinterlassen würde, ist so ein Shake aber eben nicht. Er ist Verpflegung in ihrer prosaischsten Form:»Alle für einen Tag erforderlichen Nährstoffe in angemessener Menge«, so der Hersteller – Eiweiß, Kohlenhydrate, Vitamine, Mineralstoffe,»prebiotische Ballaststoffe«, was immer das für welche sind. Der Hersteller übrigens ist ein Nahrungsmittelgigant, an dessen Süßprodukten ich mich schon häufiger fast bewusstlos gegessen habe, aber das Leben ist voller solcher Ironiefallen.

Und was ist in den Beuteln genau drin? Zum Beispiel in der Version Vanille:

Magermilchpulver, Milcheiweiß, Zucker, Sonnenblumenöl, Inulin, Säureregulator (Kaliumcitrat, Kaliumphosphat, Natriumcitrat, Calciumphosphat), Maltodextrin, Verdickungsmittel (Carboxymethylcellulose), Aroma, Magnesiumcarbonat, Natriumchlorid, Kaliumchlorid, Vitamin C, Emulgator (Sojalecithin, Lecithin), Eisenpyrophosphat, Zinksulfat, Süßstoff (Aspartam, Acesulfam K), Kupfergluconat, Niacin, Mangansulfat, Antioxidationsmittel (E 304, E 307), Vitamin E, Calciumpantothenat, Natriumfluorid, Vitamin B 1, Vitamin B 6, Farbstoff (Beta-Caroten), Vitamin A, Vitamin B 2, Chromchlorid, Natriummolybdat, Folsäure, Natriumselenit,

*Kaliumjodid, Biotin, Vitamin K, Vitamin D, Vitamin B 12;
enthält eine Phenylalaninquelle.*

Hm, das könnte man mir genauso gut intravenös verabreichen, nehme ich an. Wenn ich in diesen Tagen den bedauernswerten Christian Lindner auf der Straße träfe mit einer Butterstulle, und er überließe sie mir um den Preis, dass ich bei nächster Gelegenheit seine FDP wähle – ich würde das Geschäft machen.

Stattdessen aber traf es eben die Rollmöpse, von denen bereits die Rede war. Ich war im Supermarkt, um kalorienarme Limonade zu kaufen (die ja erlaubt ist, solange sie mit Mineralwasser im Verhältnis 1:3 verdünnt wird), da standen sie im Regal. Ich hatte seit bestimmt zwanzig Jahren gar keine mehr gegessen. Aber irgendetwas in mir schrie nach ihnen, alle Sicherungsseile rissen; schon waren die Möpse gekauft, nach Hause getragen, verzehrt. Das schien keine drei Minuten zu dauern. Eigenartig: Wenn man fastet, dehnt sich die Zeit; wenn man fastenbrecherisch isst, vergeht sie ganz schnell.

Dieser Abend blieb zwar bisher der einzige Zwischenfall, bei dem meine Entschlossenheit in die Knie ging. Aber das Essen lauert überall, und das bemerke ich nicht erst jetzt, da ich erst mal keines mehr habe. Im Büro steht ausgerechnet direkt meiner Tür gegenüber der einzige Verkaufsautomat im ganzen Haus, der Snacks und Süßigkeiten anbietet; ständig höre ich das Rattern, wenn Leute sich eine Zuckerinfusion holen. Und in Restaurants bekam man früher hierzulande nach 22 Uhr kaum mehr eine warme Mahlzeit; heute genügt ein Anruf bei einem Lieferdienst, und auch um Mitternacht noch steht ein freundlicher Inder vor deiner Wohnungstür und bringt ausgesuchte Köstlichkeiten seiner Kultur vorbei: »Weil Sie zwei Hauptgerichte bestellt haben, kriegen Sie Fladenbrot umsonst.«

Und das alles wäre ja kein Problem – wenn eben meine Proportionen nicht so aus der Fasson geraten wären: meine Vorstellung davon, was EINE PORTION sei. Aber ich habe nie so recht verstanden, wie Menschen eine Tafel Schokolade auspacken können, eine Reihe abbrechen, essen – und dann die Packung seelenruhig wieder zufalten und weglegen. Oder wie sie ein »nimm2«-Bonbon aus der Tüte nehmen und es gut sein lassen. Die Bonbons heißen »nimm ZWEI«. Seid ihr Analphabeten? Entscheidender noch: Seid ihr denn nicht aus Fleisch und Blut? Kennt ihr die Traurigkeit nicht? Und die Langeweile?

Während ich still in meinem Büro sitze und mich nach einem Käsebrötchen mit Ei, Tomate und viel Miracel Whip verzehre, erinnere ich mich daran, warum ich das erst jetzt mache: Weil es so beschämend ist, dass jemand dir beibringen muss, wie man so was Elementares macht wie essen oder rumlaufen.

Ein wenig Ermutigung täte wohl. Zwischen den zwei Shakes, die ich statt des Brötchens zu mir nehme, rufe ich meine Nichte an. Sie wohnt im Ausland, und ich sehe sie nur gelegentlich. Sie ist fast zwölf und hat diese Fähigkeit, mir am Esstisch einen tadelnden Blick zuzuwerfen, wenn ich mir Limonade einschenke – wofür man andere Menschen schlagen würde, sie will man dafür abküssen. Zu Beginn des Programms hat sie mir eine Mail geschickt: »Ich bin richtig froh, dass du es machst, und weiß, dass du es schaffen wirst! BERTRAM! KEINE HAMBURGER! ;D« (Ihrer Mutter zuliebe habe ich hier die Rechtschreibfehler korrigiert.)

Jetzt am Telefon verspricht sie, wenn ich erst mal abgenommen hätte, »dann bist du wie wir« – sie meint sich und ihren Bruder und ihre Mutter, meine Schwester, die noch nie ein Problem mit dem Gewicht hatte.

»Na ja, ganz so dünn wie du werde ich wohl kaum mehr werden«, entgegne ich ihr.

Am Ende vereinbaren wir, dass ich versuche, so viel abzunehmen, wie sie wiegt: einunddreißig Kilo, »laut Badezimmerwaage«.

Wenn das gelänge, könnte ich am Horizont die Hundert-Kilo-Marke sehen. Okay, am fernen Horizont. Okay, irgendwo hinter der Erdkrümmung müsste sie sein. In der ersten Woche jedenfalls habe ich sieben Kilo hinter mir gelassen. Nehmt das, ihr Möpse.

Woche 2:

Eine Geschichte der Waage. Und damit eine Geschichte meines Lebens

STATUS-REPORT:
Woche 2 von 12 der Fastenphase
Gewicht in Vorwoche: 178,4 kg
Aktuelles Gewicht: 175,8 kg
Veränderung: -2,6 kg

Ich verstehe schon, warum ein paar der Frauen in meiner Abnehmgruppe beim dienstäglichen Treffen so obsessiv über sich und die Waage reden. Warum sie sich jeden Tag draufstellen müssen. Warum es einfach nicht anders geht.

Für sie wäre es schon ein Fortschritt, wenn sie ab und zu einen »waagefreien Tag« einlegen könnten, wie die uns betreuende Psychologin mit feinem Lächeln vorschlägt. Klar, ich kann ihnen einen schlauen Vortrag darüber halten, warum das tägliche Wiegen den Hungerkünstler an sich selbst und am Universum kirre macht: Weil der Körper beim Abnehmen Schwankungen produziert. Aber das wissen sie selbst eigentlich auch. Es hilft nur nichts.

Denn so ein Tag scheint die natürliche Strecke zu sein, die perfekte Maßeinheit. Man kämpft (sechzehn Stunden lang), man schläft (acht Stunden lang), am Morgen danach folgt das Urteil, ausgedrückt in der kühl leuchtenden Zahl im Display der Waage, scheinbar eindeutig. Nur dass der Körper so nicht funktioniert. Man hat sich einen langen Tag kasteit – und zugenommen? Bitte?

Natürlich, wir unterwerfen uns dieser Logik, weil wir ohnehin die schlimmsten Junkies der *instant gratification* sind, der sofortigen Befriedigung der Begierden. Ähnlich ungeduldig und unmäßig wie beim Essen sind wir auch jetzt, wo wir verzichten: Ich will meine Belohnung, und ich will sie jetzt.

Denn egal, wie oft wir auf der Waage stehen: Wir alle, die wir »auf Diät« sind, haben unser Glücksempfinden erst einmal an diesen Apparat delegiert. Das Verdikt: digital, binär. Ein oder aus. Triumph oder Niederlage. Ich könnte morgen einen dauerhaften Frieden im Nahen Osten aushandeln, und am Tag darauf teilt mir die Waage mit, dass ich in einer Woche inneren Strampelns nur zweihundert Gramm abgenommen habe – ich hätte das Gefühl, im Leben versagt zu haben.

Es ist einfach so: Wer ums Abnehmen kämpft, wird auf sich selbst zurückgeworfen. Es geht ständig um den eigenen Körper, den man belauert, als sei man sein eigener Stalker, um die Regungen der eigenen Seele. Und auch wenn Kollegen, Partner, Kinder dich ermutigen: Letztlich machst du die Sache mit dir selbst aus, allein. Du sitzt zwanzig Minuten im Auto vor dem REWE-Markt und ringst mit dir, weil du weißt, dort gibt es die »Heiße Theke« mit diesen Brötchen mit Spießbraten, den die Verkäuferin immer zwei Finger dick abschneidet. Die Formula-Shakes kriegst du immer schwerer runter. Hm, bis zum nächsten Wiegen sind es ja noch – was – fünf Tage?

Ich kann eine Geschichte meines Lebens schreiben entlang der Waagen, die über mich entschieden haben.

Die erste, an die ich mich bewusst erinnere, sah ich als Teenager auf der Kinderstation im Krankenhaus: ein eierschalenfarbenes mechanisches Gerät mit Gewichten auf einer Skala in Brusthöhe, bei denen man nacheinander die Zehn-Kilo-, die Ein-Kilo- und die Hundert-Gramm-Stufen einstellte, bis die Skala perfekt ausbalanciert war. Damals verbrachte ich, ein pummeliger Junge, sechs Wochen auf der Station, um ein paar Kilo abzunehmen und gesundes Essen zu lernen. Ich bekam achthundert Kalorien täglich.

Jeden Tag rannte ich, um möglichst viele davon zu verbrauchen, mehrfach mit dem Fahrstuhl um die Wette, wer zuerst im obersten Stockwerk ankam. Ich verbesserte meine Chancen, indem ich auf jedem Stock die Ruftaste drückte, sodass der Aufzug anhalten und die Tür öffnen musste. An jedem Morgen das Ritual: raus aus dem Bett, zur Toilette, die letzten Gramm Wasser abschlagen, bevor es noch im Schlafanzug auf die Waage ging. Einer der Jungs, mit denen ich während einiger Wochen das Zimmer teilte, war vielleicht dreißig Kilo schwerer als ich. Ich hasste ihn – weil er jeden Tag viel mehr Verlust vorweisen konnte als ich, der ich nach einer Weile mit hundert Gramm zufrieden sein musste.

Die nächste schicksalhafte Wiegung meines Lebens war eine patriotische Angelegenheit: Ich wurde gemustert, und mein Vaterland wollte genau wissen, wie viele Kilo ich mit mir herumtrug. Schließlich gedachte man mir noch einen Rucksack, ein Gewehr und ähnlich sinnvolle Ausrüstungsgegenstände dazuzugeben, um damit gegebenenfalls das Land zu verteidigen.

Wahrscheinlich muss ich erklären, dass es die Achtzigerjahre waren, und die Frage, ob man das Grün des Soldaten anlegte, wurde jedem heranwachsenden Deutschen vorgelegt. Ich fand, man könne schlecht die Freiheit genießen, ohne hin und wieder etwas dafür zu tun, und sei es, Lebenszeit zu opfern. Also ließ ich mich einziehen.

Man würde wahrscheinlich intuitiv annehmen, dass ich wenigstens bei der Musterung davon profitiert hätte, dicker zu sein als andere Jungs. Insgesamt nämlich verschafft dir das Übergewicht im Leben wenige Vorteile – es sei denn, du willst es als Vorteil rechnen, dass dich die nette pummelige Servicekraft in der Kantine fragt: »Haben Sie heute großen Hunger?«, bevor sie dir eine größere Portion Pommes frites auf den Teller schaufelt. Doch ausgerechnet die deutschen Streitkräfte sahen über meinen Fettleib hinweg. Und schuld daran war der französische Kinostar Alain Delon, damals noch auf der Höhe seiner Popularität.

Bei der Musterung war ich mit gut zwanzig Kilo zu viel für

»T 3« befunden worden – tauglich mit Einschränkungen. Am ersten Tag in der Kaserne jedoch, bei der Eingangsuntersuchung – ich hatte noch nicht mal eine Uniform bekommen –, schaute der Arzt, Typ jung und lässig, mich von oben bis unten an und sagte: »Sollen wir den überhaupt hierbehalten?«

Ich hatte zu diesem Zeitpunkt bereits genug gesehen, was mir den Abschied nicht schwer gemacht hätte. Die Bundeswehr jener Zeit war eine Armee, die aufs reine Vorhanden-Sein ausgelegt war, sich aber enorm ernst nahm, weil so eine Armee immerhin mit Waffen und scharfer Munition hantiert, und weil das Sich-ernst-Nehmen zudem generell das Organisationsprinzip von Streitkräften ist. Mit großer Unbekümmertheit besprach der Arzt die Frage, was aus mir werden sollte, mit zwei Schreibkräften im gleichen Alter, die, meine ich, ebenfalls Wehrpflichtige waren. Ich, hundertsechs Kilo schwer, stand angespannt zuhörend dabei. In Unterwäsche.

Nach einer Weile der Unentschlossenheit driftete die Konversation ab, zum Fernsehprogramm des Abends zuvor, an dem ein Film mit Delon gezeigt worden war, entweder *Der Clan der Sizilianer* oder *Rocco und seine Brüder*, und meine drei Filmkritiker waren einhellig der Meinung, Delon, den sie hartnäckig »Delong« nannten, habe sich darin wieder selbst übertroffen.

Inmitten dieser Plauderei wurde nebenbei entschieden, dass die Bundeswehr es doch mit mir versuchen solle, wo ich schon mal da war.

Dass man den Dicken dann besonders geschunden hätte, kann ich nicht sagen. Jedenfalls nicht mehr als andere auch. Da wir bei irgendeinem Eignungstest ordentlich abgeschnitten hatten, bekamen die Leute meiner Kompanie und ich eine technische Ausbildung als »Flugabfertiger« in der Flugsicherung und verbrachten mehr Zeit im Klassenraum als im Freien. Militärisch beschränkten sich meine Fertigkeiten auf die eines »Be-WachSold«. Im Kriegsfall wäre ich, um Woody Allen zu zitieren, bestenfalls als Geisel verwendungsfähig gewesen.

Tatsächlich nahm meine Zeit in Uniform sogar eine kuriose

Wendung, oder auch zwei. Als ich eingezogen wurde, hatte ich gebangt, wie ich als Dicker die erwartbaren körperlichen Anforderungen bewältigen sollte. Mein heute bester Freund, den ich damals kennenlernte und der auch einige Kilo Übergewicht mit sich herumschleppte, bemerkte einmal, er habe sich bei der Bundeswehr zu Beginn gefühlt »wie ein Krüppel«.

Ich allerdings zog mir schon in den ersten Tagen in der Kaserne eine Bänderdehnung zu, als ich beim Marschieren, Rennen oder irgendeiner anderen Pulkaktivität in den billigen, engen schwarzen Standard-Turnschuhen heftig umknickte. Zuerst verbrachte ich ein paar Tage auf der Krankenstation, vor der auf akkurat geschnittenen Rasenflächen die Kaninchen vorbeihoppelten und in der man mir für die nächsten Wochen einen Gips anlegte. So humpelte ich jeden Morgen, zuerst durch Krücken, dann durch einen Gehstock unterstützt, von unserer Baracke zum Lehrgebäude, wo die Ausbildung stattfand, in einem verstaubten Raum mit einer meterlangen Kreidetafel. Am Abend humpelte ich wieder zurück.

Ich fühlte mich wie ein Versager, gar nicht mal am Vaterland oder dergleichen Unsinn; die Delon-Fan-Truppe hatte mich ja unbedingt dabehalten wollen. Nein, allgemeiner, in der Kategorie »Kerl«. Womöglich dachte ich auch: Da lasse ich mich einziehen, obgleich das in meiner Peergroup nicht gerade populär ist – und kriege das mit dem Soldatsein dann nicht einmal hin.

Den Gips nahmen mir die Ärzte dann nur Tage vor unserer einzigen Sechsunddreißig-Stunden-Übung ab, der einzigen größeren militärischen Anstrengung unserer Kompanie überhaupt. Ich weiß noch, wie ich morgens gegen fünf Uhr wach wurde und dachte: Heute klingt das Gewispere und Geschlurfe auf dem Gang anders als üblich. Dann kam, ebenfalls früher als üblich, der Ruf: »Kompanie, aufstehen!«

Die Übung war schließlich genau die Art Strapaze, vor der mir bang gewesen war. Meine Stiefel waren noch nicht eingelaufen, der Rucksack völlig ungewohnt. Ich glaubte nicht, jemals irgendwo anzukommen, wo die Qual aufhören würde, und

erinnere mich, dass zwei Jungs aus meiner Gruppe in einem
Akt ungezwungener Kameradschaft anboten, eine Weile mein
Gewehr zu tragen.

Vielleicht hatte es mit meiner offensichtlichen Untauglichkeit
als Kämpfer zu tun, dass einer der Ausbilder – ich erinnere mich
an den Flaum, den er für einen Oberlippenbart hielt – mich später gerne angrinste und bellte: »Flieger« – der unterste Dienstgrad
bei der Luftwaffe – »wir machen Sie schon noch zu einer bösen,
drahtigen Kampfmaschine!« Seine Vorliebe in Filmdingen galt
ganz offenbar nicht Alain Delon, sondern der Militärklamotte; zu
einer *lean, mean fighting machine* will Bill Murray in dem Film
Ich glaub', mich knutscht ein Elch seine Rekruten machen.

Kurios war auch, wie ich, der Dicke, mich dann doch der
Truppe entzog – und das mit deren ausdrücklicher Billigung.
Bei unserer Ausbildung mussten wir Flugzeugtypen und Flug-
routen und Sonderflugzonen büffeln, und wer dabei gute Noten
kriegte, kam in den Genuss einer »Besonderen erzieherischen
Maßnahme«, kurz: BEM (oh, sicher, eine Abkürzung musste sein
bei der Bundeswehr der alten Republik, wo man beim Nach-
schub von »Mütze, Pudel, 1 Stück« sprach). Die BEM wurde am
Freitag gegen Mittag vom Kompaniechef vor der vollzählig an-
getretenen Truppe verkündet und bedeutete in der Regel, dass
der dafür ausgewählte Soldat sich umgehend ins Wochenende
verabschieden durfte statt erst gegen 14.30 Uhr. In einer Zeit,
da die Züge sich im ganzen Land am frühen Nachmittag schnell
mit Zehntausenden Wehrpflichtigen auf dem Weg nach Hause
füllten, war das wahrlich ein Vorteil.

Lernen konnte ich wesentlich besser als marschieren, und so
kriegte ich mehrfach eine BEM ab. Ich hatte beinahe ein schlechtes Gewissen. Aber ich sagte mir, dergleichen gehöre wohl zu
einem System, das auf Paranoia beruhte, das aber doch eigenartig ehrpusseligen Ideen verpflichtet war wie jene, es müsse die
ihm anvertrauten jungen Männer zu geglückten Menschen formen. Noch heute lasse ich mir die Wendung auf der Zunge zer-
gehen: Besondere. Erzieherische. Maßnahme.

Nach einem Vierteljahr Grundausbildung verbrachte ich zwölf Monate in einer Kaserne nahe einer amerikanischen Militärbasis. Dort gab es ein Truppenkino und eine Leihbibliothek voller Bücher und Langspielplatten, die wir als Nato-Verbündete benutzen durften; wir sahen *Friday the 13th* und *Splash*, und ich habe seither eine gewisse Schwäche für Barbra Streisand und Billy Joel. In der Lobby des Kinos gab es Popcorn in Kübeln, süß und – das war neu für mich – salzig. Wenn man die Frage der Servicekraft »You want butter?« bejahte, gab es – eine weitere Neuigkeit – flüssige Butter obendrauf. So wurde das wieder nichts mit der Kampfmaschine.

Einen kurzen Versuch, mein Gewicht zu reduzieren, unternahm die Truppe, wie ich später beim Wühlen in alten Unterlagen entdeckte. Auf einer »Wiederbestell-Karte« findet sich der Vermerk: »22.08. 99,1 kg. 28.8. 97,4 kg.« Unterschrift des Arztes. Auch da hatte das Vaterland mich also offenbar auf eine Waage gestellt.

Doch als ich Anfang zwanzig war und auf der Uni, fing ich an zu laufen. Noch heute bekommen meine Hobbit-Beine im Frühjahr deshalb Phantomschmerzen. Wenn auf den Gehwegen und in Parks nach dem Winter die ersten Jogger und Läufer auftauchen, kommt wie aus den Muskeln heraus die Erinnerung hoch, wie es ist, sich zu dehnen und loszulaufen.

Ich hatte auch mal einen Körper, mit dem ich sehr gut hätte leben können. Ich weiß, das klingt wie das, was Meryl Streep als Karen Blixen im Film *Jenseits von Afrika* sagt: »Ich hatte eine Farm in Afrika, am Fuße der Ngong-Berge.« Wie eine Erinnerung aus einem anderen Land, von einem fremden Kontinent.

Innerhalb eines Jahres verlor ich damals fast 35 Kilo und kam in die Nähe dessen, was man damals das »Idealgewicht« nannte: Körpergröße in Zentimetern minus zehn Prozent. 70,2 Kilo. Ich wurde ein anderer Mensch.

Laufen hat ja eine bestechende Klarheit. Man braucht keine Partner, keine Halle, keine große Ausrüstung, man läuft einfach los. Das tat ich jeden Tag eine Dreiviertelstunde lang und konnte diese Dreiviertelstunde bald nur schwer entbehren – oh, Mann, das ist LANGE her. Gerne lief ich nachts auf einer schwach befahrenen Hangstraße, an der Laternen standen. Ich sprintete den Abstand zwischen dreien bergauf, drehte um, lief den Abstand zwischen zweien bergab, drehte wieder um, wieder drei bergauf, wieder zwei bergab, bis die Laternen aufhörten. Ich erinnere mich, wie ich während meines ersten Studienaufenthalts in den Vereinigten Staaten in diesigen Nächten im orangefarbenen Licht der Straßenlaternen lief; ich lief in der trockenen Hitze von Utah und Arizona, als ich eine Tour durch die Nationalparks im Südwesten machte, und legte mich anschließend in den menschenleeren Pool des Motels, während am nachtdunklen Horizont irgendein Gebirge aufragte.

Nach etwa einer halben Stunde auf der Strecke kam ich regelmäßig in einen Zustand, in dem sich alles vor mir aufzutun schien. Vieles, was vorher hinter lauter Möglichkeiten verborgen war, schien sich zu enthüllen. Zeit für Epiphanien, hormonbedingt. Es war eine ganz ähnliche Erfahrung, wie ich sie viele Jahre später mit dem Fasten haben sollte: Entscheidungen, mit denen ich mich abgequält hatte, schienen mit einem Mal einfach. Vielleicht hatte es ganz einfach mit dem Laufen und dem Schritt zu tun: linkes Bein, rechtes Bein, linkes Bein, rechtes Bein. Tripp-trapp, tripp-trapp. Ja, nein, ja, nein. Richtig, falsch, richtig, falsch: Die Beine trommelten es vor.

Die Waage, mit der ich damals meistens täglich mein Gewicht abfragte, war eine mechanische, an die ich mich genau erinnere: eine Badezimmerwaage, die ich dem elterlichen Haushalt entliehen hatte. Sie hatte eine geriffelte Standfläche, schwarz; das Display, analog mit kurzen Strichen für je fünfhundert Gramm und längeren für die Kilo, war mit einer Art Lupe ausgestattet, sodass man das Ergebnis besser ablesen konnte. Wenn man sich daraufstellte, flogen die Zahlen im Display vorüber, bis man in die Nähe des eigenen tatsächlichen Körpergewichts kam. Die Anzeige über dem roten Strich zitterte immer ein wenig, selbst wenn man ganz still stand. Wenn man sich nach vorne lehnte, konnte man dadurch fast ein halbes Kilo gutmachen.

Einer der Mitbewohner in meiner WG musste immer wieder ein paar Kilo verlieren, um auf sein Judo-Kampfgewicht zu kommen, und schloss sich meiner Diät- und Sportkur an. Wir hängten meterlange Papierfahnen in die gemeinsame Küche, auf denen wir notierten, was wir aßen: »15.00: Kabeljau, Reis, Champignons – 650 Kal. 19.00: Weintrauben – 200 Kal.« Nach einigen Monaten war ich richtig austrainiert. Die Slogans von Nike (»The road: When it calls, it screams«) kamen mir nicht mehr albern vor, sondern richtig, ja profund. Ich hatte Momente, in denen ich im Sommerregen lief, Van Morrisons *In the Days before Rock'n'Roll* im Kopfhörer des Walkman (oh ja, es ist LANGE her), und dachte, ich würde gleich abheben.

Diese Zeit könnte ich meine heroischen Jahre nennen – wenn ich nicht alle Fortschritte bald wieder verspielt hätte. Ich weiß nicht mehr, was es war – eine sehr, sehr unglückliche Liebe zu viel, Arbeit, Gewohnheit, Stress, alles zusammen: vorbei. Heute könnte ich gar nicht joggen; meine Gelenke würden es nicht aushalten. Also sitze ich auf dem Ergometer – und wäre ekstatisch, wenn ich wenigstens unter hundert Kilo wöge.

Mein deprimierendstes Erlebnis mit einer Waage hatte ich, als mir klar wurde, dass ich eine neue kaufen musste. Die Waage meiner Zeit als Läufer war irgendwann bei einem Umzug zurückgeblieben. Inzwischen besaß ich eine andere, noch immer altmodisch analog, weiß, rechteckig, mit pinkfarbenem Frotteeflausch auf der Standfläche, ebenfalls dem elterlichen Bad entliehen. Benutzt freilich wurde sie nur während einer weiteren Abnehmphase, die mich zwar um vierundzwanzig Kilo erleichterte, deren Ergebnis aber nicht lange vorhielt. Danach stand das Gerät jahrelang unter einem Regal im Schlafzimmer. Ich sah es gut mit seinem pinkfarbenen Flausch, und es verschaffte mir ein vages Gefühl der Niederlage. Wie viel genau ich während dieser Zeit – ich war Anfang vierzig – zunahm, wollte ich lieber nicht so genau wissen.

Irgendwann stellte ich mich doch wieder mal auf das flauschige Gerät und musste feststellen: Mein Gewicht war von ihrer Skala gar nicht mehr darzustellen. Also besorgte ich mir im Kaufhaus eigens eine Personenwaage, die bis hundertdreißig Kilo ausgelegt war: schick, schwarzes Gehäuse, Standfläche aus Glas, mit Digitaldisplay. Ich stellte mich darauf, das Display zeigte »O-Ld«.

Ich brauchte einen Augenblick, bevor ich begriff, was das bedeuten sollte: »Overload.« Es war, als redete die Waage mit mir: Freundchen, jetzt bist du sogar für mich zu fett. Und doch sollten noch Jahre vergehen, bevor ich Konsequenzen aus meiner Malaise zog.

Zwischendurch ließ ich mich beim Kardiologen untersuchen (Bluthochdruck, kein Wunder), und er konnte kein Belastungs-EKG mit mir machen: »Was wiegen Sie? Der Apparat trägt maximal hundertfünfzig Kilo.«

Das Gerät sah eigentlich stabil aus, mit kräftigen Eisenverstrebungen. Das sollte mich nicht halten?

»Das testen wir besser nicht aus«, sagte der Arzt.

Zum Wiegen brachte die Sprechstundenhilfe zwei Waagen, weil eine alleine ebenfalls mit mir überfordert gewesen wäre. Breitbeinig stand ich auf den beiden Geräten, während sie die Werte ablas und zusammenzählte.

Irgendwann begriff ich: So geht es nicht weiter. Die nächste Station wäre gewesen, mich im Zoo zu wiegen, im Elefantenhaus.

Dieser Tage wiege ich mich einmal die Woche, immer dienstags, in der Ambulanz des Krankenhauses, das unsere Abnehmgruppe betreut. Da, wo sonst die Notfälle hinkommen, das passt ja. Es ist eine große Waage, mit einer Standfläche, auf der vermutlich ein Rollstuhl Platz hätte, und einer Art Haltegeländer.

Am Freitag war ich im Krankenhaus zur Blutabnahme, die regelmäßig zum Programm gehört, und hatte mir geschworen: Bloß nicht auf die Waage. Was bedeutet es schon, wie viel ich seit der Vorwoche abgenommen habe?

Okay, okay, ich bin ein schwacher Mensch, der unbedingt nachsehen musste. Gut zwei Kilo. Es musste sein.

Woche 3:

Ich und das Fast Food. Eine Lovestory

```
STATUS-REPORT:
Woche 3 von 12 der Fastenphase
Gewicht in Vorwoche: 175,8 kg
Aktuelles Gewicht: 173,6 kg
Veränderung: -2,2 kg
```

Männer sind, sobald Frauen ins Spiel kommen, Kindsköpfe, und das völlig unabhängig davon, was sie wiegen. Ich kann das so bestimmt feststellen, nicht nur, weil ich ein Mann bin, sondern weil ich zudem in den vergangenen beiden Wochen zwar deutlich mehr als zehn Kilo Lebendgewicht, aber nicht wesentlich an Kindsköpfigkeit verloren habe.

Zu »McDonald's« zu gehen, während man sich aus Beuteln ernährt und jede Versuchung durch Essen weiträumig umfahren sollte, ist natürlich fahrlässig. Aber eigentlich war ich ja nur tanken, und in der Tankstelle gibt es auch einen »McDonald's«-Schalter. In einer der beiden Schlangen stand eine Frau, die aussah, als hätte sie einem was zu sagen, wenn man ein wenig mit ihr plaudern könnte. Also stellte ich mich an. So was ist üblicherweise nicht mein Stil, womöglich hatten meine neunhundert Tageskalorien mich ein wenig schwindelig im Kopf gemacht. Ich sage ja: Kindsköpfe.

Vielleicht muss ich noch eines klarstellen, weil ich jetzt nach einem Fress-Stalker klinge, der eine nichts Böses ahnende Fast-Food-Kundin mit wohligem Schauder heimlich beim Verzehr eines Cheeseburgers beobachten will. Vielleicht muss ich also erklären: Ich habe eine Schwäche für Frauen, die zu »McDonald's« gehen. Bei Dates entmutigt mich nichts mehr als ein weibliches Gegenüber, das im Restaurant Mineralwasser und einen kleinen Beilagensalat bestellt, »das Dressing bitte extra«. Ein Rendezvous ist ja wie ein Bewerbungsgespräch (nur dass Bewerbungsgespräche in den allermeisten Fällen nicht mit Sex enden), und so eine Bestellung signalisiert mir sofort: Diesen Job kriegst du nicht.

Frauen aber, die zu »McDonald's« gehen und mitunter einen Hamburger essen, haben bei mir einen Stein im Brett. Möglicherweise geht diese Grundsympathie auf eine Freundin zurück, die ich während meines Studiums hatte. Kennengelernt hatte ich sie (und ihre Mitbewohnerin) in einem Club, wo mein bester Freund mich drängte, sie anzusprechen. Ein paar Tage später traf ich sie (und ihre Mitbewohnerin) zufällig wieder – bei »McDonald's«. An einem Sonntagnachmittag! Wie sich herausstellte, lag der Imbiss auf halbem Weg zwischen meiner WG und ihrer WG, was für mich – neben ihrem Hang zum gelegentlichen Fast Food – so nahe an einen Gottesbeweis herankam wie sonst eigentlich nur die Rindsrouladen meiner Mutter.

Von einer solchen Vorsehung konnte dieses Mal am »McDonald's«-Schalter allerdings keine Rede sein. Die Situation in den beiden Warteschlangen war unübersichtlich, dann gerieten sie auch noch in Bewegung, sodass es mit einem Mal so aussah, als wolle ich mich vordrängen. Statt eines Lächelns fing ich mir von meinem Hamburger-Engel eine verächtliche Bemerkung ein.

»Ihnen kann es nicht schnell genug gehen, oder?« So was in der Art.

Schlimmer noch: Jetzt stand ich direkt vor der Servicekraft und kam nicht drum herum, etwas zu bestellen. Sonst hätte ich nun echt doof ausgesehen. Mit zwei Big Macs verließ ich den Laden.

Zu Hause schaffte ich es, die Tüte auf dem Beifahrersitz im Auto zu lassen. Dort blieb sie tagelang. Gegessen hätte ich die kalten Burger nicht mehr. Ich tat nur so, als müsse ich ihnen groß widerstehen. Wenn man auf Diät ist, braucht man auch die kleinen Siege.

In Wahrheit ist »McDonald's« natürlich über viele Jahre Schauplatz meines Problems mit dem *over-eating* gewesen. Als der Regisseur Morgan Spurlock sich 2004 für seinen Dokumentarfilm *Super Size Me* im Selbstversuch dreißig Tage lang nur von »McDonald's«-Produkten ernährte, um zu sehen, was das mit seiner Gesundheit machen würde – zusammenfassend gesagt: nichts Gutes –, war mein erster Gedanke: Hübsche Idee. Mein zweiter: Nur dreißig Tage? Anfänger.

Denn wenn es mich nicht gäbe, müsste die Geschichte des Fast-Food-Giganten hierzulande, die am 4. Dezember 1971 mit einer Filiale in München begann, umgeschrieben werden. Drei Prozent seines Jahresumsatzes macht »McDonald's« Deutschland mit mir. Okay, das habe ich mir ausgedacht. Aber ich bin schon eines der Kinder, die das Unternehmen hierzulande groß gemacht haben, ja, auch umgekehrt: die mit ihm groß geworden und von ihm erzogen worden sind.

»Das Essen, das die Welt erobert, ist weder widerwärtig noch köstlich, sondern merkwürdig eigenschaftslos«, schrieb mein Kollege Michael Allmaier 2001 in der *Frankfurter Allgemeinen Sonntagszeitung* zum dreißigjährigen Germany-Jubiläum des Hamburger-Braters. »Bei ›McDonald's‹ essen muss man lernen.«

Jürgen Dollase, der derzeit wohl wichtigste deutsche Gourmetkritiker, unterzog die einzelnen Produkte des Burger-Konzerns 2004 in der *Frankfurter Allgemeinen Zeitung* nach allen Regeln der Kunst einer Rezension. Der Hamburger sei eine »pampig-feuchte Masse«; das Fleisch: extrem übergart und ohne jeden identifizierbaren Geschmack; der gepresste Fisch im Fish Mac: von schlechter Qualität, was nur durch Panade und Sauce überdeckt werde; das gepresste Hühnerfleisch beim McChicken: ohne jede Ähnlichkeit »mit einem auch nur annähernd tolerablen Hühnergeschmack«. Zusammengehalten würden große Teile der Produktpalette nur durch verschiedene Varianten von süßsauer, die den globalen Durchschnittsgeschmack träfen. So funktionierten »Verführung, Gewöhnung und die Entmündigung zum lebenslangen Stammkunden«.

Ich höre das alles und sage: Ja. Ich weiß. Bisweilen, noch während ich zu »McDonald's« ins Drive-in fuhr, dachte ich bei mir: Was machst du nur?

Natürlich haben die Fast-Food-Giganten, wie die Lebensmittelindustrie überhaupt, ihre Produkte inzwischen durch den Einsatz von Salz, Fett und Zucker so optimiert, dass die Gaumen von uns Konsumenten unentwegt danach verlangen. Denn wir sind durch Generationen der Evolution darauf geeicht, genau diese Geschmackserlebnisse zu suchen: Fettiges Essen, so erklärt es der amerikanische Ernährungspsychologe Brian Wansink in seinem Buch *Essen ohne Sinn und Verstand*, gestattete es unseren als Jäger und Sammler lebenden Vorfahren, Energievorräte für magere Zeiten anzulegen; Salziges half ihnen, Wasser zu speichern; Zucker half ihnen, zwischen den süßen, essbaren und den bitteren, giftigen Beeren zu unterscheiden (und, so kann man hinzufügen, Lebensmittel mit besonders hoher Energiedichte zu identifizieren).

Durch unser Verlangen nach Fett, Salz und Zucker haben wir gelernt, jene Nahrungsmittel zu bevorzugen, die uns am ehesten am Leben halten. Wansink resümiert: »Fast jede Art von Fast Food enthält die Stoffe, für die unsere Vorfahren, nun, gemordet hätten.« Am Werk ist hier die Macht einer Gewöhnung, die über meine eigene kleine Lebenszeit weit hinausreicht.

Dass »McDonald's«-Produkte so schnell und unkompliziert zu haben sind, dass sie praktisch überall verfügbar sind, dass sie immer gleich schmecken, macht sie zusätzlich unwiderstehlich. Die Mac-Speisekarte ist irgendwie Yin und Yang: Fleisch (in der sanften Version Big Mac oder der Hardcore-Ausgabe McRib) auf der einen Seite, Fisch (Filet-o-Fish, ehemals Fish Mac) und Hähnchen (Chicken McNuggets) auf der anderen. Hier bleibt niemand ungefüttert. »McDonald's, das ist Teil seiner Fast-Food-legende, gibt allen eine Chance, so zu speisen, als sei man noch ein Kind: etikettefrei«, schrieb Jan Feddersen in der *taz* mal über den »kulinarischen Imperialisten«. Ich weiß auch, dass es keine schlimme Sache ist, gelegentlich einen Hamburger oder Pommes frites zu essen. Ein Problem wird es ab zwei Maxi-Menüs, würde ich sagen, die lange Zeit meine Standardportion waren: zwei Burger, zwei Mal Pommes, zwei Getränke.

Auch wenn es mir im Moment nichts nützt: Als Stammkunde bin ich ganz gut darin zu erahnen, welche Warteschlange vor den Kassen sich am langsamsten bewegen wird; vielleicht eine neue Begabung, die die Evolution an mir austestet. Einen gewissen Groll hege ich gegen Leute, die warten mussten und, wenn sie endlich drankommen, sich immer noch nicht entschieden haben: »Hm, was will ich denn? Ein Menü? Gibt es da Ketchup zu?« Obgleich, in den letzten Jahren habe ich bei »Mickey D.«, wie meine amerikanischen Kommilitonen zu sagen pflegten, meistens das Drive-in genutzt. Da wusste keiner, welche Portionen ich für mich alleine kaufte.

Für mich ist das Fast Food unter dem großen, goldgelben »M« denn auch der Inbegriff der gänzlich gedankenlosen Züge meiner persönlichen Esskultur. Eine Art Hobby, aber ohne jede Verfeinerung. Coca-Cola aus Getränkespendern zu lieben, das habe ich bei »McDonald's« gelernt; in den Automaten wird das mit Kohlensäure angereicherte kalte Trinkwasser mit Sirup vermischt, unmittelbar bevor es im Becher landet, was an meinem verkümmerten Gaumen als Ausdruck von Frische ankommt.

Und ach, die Brötchen sind so charakterlos weich? Das ist eben essen ohne große Anstrengung, nur einen Mühegrad oberhalb des Einatmens. Hier liegt, neben der Ubiquität des Angebots, vermutlich auch ein zentraler Grund, warum Big Mac und Co. für den Exzess wie geschaffen sind und warum sie sich anbieten für Menschen, die eigentlich nach Nahrung für ihre Seele suchen: Sie sind Happen, deren Verzehr scheinbar ohne Konsequenz bleibt.

Ich habe offenbar über die Jahre gelernt, dass Essen Trost spenden kann, dass es als Belohnung wirken kann, dass es manche Erfahrungen anscheinend noch bereichert: die Nachos mit Käse im Kino, die Bockwurst zwischendurch an der Tankstelle auf einer langen Autofahrt. Essen allein reicht gar nicht mehr. Jedes Erlebnis muss auch nach etwas schmecken.

Ja, ich habe meinen Körper darauf eingestellt, dass einfach immer Essen da ist. Als so eine Art Grundrauschen. So habe ich mich auch daran gewöhnt, fast nie zu essen, ohne nicht nebenher eine Zeitung oder eine Zeitschrift zu lesen – oder den Computer einzuschalten und eine DVD mit einer Fernsehserie einzulegen. Manchmal denke ich, das ist wie bei den Spiegeltrinkern unter den Alkoholikern, die einen bestimmten Alkoholspiegel im Blut halten müssen, um keine Entzugserscheinungen zu bekommen.

Diese Reize wieder zu entkoppeln ist schwer. »Es gibt eigentlich keinen besseren positiven Verstärker als Essen«, stellt Christoph Klotter in seiner *Einführung Ernährungspsychologie* fest. Für »McDonald's« gilt das in Potenz. Fast Food als *soul food* ist wie Pornografie, und es ist für seinen Zweck optimiert wie Pornografie: Es fungiert als Ersatz für etwas ganz anderes. Man benötigt immer mehr davon, die Dosis braucht ständige Steigerung. Es macht einen nicht satt, lässt einen im Gegenteil noch leerer als sonst zurück.

An meinen ersten Besuch bei »McDonald's« erinnere ich mich nicht mehr, aber dafür an einen frühen, der diese dunkle Liebesgeschichte mit begründete. Als ich in der zehnten Klasse war, in den frühen Achtzigerjahren, organisierte unser junger, idealistischer Religionslehrer eine Klassenfahrt nach Polen. Zehn Tage lang schauten wir uns das Land an, besichtigten die Schwarze Madonna von Tschenstochau und die Regale der Supermärkte, in denen es außer Mineralwasser nichts zu kaufen gab, spielten Fußball mit polnischen Jugendlichen, während die Zuschauer uns von der Seitenlinie aus »Hitler, Hitler!« zuriefen. Eine Familie, die wir besuchten, bot für uns alles auf, was die Speisekammer hergab, obwohl sie selbst nicht viel besaß. Die Konserven, die wir als Gastgeschenk mitgebracht hatten, gaben sie uns ungeöffnet wieder mit.

Auf der Zugfahrt zurück nach Hause stiegen mein damals bester Freund und ich eine Station früher aus und besuchten meinen Onkel in der Stadt. Wir frühstückten wie die Wölfe – Brötchen, Aufschnitt, Käse, Marmelade –, vieles, was wir in den zehn Tagen zuvor hatten entbehren müssen, und mehr.

Es war acht oder neun Uhr morgens, wir waren hundemüde, aber eines war klar: Wir mussten noch zu »McDonald's«. Bei uns zu Hause gab es keinen. Aber selbst in der Stadt kannte man damals noch keine Filialen, die vierundzwanzig Stunden am Tag geöffnet sind. Also warteten wir geduldig bis elf, dass die Türen eines nahe gelegenen »McDonald's« aufgingen. Nachdem ich eben erlebt hatte, wie verrottet der Sozialismus war, war dies eine Demonstration der Systemüberlegenheit des Kapitalismus.

Mein Kumpel und ich kauften uns Pommes, setzten uns draußen an der Straßenbahnhaltestelle auf Sitzbänke, verglichen, wer die längste Fritte abbekommen hatte, und debattierten, wem von uns beiden das Mädchen mit der Prinz-Eisenherz-Frisur, das uns bediente, mehr zugelächelt hatte.

Woche 4:

Fatsuit. Ein Tag mit mir

STATUS-REPORT:
Woche 4 von 12 der Fastenphase
Gewicht in Vorwoche: 173,6 kg
Aktuelles Gewicht: 173,4 kg
Veränderung: -0,2 kg

Auch wenn er nach seinem inneren Verständnis von sich selbst eine harmlose passive Seele ist, eine ruhige leise Stimme, die niemandem etwas zuleide tun, in keine Falle gehen oder jemals sterben möchte, gibt es doch dies andere Selbst, das sich nach außen präsentiert, ein ein Meter neunzig großer, mindestens zweihundertdreißig Pfund schwerer Exsportler, ein Gespenst im glatten grauen Sommeranzug, der über und über wie gewachst glänzt, und mit großem Kopf und weichem, blassem Haar, das bei Shear Joy Hair Styling (Herren und Damen, fünfzehn Dollar Minimum) so geschnitten worden ist, dass es exakt auf den Ohren aufliegt, ein furchterregendes Trumm mit Augen, die sehen, Händen, die greifen, und Zähnen, die beißen, ein Körper, der bei einer einzigen Mahlzeit so viel Nahrung aufnimmt, wie für drei Äthiopier pro Tag nötig wäre, einer, der schamlos mit Benzin, Strom, Zeitungen, Kohlenwasserstoffen, Kohlenhydraten aast.
– John Updike, *Rabbit in Ruhe*

Du bist gar kein Dicker. Wie oft habe ich das schon gehört? Als ich zum zweiten Mal ein Jahr lang an der amerikanischen Ostküste studierte, verbrachten ein paar der anderen Doktoranden und ich einen müden Frühsommernachmittag nach dem Ende der Vorlesungszeit mit einer Partie Frisbee-Football, das keiner übermäßig ernst nahm. Am Abend würden einige aus der Gruppe – darunter die Gaststudentin aus dem ehemaligen Ostblock, die mich heute vermutlich an Scarlett Johansson erinnern würde – ihr reges sexuelles Bäumchen-wechsel-dich-Spiel fortsetzen. Ich war daran nicht beteiligt. Wenn ich mir im Campus-Store ein Shirt mit Uni-Logo als Souvenir kaufte, ging unter 3XL nichts.

Mit beim Frisbee war ein anderer Deutscher, den wir Claus nennen wollen; blond, mit schnell gezücktem Lächeln, aus gut situierter Familie, war er das, was Amerikaner einen *golden boy* nennen: ein Mensch, der sich daran hat gewöhnen können, dass ihm die Dinge zufliegen. Dafür, dass Claus etwa die Regel, wonach Tutoren nichts mit Erstsemestern anfangen dürfen, immer befolgte, würde ich meine Hand nicht ins Feuer legen. Mich, den nicht ganz so gut situierten Stipendiaten, behandelte er mit entspannter Großzügigkeit, nahm mich überall mit hin in seinem leicht ramponierten Chrysler, in dem wir laut mitsangen, jedes Mal wenn *Back for Good* von Take That im Autoradio lief.

Als wir nun nach dem Frisbee zu seinem Wagen zurückgingen, sah er mich an und sagte, völlig unvermittelt und ernst: »Du bist gar kein Dicker. Da ist ein Schlanker in dir drin.«

Ich weiß nicht genau, was Claus damals gesehen hat. In jenem Sommer jedenfalls unternahm er es – ein echter Freundschaftsdienst –, mich immer wieder auf einen der Tennisplätze der Stadt zu schleppen, wo ich mich mühte, ihm gelegentlich einen Ball zu retournieren.

Aber Dicker, das zumindest ist meine Erfahrung, bist du, wie du Alkoholiker bist: Dein Verhältnis zu dem Stoff wird niemals normal. Auch wenn du abnimmst, du musst immer aufpassen. Das Essen werde »Lebensthema« bleiben für mich, sagte die Psychologin meiner Abnehmgruppe beim Eingangsgespräch.

Ich bin gelegentlich schockiert, wenn ich mich selbst auf Fotos sehe, wenn meine kleine Nichte mich mit dem Handy fotografiert etwa. Ich sehe: einen gestrandeten Wal. Nicht, dass ich durch den Blick in den Spiegel nicht ungefähr wüsste, wie ich aussehe. Nicht, dass die Welt mich nicht regelmäßig daran erinnern würde, dass meine Proportionen in der Norm nicht vorgesehen sind. Im Fall von uns richtig, richtig Dicken ergibt die Vermessung der Welt: Du gehörst hier nicht her. Übernachte ich in Hotels, stelle ich mir immer die besorgte Frage: Wie sehr muss ich mich mühen, um in die Duschkabine zu kommen? Hat sie einen Eckeinstieg, bei dem man Elemente der Wände schieben muss, wird es eng. Rundduschen – ebenfalls problematisch, jedenfalls unterhalb eines bestimmten Durchmessers.

Aber das Schockierende an dem Foto ist: So also sehen die Anderen dich – dich und deine unmäßigen äußeren Formen.

Um diese zu erfassen, reichten die Arme der Programmärztin während der Eingangsuntersuchung nicht; sie musste mit dem Maßband einmal um mich herumlaufen: Umfang der Taille 160 Zentimeter, Hüfte 141 Zentimeter. Die Vermessung hatte, anders als bei Models und ihrer Maße-Trias Brust, Taille und Hüfte, keine ästhetischen Gründe, sondern vitale medizinische. Seit einigen Jahren weiß die Fachwelt, dass der BMI, der das Verhältnis von Körpergröße und -gewicht angibt, eine recht grobe Kennziffer ist und dass die genaue Verteilung des Körperfettes ein größeres Augenmerk verdient.

Gefährlich vor allem: das Bauchfett, das vornehmlich in der typischen Verteilung der Exzesspfunde bei Männern vorkommt und das sich gerne um die inneren Organe herum anlagert. Wer von dieser Sorte Fett zu viel hat, steigert sein Risiko für die Entwicklung von Herz-Kreislauf-Erkrankungen und Diabetes erheblich; Fettansammlungen an Gesäß, Hüften und Oberschenkeln sind weniger riskant. Schon eine Verringerung des Bauchumfangs um wenige Zentimeter wirkt kleine Wunder bei dem, was die Mediziner in ihrer so herrlich prosaischen Sprache »Morbidität« und »Mortalität« nennen: die Wahrscheinlichkeit, zu erkranken oder zu sterben.

In seltenen Momenten vergesse ich auch schon mal, wie viel Platz ich auf dem Planeten in Anspruch nehme, und stoße selbst bei mir zu Hause an Türrahmen oder Möbel. Oh Gott, da erst höre ich auf? Andererseits, wenn ich mich jetzt einen Tag lang an meinen Diätplan gehalten habe, denke ich hie und da, ich spüre wirklich einen Schlanken in mir. Wie eine abgeschmolzene, schmalere Ausgabe meines Körpers. Eine Neuedition Eisenhauer. Als trüge ich in Wahrheit nur einen Fatsuit, einen dieser wulstigen Anzüge, mit dem sie zum Beispiel Gwyneth Paltrow im Film zur Dicken machten, ohne dass sie tatsächlich all das hässliche Fett mit sich herumtragen musste.

Wenn Sie möchten, ziehen Sie gedanklich doch mal solch einen Anzug an, und begleiten Sie mich, von dem Moment am Morgen, da ich mit leisem Stöhnen aufstehe, bis zu dem, an dem ich mich mit einem anderen leisen Stöhnen wieder ins Bett lege.

Das wiederholte Ächzen, mit dem mein Körper allmorgendlich das Aufwachen begrüßt, ist eine Art Druckausgleich nach der Bewusst- und Sorglosigkeit der Nacht. Er ist das widerstrebende Eingeständnis, dass die Erdenschwere mich wiederhat, eine Selbstvergewisserung des Elends, eine Checkliste der Beschwernisse, die mein Körper eine nach der anderen an sich abfragt. Schmerzender Rücken – *check*. Schwere Beine – *check*. Titanischer Bauch – *check*.

Mein Körper, über viele Jahre mit der Zufuhr von überschüssigen Kalorien konfrontiert, hat unförmige Fettreserven an allen möglichen Stellen seines Gerüsts abgelagert: im Nacken, auf den Schulterblättern, an den Hüften, an den Oberarmen, an der Brust, am Hintern, an den Oberschenkeln. Für mein unmittelbares Körpergefühl entscheidend ist jedoch zweifellos mein Bauch. Oft will es mir scheinen, als habe mir die Natur ein zweites, dralles Wesen vor den Rumpf gepackt, eine Art zusätzliches Ich, dessen Gegenwart sich physikalisch auswirkt, in einer größeren Trägheit, einem nach vorne verschobenen Körperschwerpunkt, aber auch, wie die Fußballtrainer gern sagen, mental. Es ist der Sitz meines zweiten oder dritten Hungers, meiner Maxi-

Menü-Gier, mit »Händen, die greifen, Zähnen, die beißen«, wie John Updike über die Innenwahrnehmung seines dick gewordenen Exsportlers Harry »Rabbit« Angstrom einst schrieb.

Mit kleinen Stöhnern übrigens wird mein Körper auch im weiteren Verlauf des Tages immer mal über Bewegungen klagen, die ihm Mühe bereiten, wie beispielsweise über das Einsteigen in die Badewanne/Dusche, das Anziehen oder auch das Staubsaugen. Außerhalb meiner Wohnung wird daraus zwangsläufig ein innerer Monolog der körperlichen Überforderung werden. Meine Umwelt muss ja nicht unbedingt erfahren, dass ich im Geheimen klinge wie Monica Seles oder Marija Scharapowa, die für ihr *grunting* bei jedem Ballkontakt berüchtigt waren. Nicht einmal meine Mutter, die Mitte siebzig ist und ihr Leben lang für ihren Mann und ihre beiden Kinder gearbeitet hat, muss so ächzen. Eine »Phänomenologie des Atmens« nennt Paul Auster in *Winterjournal* die Autobiografie aus der Warte seines Körpers; in meinem Fall wäre es wohl eher das schwere Atmen.

Beim Aufstehen aus dem Bett ist mir, habe ich mich erst mal aus einer liegenden in eine sitzende Position hochgeschwungen, der Fixpunkt des Bettpfostens eine zusätzliche Hilfe, an dem ich mich hochziehe. Dass meine Oberschenkel allein mich jeden Morgen zu stemmen vermögen, darauf will ich mich nicht verlassen.

Anziehen kann ich mich ebenfalls nur im Sitzen. Ich schlüpfe in die Hosenbeine und ziehe die Hose stehend über meinen Hintern hoch, zugeknöpft und mit bereits geschlossenem Gürtel, weil ich diesen wegen meines Bauches gar nicht mehr zubekäme. Dass sich Dicke beim Schuhebinden schwertun, weiß jedes Kind; aber auch das Anziehen der Strümpfe ist ein peinliches Spektakel. Das mühsame Geduldsspiel, bis man die Öffnung der Socke wenigstens über einen Zeh gezogen hat. Dann das Herumgezupfe, bis der Strumpf über allen Zehen sitzt. Schließlich das Gezerre, bis er Fuß und untere Wade bedeckt.

Ohne Momente magischen Denkens geht es nicht. Bevor ich mir das T-Shirt überstreife, stecke ich meine Arme hinein und dehne es nach den Seiten. Habe ich es dann angezogen – sieh mal, es sitzt doch lockerer, als du dachtest!

An vielen Tagen steht mir der Schweiß schon auf der Stirn, nachdem ich mich nur angezogen oder mich ins Auto gezwängt habe, indem ich meinen Hintern rückwärts zwischen Türrahmen und Lenker ins Wageninnere schiebe. An Hitze leide ich wie ein Hund. Aber es muss gar nicht klimaerwärmungshaft heiß sein. Du bist als Dicker schnell verschwitzt, oft ein bisschen erhitzt, klamm, klebrig, fühlst dich abstoßend.

Erinnern Sie sich an den Film *Independence Day*? Die Szene, als die gigantischen Raumschiffe der Außerirdischen zum ersten Mal erscheinen und ihre ominösen Schatten über die Metropolen der Welt werfen? Solche Schatten werfe ich auch, wenn ich raus auf die Straße gehe, so kommt es mir an manchen Tagen jedenfalls vor.

Bin ich mal auf meinem Bürosessel angekommen, fällt vieles von mir ab. Ich kann machen, was ich am besten kann: kreativ sein und tun und machen und arbeiten. Andererseits, hey, wann habe ich eigentlich damit angefangen, meine gefalteten Hände so auf den Bauch zu legen? Was ist das für eine Opageste?

So grässlich war das Alltagserleben nicht immer für mich. Ich frage mich, wann es begonnen hat. Eigentlich erst in den letzten paar Jahren. Als ich Anfang vierzig war, sagte mir ein Kollege: »Eisenhauer, wenn ich Sie früher die Treppen zwischen den Stockwerken habe hochlaufen sehen, sah das nicht gerade sportlich aus. Aber Sie hatten Energie. Jetzt kommen Sie mir vor wie ein Besiegter.« Er hatte recht.

Es mag eine Zeit gegeben haben, in der ich als Pummeliger ästhetisch und körperlich noch funktionierte; inzwischen kommt es mir vor, als wirkte ich im besten Fall wie ein trauriger Clown, im schlechtesten wie ein Jahrmarktfreak. Das Dick-Sein lässt mich nicht nur komisch aussehen; es hat inzwischen auch auf meine gesamte körperliche Befindlichkeit durchgeschlagen.

So lautet der erste Imperativ des Superdicken bei der Bewältigung des Tages: Du existierst von Sitzgelegenheit zu Sitzgelegenheit. Das will geplant sein. Du kannst nicht zu weit gehen, ohne dass du eine Verschnaufpause brauchst. Sonst lassen dich dein Herz, deine Beine, dein Rücken, deine Gelenke im Stich, sonst wird der Schmerz zu heftig. In meine Wohnung im vierten Stock komme ich nur, weil ich im zweiten eine Art vorgeschobenes Basislager habe, an dem ich beim Aufstieg einen Moment Atem hole. Als Dicker lebst du von Rastplatz zu Rastplatz: vom Bett zum Sofa, vom Sofa zum Auto, vom Auto zum Fahrstuhl, vom Fahrstuhl zum Bürosessel. Du legst dir Gehwege, die du hinter dich bringen musst, zurecht wie ausgedehnte Reisen. Du wirst zum Gefangenen deines eigenen beschränkten Bewegungsradius.

Das bedeutet nicht nur, dass du viel Zeit auf deinem Sofa verbringst und nicht sonderlich viel siehst von der Welt. Es schlägt tief auf dein gesamtes Gefühlsleben durch. Es macht dich einsam, weil du ja mit kaum einem deiner Mitmenschen mithalten kannst. »Gehen wir ein bisschen spazieren?«, fragt die ansprechende Kollegin aus der Nachbarredaktion.

So sind selbst die Mühen der Ebene für den Superdicken erheblich und zahlreich. Vom Boden aufzustehen oder auch nur ein heruntergefallenes Buch aufzuheben ist eine größere logistische Operation; ich muss mir einen Türgriff, eine Tischkante oder eine Armlehne suchen, an denen ich mich festhalten oder hochziehen kann. Im Friseursalon sitze ich ungern in dem Stuhl, der hydraulisch hochgefahren werden muss, um das Schneiden zu erleichtern, weil die Friseurin sich dabei so vergeblich, aber höflich verkämpft.

Überhaupt, das Sitzen: Gartenstühle tragen mich selten, ohne ihre dünnen Metallbeinchen tief in den weichen Boden zu bohren. Selbst in amerikanischen Diners, die für eine gewichtige Klientel gemacht sind, passe ich oft kaum in die normierten Tischnischen. Im Flugzeug quelle ich aus meinem Sitz, was meine Nachbarn sicher insgeheim gegen mich aufbringt, und muss die Flugbegleiter um eine Verlängerung für den Sicherheitsgurt bitten. Einer meiner Chefs hat in seinem Büro eine Sitzgruppe, deren Elemente aus Lederverspannungen und Metallverstrebungen bestehen; mich in einen der Stühle zu setzen gleicht einem Himmelfahrtskommando.

Betrete ich Fahrstühle, so konsultiere ich automatisch die Plakette mit der Angabe des zulässigen Gesamtgewichts – schließlich will ich nicht dafür verantwortlich sein, wenn die anderen Gäste in ihren Tod stürzen. Dass ich jemals einen Swinger-Lifestyle pflegen könnte, ist unwahrscheinlich; bevor ich mich in ein fremdes Bett lege, muss ich die Matratze anheben und abschätzen, ob der Lattenrost mich wird tragen können. Ich sähe schon den peinlichen Moment nach dem One-Night-Stand: Ich kann meine Schuhe nicht richtig zubinden und muss die Dame darum bitten.

Die Wissenschaft nennt diese Erfahrung – dass die geschaffene psychische Welt wie zum Beispiel Stühle, Sessel, Kabinen, Telefonzellen, Gänge und Wege für Dünnere gedacht ist – *body privilege*: eine körperliche Privilegierung. Die Soziologin Eva Barlösius fasste die Konsequenzen in ihrem Buch *Dick-Sein. Wenn der Körper das Verhältnis zur Gesellschaft bestimmt* so zusammen: »Die Gestaltung des öffentlichen Raums nehmen sie [dickere Personen] als permanente Zurechtweisung wahr, weil diese sie zu ›räumlichen Grenzüberschreitungen‹ nötigt, da sie mehr Platz für sich in Anspruch nehmen, als die material gestaltete Welt für sie vorgesehen hat. Dickere Menschen neigen deshalb dazu, öffentliche Räume zu meiden, um nicht in Bedrängnis zu geraten, gegen ihren Willen als Platz ergreifend zu wirken.«

Eine Frau aus einer Gruppe im Adipositas-Zentrum berichtet mir, welche Wirkung ihre eigene mangelnde Beweglichkeit auf ihre Familie hat:

Wir wohnen im Erdgeschoss, also muss ich zu unserer Wohnung nicht so viele Treppen steigen. Aber unsere Waschmaschine steht im Keller: vierzehn Stufen. Im letzten Jahr war ich ein einziges Mal dort; stattdessen hat meine Tochter die Wäsche übernommen. Ich kriege einfach keine Luft.

49

*Wenn ich zwanzig Meter laufe, muss ich drei Minuten ste-
hen bleiben. Wenn ich mich nach dem Duschen abtrockne,
bin ich wieder nass geschwitzt und könnte gerade noch mal
duschen.*

*Ich kann mir die Füße nicht eincremen; da komm ich
nicht hin, weil der Bauch im Weg ist. Ich habe Schmerzen
in den Gelenken. Wenn die Kinder fragen, gehst du mit
ins Einkaufszentrum, sage ich, nee, keine Lust, weil ich so
weit nicht laufen kann. Ich lasse mich von meinem Mann
überallhin fahren, um mir die mühsamen Wege zu ersparen.*

*Meine Kinder tun alles für mich. Wenn wir auf der Couch
sitzen und ich sie frage, ob sie mir was zu trinken holen:
Selbst wenn sie sagen, du musst dich mehr bewegen – aus
Mutterliebe tun sie es doch. Ich wälze viel auf meine Kinder
ab, was mir sehr leidtut.*

*Es belastet sie auch, mich so zu sehen. Sie merken es, wenn
ich nachts auf dem Bettrand sitze, weil ich beim Schlafen
keine Luft mehr bekommen habe. Ich glaube auch, dass ich
sie gegenüber Freunden in Verlegenheit bringe: Deine Mutter ist aber dick. Aber wenn jemand etwas gegen mich sagt,
reagieren sie sehr aggressiv. Dann verteidigt man die Mama.
Ich schäme mich dafür, dass sie keine schöne Kindheit hatten, weil sie auf mich Rücksicht nehmen mussten.*

Ich selbst kam in einem besonders warmen Sommer nach
Hause – Pause im zweiten Stock inklusive natürlich – und fand
an meiner Wohnungstür eine Botschaft meiner Nachbarin vor:
»Hallo, Herr Eisenhauer. Wenn Sie bei der Hitze mal eine nach-
barschaftliche Unterstützung brauchen sollten, melden Sie sich.
Und bitte: Verstehen Sie mein Angebot nicht als Aufdringlich-
keit, sondern als wohlgemeinte nachbarschaftliche Hilfe. Beste
Grüße« und so weiter.

Das war tatsächlich nett. Ich rief sie an und bedankte mich,
aber ich käme zurecht.

Und doch. Eigentlich hatte ich gedacht, es würde noch zwanzig Jahre dauern, bis ich zum Pflegefall werde, schon gar zum öffentlichen. Was da wohl als Nächstes zu erwarten ist? Werden die Leute mir den ausgemusterten Rollator ihrer Großmutter anbieten, »weil ich mir dachte, vielleicht können Sie ihn brauchen«? Wann werde ich auf Parkbänken sitzen und Leuten ungefragt meine Krankengeschichte erzählen? Beginnt für mich jetzt schon die Zeit, da man sich hin und wieder eine Hüfte bricht?

Nicht nur deshalb habe ich mit den Aufsehern vom Abnehmprogramm das ausgemacht, was sie eine »Zielvereinbarung« nennen. Nach sechsundzwanzig Wochen, also zur Halbzeit des Jahresprogramms, will ich die Stockwerke zu meiner Wohnung ohne Pause hochlaufen können. Am Ende des Programms soll ich den Weg zum Supermarkt um die Ecke, geschätzte achthundert Meter, ohne Pause schaffen.

Natürlich wurde ich – genauer gesagt meine Bewegungsfähigkeit – auch zu diesem Zweck vermessen. Noch bevor ich in der Umkleide im Adipositas-Zentrum eine lange nicht getragene Trainingshose und Joggingschuhe überstreifte, wusste ich: Hier gibt es für mich keine Trophäe zu gewinnen. Auf einem Clipboard notierte unsere Physiotherapeutin die Ergebnisse der Gruppe.

Erste Übung, zur Bauchkraft: Im Liegen sollen wir die Beine um etwa fünfunddreißig Grad anheben und halten. Bei mir geht das nicht; ich befürchte, das Kunststoffnetz, das man mir vor ein paar Jahren zur Reparatur meiner Bauchfellhernie eingesetzt hat, könnte Schaden nehmen.

Zweite Übung, zur Messung der Beinkraft: Mit dem Rücken an der Wand sollen wir in die Knie gehen, als säßen wir auf einem unsichtbaren Stuhl, und sehen, wie lange wir uns halten können. Fünfunddreißig Sekunden schaffe ich. Während ich aufgebe, weil meine Oberschenkel ins Zittern kommen, halten mehrere meiner Mitkämpfer die Position noch minutenlang.

Dritte Übung, zur Beweglichkeit der Wirbelsäule: Wir beugen uns vornüber, und der Abstand zwischen den Fingerspitzen und dem Boden wird gemessen. In meinem Fall: achtzehn Zentimeter. Auch hier sind die anderen deutlich besser.

Vierte und letzte Übung, zur Ausdauer: Wir sollen drei Minuten Stepgymnastik machen, dann soll der Puls gemessen werden. Ich muss vorzeitig abbrechen.

Die Übungen legen natürlich nur gnadenlos offen, was der Superdicke sonst lieber verbirgt. Vielleicht muss ich mich korrigieren, vielleicht ist DAS ja der allererste Imperativ im Alltagsleben des Superdicken: Du musst vertuschen, verheimlichen und lügen. Es ist eine paradoxe Situation: Jeder sieht dir an, dass du ein Problem hast, dass du in Schwierigkeiten steckst. Von einem »öffentlichen Symptom« sprechen die Fachleute. Und dennoch mühst du dich, das vermeintliche Geheimnis zu verstecken, oder doch zumindest: seine Dimensionen. Du versteckst, wie viel du isst, indem du, bevor du mit Freunden in die Pizzeria gehst, schon mal einen Snack zu dir nimmst. Du versteckst, wie viel Mühe dich die Bewegung im Alltag kostet, indem du dich auf halbem Wege in die Kantine auf die Toilette verabschiedest, wo du ein paar Minuten verschnaufen kannst.

Du wirst zum Versteller, zum routinierten Lügner, wie ein Geheimagent, nur dass du nicht das britische Empire verteidigst, sondern das falsche Essen. Und wenn dich dein Dick-Sein und das Nicht-mithalten-Können nicht schon einsam genug gemacht haben, das Verheimlichen wird es schaffen.

Dass ich bei meiner Schwester und ihrer Familie enttarnt wurde, ist noch gar nicht lange her. Ich war bei ihr zu Besuch, als es hieß: Wir gehen ins Kino. Ich hatte keine Vorstellung davon, wie lange wir dorthin würden laufen müssen. Eigentlich nicht sehr lange: zur U-Bahn; einmal umsteigen; von der Station zum Kino. Ich freilich musste mich schon erschöpft und mit schmerzendem Rücken an eine Hauswand lehnen, noch bevor wir die U-Bahn erreicht hatten.

»Ist das so schlimm bei dir?«, fragte meine Schwester.

Meine Nichte, mein Neffe und mein Schwager standen daneben und bemühten sich sichtlich, ausdruckslose Gesichter zu machen.

Und Sie, Sie können den Fatsuit jetzt wieder ausziehen.

Woche 5:

Minibar. Eine unvollständige Liste der Dinge, die ich besonders vermisse

STATUS-REPORT:
Woche 5 von 12 der Fastenphase
Gewicht in Vorwoche: 173,4 kg
Aktuelles Gewicht: 171,4 kg
Veränderung: -2,0 kg

– Die frittierten Wan Tan vom Thai-Lieferservice. Diese hübsch gefalteten Teigtaschen sind mit so viel Fett zubereitet, diesem begnadeten Geschmacksverstärker; sie überlassen nichts dem Zufall.

– Das Zischen eines Entrecôte mit Steakpfeffer in der heimischen Pfanne. Dazu esse selbst ich einen großen Salat.

– Kellogg's »Smacks« mit viel Milch. Ein gern gemachter Fehler ist es, eine Portion Smacks in eine Schüssel zu geben und die Milch hinzuzufügen. So haben die Smacks sich schon beim vierten oder fünften Löffel vollgesogen und verlieren ihre Crunchiness. Aufwendiger, aber köstlicher: Eine Schüssel kalte Milch, in die man immer nur so viele Smacks gibt, dass man sie mit einem Löffel alle erwischt. Das funktioniert dann sogar mit fettarmer Milch. (Wer sagt, dass Dicke nicht mit Verstand essen?)

– Seelachs mit Remouladensauce und Kartoffelsalat bei »Nordsee«.

– Die Minibar im Hotel. Meine alte Gegenspielerin, die mich noch jedes Mal mit Limonaden und Säften sowie Chips, Double-Crunch-Peanuts, Jelly Beans und Toblerone verführt. Den

Alkohol lasse ich stehen, Gott sei Dank, dass ich dem nicht auch noch verfallen bin. Ist das immer schon so, dass ein paar der Snackartikel infamerweise zusätzlich in kleinen beleuchteten Vitrinen ausgestellt werden, sodass man sie ständig vor Augen hat? Die Minibar ist die kleine Ausgabe des Kühlschranks, zu dem ich so meine eigene Beziehung habe, und lässt gnadenlos auffliegen, dass es mir an Impulskontrolle mangelt. Dass die Flaschen und Packungsgrößen so klein sind, verniedlicht meine Gier. Nirgendwo sonst esse ich jemals Cashewnüsse; in der Minibar sehe ich sie, und früher oder später reiße ich die Tüte auf. Die Minibar ist ein *home away from home*, ein »symbolischer Heimersatz«, wie die Schriftstellerin Dubravka Ugrešić es in der *Neuen Zürcher Zeitung* einmal ausdrückte. In der »gleichgültigen Dunkelheit« des Hotelzimmers werde die Tür der Minibar zur Rettung: »Heraus strömt mattes Licht, Fläschchen und Tütchen stehen da demütig an ihren Plätzen wie in einer kleinen Kirche. Im beängstigenden Dunkel des Hotelzimmers wirkt diese beleuchtete Auslage wie ein Beruhigungsmittel.« Dass inzwischen einige große Hotelketten die Ausmusterung der vorgefüllten Minibars planen, liegt nicht an mir. Ich war stets der ideale Gast, schafsgleich gab ich beim Auschecken an, was ich entnommen hatte. Meine Reue ließ ich mir nicht anmerken.

– »Landliebe«-Schoko-Milch.

– Thunfischsalat. Selbst gemacht. Was dachten Sie denn?

– »Haribo«-Goldbären Minis. In deren großer Tüte verbirgt sich ein gutes Dutzend kleinerer, mit den namengebenden Mini-Fruchtgummis. Die sind nicht nur weniger gelatineglitschig als die größeren. Weil man jede Minitüte eigens aufreißen muss, hat man für seine Kalorien sogar ein wenig gearbeitet.

– Den »Balkan Grill Teller« in einem Restaurant in der Nähe meines Büros. Vier verschiedene Sorten Fleisch plus Reis PLUS Pommes.

– »Mon Chéri«. Die alkoholgeschwängerten Pralinés mit der Piemontkirsche werden in meiner Familie bis heute gerne zu Weihnachten verschenkt. In meiner Jugend fiel es mir schwer

zu verstehen, dass es sie nur saisonal gab: Wie, in unserer Just-in-time-Konsumgesellschaft muss man auf eine Ware warten?
 – Iskender Kebap, der bei uns leider oft vernachlässigte größere Bruder des Döner Kebap. Die meisten Deutschen essen beim Türkenimbiss nur den Döner in der Pita, bisweilen den »Döner-Teller mit Pommes«, diese unschöne, aber logische Fusion türkischer Tradition mit der angloamerikanischen Fast-Food-Moderne. Vielleicht liegt es daran, dass die Zubereitung des Tellergerichts Iskender mit gerösteten Fladenbrotwürfeln, Joghurt, Tomatenmarksauce und Lammfleisch ein wenig länger dauert. Dafür zeigen viele türkische Imbissköche dabei einen offensichtlichen Stolz.
 – Nutella. Ich gebe zu, es gab Zeiten, auch wenn sie lange vorbei sind, da habe ich Nutella mit dem Löffel gegessen. Mit dem Esslöffel, nicht dem Teelöffel. Selbst wenn manche Leute etwas anderes behaupten, Nutella hat die perfekte Konsistenz dafür. Bei Florian Illies gehört das Nutellabrot zum Inventar der *Generation Golf*-Kindheit. In *Generation Golf zwei* dann berichtet er, mit zwanzig habe er, »nachdem mich Franziska verlassen hatte, weil sie fand, dass ich in schwarzen Lederjacken albern aussah«, ein volles Glas in zehn Minuten geleert, in einer Mischung aus Trauer und Trotz. Auch da erzählt mir keiner was: Den Brotaufstrich auf diese Weise zu verzehren kommt dem Sex so nahe wie kein anderes Lebensmittel. Es beginnt schon mit der Verzögerung beim ersten Öffnen, mit dem leisen Knistern beim Drehen des Deckels. Grund ist die Goldfolie, mit der die Öffnung des Glases verschweißt ist und die ich in all den Jahren nie komplett zufriedenstellend habe ablösen können, weil am Glasrand immer diese Flusen zurückblieben, ob ich die Folie nun mit dem Messer entfernte oder dem Fingernagel. Dann die matt schimmernde Oberfläche der Creme im Glas. Schließlich hast du einen Klumpen Nutella auf dem Löffel, steckst diesen in den Mund, die Creme nach unten auf der Zunge, und beginnst, die dunkle Süße abzutragen, die dir so entgegenschmilzt. Auf dem Nutella hinterlassen die Geschmacksknospen deiner Zunge

beim Lutschen ganz feine Spuren. Es ist tatsächlich wie ein auf Dauer gestellter Zungenkuss mit Zucker, Nuss und Nougat. Sein Ende kündigt sich an, wenn du am Boden des Nutellaglases ankommst und die Spitze des Löffels dort einen ersten schmalen Streifen Licht schafft. Dann gilt es, die letzten Momente des Genusses zusammenzukratzen und Abschied zu nehmen.

Woche 6:

Schweben. Im Fitnessstudio

STATUS-REPORT:
Woche 6 von 12 der Fastenphase
Gewicht in Vorwoche: 171,4 kg
Aktuelles Gewicht: 170,2 kg
Veränderung: -1,2 kg

Kann es sein, dass ich zum letzten Mal im Fitnessstudio war, als die DDR noch existierte? So jedenfalls kommt es mir jetzt vor. Am Eingang müssen sie mir eine neue Mitgliedskarte ausstellen; nach Jahren der Pause erkennt das Computersystem mich nicht mehr.

»Sind Sie sicher, dass Sie hier in unserem Club waren?«, fragt mich das Girl in der engen Spandex-Kluft am Eingang.

Innen glatte Holzoberflächen, helle Kacheln und die Reihen der Laufbänder, Crosstrainer und Stairmaster, einer dicht neben dem anderen. Im abgedunkelten Saal hinter Glas, wie eine Herde schlafender Raubtiere, stehen zwei Dutzend Cycling-Räder. Früher stöpselte man einen Kopfhörer am Ergometer ein und sah auf den großen Monitoren fern, jetzt gibt es einen Anschluss für »iPod-TV«. Jüngst renoviert, wirkt der Club wie ein Raumschiff. Eine Legebatterie, die optimierte Körper hervorbringt.

Hier mühen sich ältere Männer, denen man ansieht, dass sie lange Zeit gut im Training standen. Über ihren Muskeln liegt jetzt eine Fettschicht, aber man ahnt den gut gepflegten Körper darunter noch. Ein Mädchen auf einer der Treadmills trägt das obligatorisch enge Top in Schwarz, hat sich die langen Haare hochgesteckt. Die Schweißflecken auf ihren Schulterblättern haben die Form von Flügeln.

Dass ich hier bin, war die Entscheidung eines Augenblicks. Es gibt da diese Kreuzung auf meinem Nachhauseweg: Nach rechts sind es zweihundert Meter bis zu meiner Wohnung, geradeaus ein paar hundert bis zum Studio. Wenn es mir an dieser Stelle gelingt, mich zusammenzunehmen, sitze ich zehn Minuten später auf dem Rad. Viermal zehn Minuten bei niedrigem Widerstand. Später werde ich Schwierigkeiten haben, mich die Treppen zu meiner Wohnung hochzustemmen, so außer Form bin ich. Aber fürs erste Mal *not entirely bad.*

Mit den Physiotherapeutinnen im Adipositas-Zentrum ist ausgemacht, dass ich mein Sportprogramm selbstständig organisiere. Im Zentrum beginnt es an unserem Dienstag immer schon um fünf Uhr nachmittags, und so früh komme ich unmöglich aus dem Büro. Um ehrlich zu sein, bin ich aber selbst gegenüber den anderen Leuten in meiner Gruppe so beschämt, wie ungelenk und unförmig ich bin, dass ich erst einmal für mich alleine sein muss. In Sportkleidung vermag ich noch nicht vor sie hinzutreten. Eigentlich vermag ich in Sportkleidung vor NIEMANDEN hinzutreten.

Im Fitnessstudio befiehlt mir mein Instinkt, mich unsichtbar zu machen, hier, wo viele an einzelnen Problemzonen oder Muskelgruppen arbeiten. Mein Körper ist eine einzige große Problemzone, ich wäre allenfalls ein abschreckendes Vorher für ein Vorher-Nachher-Werbeposter. Dabei ist der Ort so klar aufs Schauen angelegt: Von den Cardiogeräten blickt man durch hohe Fenster in den Poolbereich und von dort in die Badminton-Halle. Und die überlebensgroßen Spiegel in der Umkleide erst, vor denen die Bodybuilder gerne nackt stehen! Hier arbeitet man an sich, jeder für sich, und sieht anderen dabei zu, die das Gleiche tun. Ein geschlossener Kreis.

Ich bräuchte eigentlich keinen einzigen Spiegel. Ich weiß, wie ich aussehe; genau deshalb bin ich ja hier. Andererseits –

bei mir geht es nicht mehr nur um Körperkosmetik. Früher ging ich ins Fitnessstudio, um besser auszusehen, heute, damit ich möglichst nicht ganz so früh sterbe.

Nach zehn Uhr abends nutzt kaum noch jemand den Pool. Seine spiegelgleiche Oberfläche bringe erst ich wieder in Unordnung, als ich hineinsteige. Schwimmen ist so ziemlich der langweiligste Sport, der sich vorstellen lässt, zumal für Leute wie mich, die mehr Planscher als Schwimmer sind. Und doch: Ob es daran liegt, dass man sich dabei so lang macht und streckt, oder daran, dass der Auftrieb das eigene Gewicht vergessen lässt – es schenkt mir für kurze Zeit das entschiedene Empfinden, mein Bauch sei ganz flach.

Nach einer Weile, in der ich das Wasser für mich allein habe, kommen zwei Teenager herein, siebzehn, achtzehn Jahre alt vielleicht. Das Mädchen, im roten Bikini, sieht aus wie eine jüngere Kirsten Dunst, der Junge, mit dunklen Haaren, hat einen Oberkörper in fast perfekter V-Form. Sie ziehen zwei Bahnen, sitzen am Beckenrand, reden. Was genau sie sagen, höre ich nicht. Aber ihre Haltung sagt mir: Daraus wird was. Ich mag mich täuschen; es ist lange her, dass ich in diesem Alter war. Dann gehen sie. In der Badmintonhalle nebenan werden die Lichter gelöscht.

Ich halte still im Pool, bis seine Oberfläche fast wieder vollkommen plan ist, ein beinahe perfekter Spiegel. In den Abflüssen gurgelt leise das Wasser. Ich bin lange fort gewesen.

Woche 7:

Google Eat. Die Topografie des zwanghaften Essers

STATUS-REPORT:
Woche 7 von 12 der Fastenphase
Gewicht in Vorwoche: 170,2 kg
Aktuelles Gewicht: 168,8 kg
Veränderung: -1,4 kg

Ich weiß wirklich nicht, wie die anderen Kämpfer aus meiner Abnehmgruppe es schaffen. Als Single bin ich Herr über meinen eigenen Kühlschrank, und meistens lasse ich ihn leer, um mich erst gar nicht in Versuchung zu führen. Wenn ich mir dagegen vorstelle, um mich herum wären ständig auch noch andere Leute am Essen – der Partner, die Kinder, die Freunde der Kinder –, und der Kühlschrank müsste immer gut gefüllt sein, für das Frühstück im Familienkreis, das gemeinsame Abendessen: Ich würde wahnsinnig. Und, schlimmer, ich würde unweigerlich mitessen.

Wenn Sie mal drauf achten wollen, wie allgegenwärtig Lebensmittel im Alltag sind: Man kann keine dreihundert Meter gehen, schon lauert der nächste »Hähnchengrill«. Oder Bahnhöfe: Früher waren das recht trostlose Veranstaltungen; sie beherbergten einen Zeitschriftenkiosk und einen Laden für hoffnungslos überteuerten Reisebedarf, da konnte man am Wochenende ein paar Süßigkeiten erwerben. Heute kriegen Sie dort Latte und Croissant, Brezel und Bratwurst, Bismarckheringsbrötchen und Frühlingsrollen, Whopper und Shrimpteller.

Ein bisschen befremdet mich der Gedanke schon, dass weite Teile der Menschheitsgeschichte dem Bemühen galten, uns vom Hunger zu befreien, und dass das zumindest in unseren Breiten ja auch weitgehend gelungen ist – nur, dass wir nun das nächste, umgekehrte Problem haben: Wir konsumieren zu viel. Wir hatten nicht genug, jetzt kriegen wir nicht genug. Die Fähigkeit des Menschen, Fettreserven anzulegen, ist eine geniale Idee der Evolution, die unserer Spezies überleben half. Unter den Bedingungen des modernen Überflusses allerdings bringt diese Veranlagung manche von uns dem Tod näher, wenn wir nicht aufpassen.

Was mich dann wieder amüsiert: Und wer steht ganz am Ende der Äonen menschlicher Evolution? Ich, dem man vorschreiben muss, was ich essen soll, weil ich wahren Hunger gar nicht mehr kenne. Wie bemerkt Alanis Morissette: »Isn't it ironic?«

Immerhin, eine Fähigkeit hat man als Dicker evolutionär entwickelt, zumindest ist das meine Erfahrung: Man schafft sich eine Fressumgebung. Darauf verwendet man einige Sorgfalt, auch wenn einem nicht immer ganz bewusst ist, was man tut.

Irgendwo habe ich mal von einem ehemaligen Drogenabhängigen gelesen, der in fremden Städten instinktiv jene Orte aufspüren kann, an denen er gute Chancen hätte, sich Stoff zu besorgen. Ähnlich geht der Dicke vor: Man richtet sich die Welt außerhalb der eigenen vier Wände so ein, dass die nächste Essgelegenheit nie zu weit entfernt ist – ein inneres Google Maps, auf dem lauter Pins mit Beschriftungen wie »Gyros-Teller echt gut« stecken. »Sie waren lange nicht mehr da«, sagte die Bedienung in einem meiner Lieblingsrestaurants, wo die Portionen so schön reichlich sind.

Als ich noch in der Schule war, gingen wir im Sportunterricht oft ins örtliche Hallenbad; dort gab es einen Imbiss, der Wurstbrötchen verkaufte. Ich nahm zwei, immer. Natürlich kriegte ich auch zu Hause Wurst und Brötchen und dergleichen – aber hier gab es eine weitere Gelegenheit, und die Brötchen schienen mir frischer. (Sie sehen: Schulsport ist gut für die Kids, aber nicht ungefährlich.)

Als Teenager verbrachte ich häufig das Wochenende oder einen langen Sommer bei Verwandten in der nahe gelegenen Stadt, ging am frühen Nachmittag schon ins Kino, las in der Stadtbibliothek *F.A.Z.*, *Spiegel* und *Zeit* und spielte mit Jungs aus der Nachbarschaft Fußball. Auf dem Weg in die Innenstadt, wo das Abenteuer lockte, kam ich in einigermaßen regelmäßigen Abständen an Imbissgelegenheiten vorbei: einem Dönerladen, dessen türkischer Chef aus unerfindlichen Gründen »Johann« hieß (oder sich so nennen ließ); einem »McDonald's«; einer »Nordsee«; einem »Pizza Hut«.

Als Snacks offerierten die Kinos allenfalls Eis, also brachte ich mir einen Burger oder zwei von draußen mit. Man musste nur aufpassen, dass die alte Dame an der Kasse es nicht bemerkte. In einem ansonsten leeren Kino sitzen, mit einem Döner oder einem Fish Mac in der Hand, und *Manhattan, Hair, Die letzte Metro, Indiana Jones – Jäger des verlorenen Schatzes, Die Klapperschlange, Blade Runner, Tootsie* oder meinetwegen auch einen missratenen Jerry-Lewis-Film sehen: wunderbar.

Die Topografie der Fresserchen ist auch das Erste, was man in einer neuen Umgebung aufbaut. Eltern suchen nach der besten Kita in der Nähe, Senioren nach dem nächstgelegenen Schwimmbad. Der Hungrige sucht den Imbiss. Als ich zum zweiten Mal an der amerikanischen Ostküste studierte, dauerte es nicht lange, und ich hatte herausgefunden, dass es in einer Tankstelle, die auf dem Weg von meiner Unterkunft zur Bushaltestelle lag, zu jeder Tages- und Nachtzeit Hotdogs gab. Stieg ich beim Rückweg vom Campus ein paar Haltestellen früher aus, kam ich an einem »Quick Stop« vorbei, der das beste Thunfisch-Sandwich weit und breit machte, von den Meatball-Sandwiches ganz zu schweigen. Wenn ich heute irgendwo entlangfahre und sehe: Oh, »Lunchbox«, das sieht aus wie ein amerikanischer Food Truck, stecke ich eine Nadel in meine gedankliche Google-Eat-Karte.

Umgekehrt funktioniert diese Topografie übrigens auch: Man verbindet Orte mit dem Essen dort, was diese zusätzlich emotional auflädt. Wenn wir als Kinder meine Großeltern mütterlicherseits besuchten, wusste ich vorher schon: Da gab es Malzbier zu trinken. Das mochte ich sehr – schließlich wird bei der Herstellung ordentlich Zucker zugesetzt –, ich bekam es sonst aber nirgends. Mein Großvater pflegte jeweils nur zwei, drei Flaschen bei einem Getränkehändler ein paar Häuser weiter zu holen, was das süße Getränk nur noch kostbarer machte.

Grob Denkende behaupten ja, unsere Spezies werde vom Sex getrieben, und der Mensch warte nur auf die nächste Gelegenheit zum Geschlechtsverkehr. Der Dicke dagegen harrt der nächsten Mahlzeit, und er weiß, wo er sie bekommt.

Woche 8:

Wenn es ohne Stretchcord geht. Die ersten Erfolge

STATUS-REPORT:
Woche 8 von 12 der Fastenphase
Gewicht in Vorwoche: 168,8 kg
Aktuelles Gewicht: 167,8 kg
Veränderung: -1,0 kg

Es war keine gute Woche, sagen wir es so. Ich hatte eine Erkältung, saß drei Tage nutzlos zu Hause, mich erwischte der Blues, und es kam an zwei Tagen zu Verstößen gegen mein persönliches Lebensmittelkontrollgesetz. Statt der ärztlich verordneten neunhundert Kalorien, mit deren Hilfe ich inzwischen fast zehn Prozent meines Körpergewichts verloren habe, verschlang ich … – aber lassen wir das. *Let's just say: It wasn't pretty.*

Das einzig Positive: Weil ich krank war, konnte ich nicht zur Sitzung meiner Abnehmgruppe, wo ich meine Fehltritte hätte gestehen müssen. Die betreuende Psychologin hätte mich angesehen, als hätte ich ein Kätzchen ersäuft, und sie hätte ja recht gehabt.

Auch auf dem »Befindlichkeitsbogen«, den wir im Adipositas-Zentrum jede Woche ausfüllen müssen, bevor eine Programmassistentin uns Blutdruck und Puls misst, wären meine Ausreißer aktenkundig geworden: »Hatten Sie Probleme mit der Einnahme des Produkts?« Äh, ja. »Haben Sie täglich zusätzlich mindestens 2,5 Liter einer kalorienarmen Flüssigkeit getrunken?« Nein. Das Trinken ist eine meiner hartnäckigen Schwierigkeiten. »Haben Sie Sport getrieben?« – »Wenn ja, an wie vielen Tagen der Woche?« – »Wenn ja, wie lange?« Nein; trifft nicht zu; trifft nicht zu.

Dabei habe ich trotzdem weiter abgenommen, wie die nachgeholte Wiegung ergab. Nur Tage zuvor hatte ich mir eine Hose gekauft in einer Größe, die ich seit Jahren nicht mehr gesehen hatte. Überhaupt ist, was sich nun deutlich an der Kleidung zeigt, die Bilanz nach gut zwei Monaten sehr ordentlich. Das findet auch die Programmärztin; als ich in der dritten Woche 2,2 Kilo verloren hatte, sagte sie sogar in ihrer nüchternen Art: »Wir wollen nicht, dass Sie mehr abnehmen als zwei pro Woche.«

Wenn ich die Vorträge der Therapeutin und der Ernährungsberaterin in den vorbereitenden Sitzungen recht verstanden habe, ähnelt das Konzept der Fastenphase dem Film *Apollo 13*. Erinnern Sie sich? ›Houston, wir haben ein Problem!‹ Als die drei von Tom Hanks geführten Astronauten wegen einer technischen Panne bald nach dem Start einsehen müssen, dass sie nie einen Fuß auf den Mond setzen werden, ja, dass sie sich glücklich schätzen können, überhaupt lebend nach Hause zurückzukommen? Der mühsam erdachte Plan zur Rettung: Die beschädigte Kapsel soll im Schwerkraftfeld des Mondes so viel Schwung aufnehmen, dass dieser sie auf einem weiten Bogen um den Erdtrabanten herumträgt und schließlich zurückbringt zur Sicherheit der Erde. »Slingshot«, Steinschleuderwurf, nennen die NASA-Techniker das Verfahren.

Ganz ähnlich nun das Fasten: Das schnelle Erfolgserlebnis gleich zu Beginn soll für Schwung und einen gewissen Vorsprung beim Gewichtsverlust sorgen, damit unsere Helden am Ende dauerhaft in einem besseren Leben ankommen. Mir gefällt diese Vorstellung von der sanften, aber entschlossenen, eleganten Kehrtwende, die clever alle Energie nutzt. Wir müssen nur aufpassen, dass wir beim Wiedereintritt in die Erdatmosphäre nicht verglühen.

Damit wir uns auch sonst recht verstehen: Die neue Hose stammt aus einem Bekleidungsgeschäft für Übergrößen, und die Betreiber dieser Läden werden noch lange gut an mir verdienen. Sehr lange. Womöglich ist es dieser Gedanke, der mich gelegentlich mutlos macht. Mir geht es wie den Griechen mit der Krise: Was man über Jahre verhunzt hat, lässt sich nicht innerhalb von Wochen korrigieren. Das einzusehen aber geht ans Selbstbewusstsein. Dann doch lieber Angela Merkel die Schuld zuschieben.

Wenn mich im Übrigen etwas davon überzeugt hat, dass der Kapitalismus hin und wieder so funktioniert, wie die Theorie es vorsieht, dann ist es eben die Existenz von Übergrößenläden. Heute gibt es sie in vielen größeren Städten, sicher nicht zuletzt dank meiner fleißigen Nachfrage. (Reiner Calmund hat bestimmt ebenfalls seinen Teil beigetragen.) Gut, die Preisfindung bei Übergrößen folgt offenbar ähnlichen Prinzipien wie die Preisfindung bei Sandwiches am Flughafen; die Gewinnmarge kommt mir sehr, SEHR großzügig vor. Außerdem sieht man als Dicker selbst in Sachen von Ralph Lauren, Tommy Hilfiger oder Daniel Hechter, die allesamt auch für die übergewichtige Klientel schneidern, nur marginal weniger unmöglich aus.

Eine gewisse Konfektionsgrößenverlegenheit werde ich ebenfalls nicht los. Denn obgleich Übergrößenläden daherkommen wie andere Geschäfte auch: Ich betrete sie, wie andere einen Sexshop betreten. Ich mag es nicht, wenn mich jemand sieht. Ich tue so, als liefe ich zunächst mal daran vorbei, und biege erst im letzten Augenblick in den Eingang ab.

Die Verkäufer, selbst in der Regel keine Dicken, sind glatt, wie Verkäufer in Hochpreisläden so sind, aber meistens dezent. Mit der größten Selbstverständlichkeit steuern sie statt der Treppe den Aufzug an, mit dem sie ihre schwerfälligen Kunden dann ein ganzes Stockwerk höher fahren. Dieselbe Rücksicht im Detail auch in der Umkleidekabine: Dort steht eine Box Kleenex-Tücher bereit, weil wir Dicken vom Anprobieren schon mal ins Schwitzen geraten, und auch die kleine Sitzbank ist für echte Schwergewichte geeignet.

Wo waren diese Läden nur, als ich jünger war? In der Erinnerung kommt es mir so vor, als hätte ich meine Jugend in zwei Hosen verbracht: einer braunen Stretchcordhose und einer blauen Stretchcordhose. Feincord, nicht Breitcord, Letzterer hätte mich durch die dicken Rippen nur noch dicker erscheinen lassen. Meistens wurden die samtigen Rippen zwischen meinen Oberschenkeln zerrieben, bis nur noch der Gewebestoff übrig blieb. Dann musste man sich auf die Suche nach einer neuen Feincordhose machen.

Wenn Sie glauben, das begabte Kind erleide ein Drama, dann haben Sie nie das Drama des DICKEN Kindes erlebt, das mit seiner Mutter im Kaufhaus nach einer passenden Hose sucht. Seit ich etwa sechzehn war, bewegten wir uns immer am Rande dessen, was noch die Kinderabteilung war. Da hing, wenn man Glück hatte, auf dem Kleiderständer das eine oder andere Stück, das infrage kam. Eine nennenswerte Auswahl gab es nicht. In einer Lebensphase, in der es sehr auf Äußerlichkeiten ankommt, sah man darin aus wie einer jener stillen Menschen, die ihre Nachbarn stets nett grüßen – bis eines Tages nach ihnen bei *Aktenzeichen XY... ungelöst* gefahndet wird, weil sie als Triebtäter verdächtig sind.

Und dann das Anprobieren. Ich schwitzend in der Kabine. Draußen vor dem Vorhang meine Mutter, die immer wieder fragte, ein leichtes Zittern in der Stimme: »Passt die?« Der missbilligende Blick der Verkäuferin, die um Rat gebeten wurde: Tja, für Homunculi ist eben nur schwer was Passendes zu finden. Ob sich in solchen Momenten meine Beschämung wohl auf meine Mutter übertrug? Ich habe sie nie gefragt.

Wo ich kein Problem mit den fehlenden Übergrößen hatte, war ausgerechnet bei der Bundeswehr. Zu dem dunkelblauen sogenannten Dienstanzug gehörte eine Stoffhose, die mir perfekt passte; die trug ich sogar in meiner Freizeit.

Doch ohnehin lautet die wichtigste Grundentscheidung in Sachen Mode, die der Fette zu treffen hat: Hemd in die Hose oder nicht? Wer es (unter Mühen) unter den Gürtel schiebt, wird damit leben müssen, dass alle Welt sieht, welche gigantische Fettschürze er mit sich herumträgt. Wer es über den Bund hängen lässt, wird trotzdem niemandem was vormachen können.

Scham, ohne sich ausziehen zu müssen, sie ist das Schicksal des Dicken.

Woche 9:

Der Bauchnabel. Eine kurze Philosophie und Poesie des Körpers

STATUS-REPORT:
Woche 9 von 12 der Fastenphase
Gewicht in Vorwoche: 167,8 kg
Aktuelles Gewicht: 165,8 kg
Veränderung: -2,0 kg

Wenn ich die Jungs mit den gepflegten Muskeln sehe, die sich in der Männerumkleide des Fitnessstudios halb nackt vor den riesigen Spiegeln spreizen und betrachten, wie gerade diese Woche wieder, während ich selbst nass geschwitzt, atemlos und mit der Grazie einer verwundeten Robbe auf der Bank sitze, habe ich Gedanken, von denen nicht alle menschenfreundlich sind. Aber der Reihe nach.

Frühere Zeitalter sahen im Körper einen Hort der Leidenschaften und also der Verderbtheit; zu dem reinen Wesen, das zu sein er bestimmt war, wurde der Mensch, indem er sich von der Kreatürlichkeit emanzipierte. Die Muskelboys im Studio zeigen: Der Körper unserer Gegenwart will genossen sein. Um ihn aber zu genießen, muss man ihn zuerst disziplinieren. Quälen. Optimieren. Oder ist es gar umgekehrt: dass man ihn genießt, *indem* man ihn diszipliniert? *No pain, no gain.*

Seit dem 18. Jahrhundert hat Revolution um Revolution dem Menschen Freiheiten verschafft; daraus muss er was machen. Er muss etwas aus sich selbst machen. »Mit der Erosion vorgegebener Sinn-, Deutungs- und Biografiemuster«, so hält Robert

Gugutzer in seiner *Soziologie des Körpers* fest, »muss sich jeder selbstverantwortlich um Sinn, Haltung und Orientierung im eigenen Leben kümmern. Der Körper eignet sich dafür offensichtlich besonders gut. Der eigene Körper ist immer da, auf ihn kann unmittelbar zugegriffen werden, mit und aus ihm können spür- und sichtbare Wirkungen erzielt, Sicherheit her- und Identität dargestellt werden.«

Wir leben in einer Epoche, welche die fortwährende Selbstverbesserung als Aufgabe stellt. Wir versuchen uns von den Begrenzungen zu befreien, welche die Biologie uns dummerweise auferlegt hat. Der letzten Gewissheit unseres Körpers, seinem Hang zum Tod, können wir zwar nicht entkommen, aber wir können ihn – damit sind wir wieder bei den Fitnessbuben – nach bestimmten Normen formen, solange er uns leben lässt. Und damit er uns leben lässt, wenigstens ein Weilchen länger.

Man könnte sogar sagen, der optimierte Körper stellt Gerechtigkeit her, die gerade in der deutschen Gesellschaft ein hoher Wert ist, um nicht zu sagen: ein Fetisch. Der Körper ist uns kreatürlich mitgegeben, aber wir formen ihn auch. Man kann sich vieles erkaufen, bis hin zur Liebe; einen bestimmten Körper (noch) nicht, den muss man sich erarbeiten. Sicher, wer reich ist, kann sich einen Koch, einen Ernährungsstylisten, einen Personal Trainer leisten. Aber auf der Treadmill schwitzen, das kann einem keiner abnehmen. Das Schokocroissant NICHT zu essen, diese Entscheidung muss man ganz alleine wahr machen. Der Körper denkt egalitär, wie die Demokratie: *One man, one vote.* Ein Mann, eine Frau – eine Stimme. Dazu passt: Ein Mann, eine Frau – ein Körper. Es kommt darauf an, was man daraus macht. Die Arbeit am Körper, so Gugutzer, ist »immer auch Identitätsarbeit«.

Dabei hat der Körper für seinen Inhaber einen höchst zweideutigen Status, mit dem umzugehen nicht einfach ist: »Jeder von uns«, so schreibt die italienische Philosophin Michela Marzano in ihrer *Philosophie des Körpers*, »ist zugleich ein physischer Körper, der im ›Außen‹ lebt, und ein psychischer Körper, der zum ›Inneren‹ dieses Wesens gehört.« Wir haben einen Körper, und wir sind einer. »Unser Körper ist unser Schicksal.« Er ist nicht nur das Gefäß unseres Selbst; er ist so sehr mit unserem Selbst verschränkt, dass man sagen muss: Er ist unser Selbst. Der Körper, so fasst Marzano zusammen, ist die »Inkarnation einer Person«, genauer: »Er ist der Ort, an dem sich unsere Wünsche, Wahrnehmungen, Emotionen manifestieren.«

Dass er sich in seiner Materialität zudem dem Blick der Anderen schwer entziehen kann, dass er das Erste ist, was sie von uns sehen, macht ihn zu einem idealen Kandidaten für den Job eines Handelsvertreters unseres Ich. In einem Zeitalter, das sich dem Individuum und seiner Freiheit verschrieben hat, wird der Körper zum scheinbar authentischen Beweisstück – dafür, dass wir diese Freiheit auch nutzen; dafür, dass wir bestimmte begehrte Eigenschaften besitzen: Energie, Durchsetzungsvermögen, Selbstbeherrschung, Kompetenz.

So wird der Körper zum zentralen Austragungsort dessen, was der Soziologe Norbert Elias in seinem bedeutenden gleichnamigen zweibändigen Werk den »Prozess der Zivilisation« im Westeuropa der Neuzeit nannte: einer gesteigerten und verfeinerten Selbstkontrolle von Affekten und Trieben, die der Einzelne im Laufe seiner Sozialisation erlernt. Dazu gehört zum Beispiel, dass der solcherart zivilisierte Körper nicht vollgestopft wird mit dem, wonach ihm gerade ist, sondern mit dem, was rational ist, was ihn optimiert.

Das macht die Formung dieses Körpers zu einem Projekt der Moderne, das uns buchstäblich auf den Leib rückt. Nichts kommt uns näher. »Einen vollkommen beherrschten Körper zur Schau zu stellen wird zum Ausweis der Fähigkeit des Individuums, Kontrolle über sein Leben auszuüben«, so Marzano. »Indem wir schlank sind oder auf andere Weise unsere Körperformen bestimmen, zeigen wir, dass wir uns ›im Griff‹ haben.«

Umgekehrt läuft es bei uns Dicken, deren Körper so problembeladen wie besitzergreifend sind: Die Abnormität unserer Erscheinung wirkt wie der offensichtliche, schlagende Nachweis dafür, dass wir bestimmte Tugenden nicht besitzen, dass wir nicht wettbewerbsfähig, nicht tauglich, befähigt, qualifiziert sind – nicht fit, wie man so schön sagt. Deshalb ist es so naheliegend, Übergewicht und mangelnde Tugendhaftigkeit ursächlich kurzzuschließen.

Die Normen, denen der heutige Selbstoptimierer bei all seinen körperlichen Anstrengungen folgt, sind nicht mal seine eigenen, oder zumindest nicht ursprünglich: »In einer Bilderwelt« wie der unseren, so Philosophin Marzano, »spiegelt das Körperbild eher die Erwartungen unserer Umwelt wider als unser Selbstbild ... Dies geht so weit, dass der Körper, wenn er unseren Erwartungen entspricht, zum verhätschelten Partner wird, tut er dies aber nicht, behandeln wir ihn als Gegner, den es zu bekämpfen gilt.« Es ist eine Art der Entfremdung vom eigenen Selbst. So sieht der Mensch im Spiegel des Fitnessstudios sich selbst; aber eigentlich imaginiert und antizipiert das Bild im Spiegel ja bloß den Blick der Anderen, um den es ja in Wahrheit geht.

Die Vorbilder für die Körperarbeit treffen wir überall an, und ich meine: überall. Ich erinnere mich an 1988, als Davidoff das Herrenparfüm »Cool Water« lancierte, inzwischen ein Klassiker und einer der erfolgreichsten Düfte überhaupt. In Spots und auf Plakaten warb dafür ein braun gebrannter junger Mann, der sich lasziv in Wellen und Gischt eines unbekannten Ozeans wälzte und dabei Michelangelos David wie einen hühnerbrüstigen Anfänger aussehen ließ. Für mich, der ich damals zufällig so weit war, zum ersten Mal ein Eau de Toilette zu verwenden, schien der Spot nicht wie sonst bei Werbung üblich ein unterschwelliges Versprechen auszudrücken: Benutz dieses Produkt, dann kriegst du diesen Body. Das wäre doch zu absurd gewesen, ebenso wie die Variante: Benutz dieses Produkt, dann wirst du riechen, als hättest du diesen Body. Ich empfand im Gegenteil einen gewissen Druck: Dieses Produkt darfst du nur benutzen, wenn du solch einen Body hast.

Zweites Beispiel, völlig andere Abteilung: die Biene Maja.

Als das ZDF 2013 eine Neuauflage der Trickfilmserie aus den Siebzigerjahren präsentierte, ließ der Sender sie »radikal abspecken«, wie die *F.A.Z.* schrieb; Majas Freund Willy hatte man ebenfalls kräftig verschlankt, und so sympathisch phlegmatisch wie einst war er auch nicht mehr. Zur Begründung teilte der Sender mit, man habe die beiden Figuren für die 3-D-Version an »heutige Sehgewohnheiten anpassen« wollen – und im Heutigen, so ließe sich ergänzen, ist für Pummeligkeit und Pummel kein Platz mehr.

Ich selbst bin zu Possenspielen vor Spiegeln, für dieses *Public Showing*, ebenso wenig gemacht wie dafür, mich in Gischt zu wälzen oder Querstreifen zu tragen. Wenn ich ehrlich bin, kann ich an den Jungs vor den Spiegeln gar nicht mal etwas Verwerfliches finden, wenn ich die ganz grobe Prahlerei abziehe. Ja, wenn ich ehrlich bin, und ich gestehe das nur Ihnen: Ich beneide die Jungs manchmal sogar ein wenig.

Denn was die Philosophen und Soziologen bisweilen vergessen, wenn sie wortreich und mit einer gewissen Herablassung die Zwanghaftigkeit beschreiben, mit dem unser Zeitalter sich dem Körper widmet, ist, dass diese Mühen am Körper seinem Besitzer in der Regel zu einem längeren, angenehmeren Leben verhelfen. Zum anderen sehe gerade ich, welchen Preis man dafür bezahlt, wenn man den Erwartungen, welche die Umwelt und man selbst an den eigenen Körper und dessen äußere Form stellen, auf extreme Weise nicht entspricht.

Bezeichnend auch, dass diese Erwartungen in der Praxis einer gewissen Willkürlichkeit folgen. Mal sind es die perfekt geformten Oberarme von Michelle Obama, die zum Vorbild gemacht werden: muskulös, aber nicht unfraulich, bitte. Bei anderer Gelegenheit versucht ein Deodoranthersteller – oder war es ein Produzent von Rasierprodukten für die Dame? –, die Achselhöhlen für den Katalog erotisch aufgeladener Körperareale zu nominieren.

Oder nehmen Sie den Bauchnabel, dessen Karriere ich mit besonderer Aufmerksamkeit verfolge. Der hat natürlich ohnehin eine bewegte, lange Geschichte. In unserer westlichen Körperkultur ist er in den vergangenen Jahren in Mode, Werbung und darüber hinaus zu einer vollwertigen sexuellen Signalzone geworden, vor allem, aber nicht nur bei Frauen. Zuvor war bereits der Besitz eines Sixpacks geschlechterübergreifend zu einer Währung der Attraktion geworden. Mindestens ein Hollywoodstar verdankt dieser Körperregion sogar seine Karriere – oder wollen Sie behaupten, Sie erinnerten sich nicht auch in erstaunlicher Klarheit an den muskelstraffen Bauch von Keira Knightley in *Kick It Like Beckham*?

Für Anthropologen wie den Amerikaner Stephen Beckerman, den die *New York Times* einst zu der Angelegenheit befragte, ist vor allem der Bauch des Mädchens ein »modernes Zeichen der Jungfräulichkeit«: Seht her, ich bin jung und gesund, ich habe noch all meine fruchtbaren Jahre vor mir. Die Feministin Susan Bordo erklärte den amerikanischen Kollegen, seit die weibliche Brust chirurgisch formbar und nur noch »ein Accessoire des plastisch veränderten Körpers« sei, habe sie sexuelle Attraktion verloren – zugunsten des Bauches. Christoph Wulf schließlich, Professor für Erziehungswissenschaft und Historische Anthropologie an der FU Berlin und Autor des Buches *Körperteile. Eine kulturelle Anatomie*, hatte für die *F.A.S.* noch eine andere Erklärung: »Im Unterschied zur Obszönität öffentlich entblößter Brüste und Geschlechtsteile, deren freizügige Darbietung als Zeichen sexueller Emanzipation gilt, spielt die Präsentation des weiblichen Bauches mit dem Hinweis auf das Verborgene und entfaltet gerade dadurch seine erotische Faszination«.

Die *taz* fasste den Befund noch pointierter zusammen: »Das Geheimnis des Bauches ... liegt gerade in seiner Eigenschaft als Nichtgeschlechtsmerkmal ... Auf der Bauchoberfläche (lassen sich) die schönsten Geschichten erzählen ... Zeig mir deinen Bauch, und ich sehe, wer du bist.« So formuliert, trifft diese Forderung dann beide Geschlechter, zumal der Bauchnabel, anders als andere Reizzonen, bei beiden vorkommt. Ein Sixpack von der Strammheit eines Trampolins beweist, wie viel Mühe sein Besitzer in ihren oder seinen Body steckt.

Mein Bauch spricht von anderen Erfahrungen, etwa durch die Narbe der Operation, die einst meine Hernie korrigierte. So schreibt unser Leben sich unserem Körper ein, was kaum jemand poetischer formuliert hat als Michael Ondaatje, der in seinem berühmten Roman *Der englische Patient* schreibt: »Wir sterben und bergen in uns den Reichtum von Geliebten und Stämmen, den Geschmack von Speisen, die wir gegessen haben, Körper, in die wir eingetaucht und die wir hochgeschwommen sind, als wären es Flüsse von Weisheit, Charaktere, in die wir geklettert sind, als wären es Bäume, Ängste, in denen wir uns versteckt hielten, als wären es Höhlen. Ich wünsche mir all dies auf meinem Körper verzeichnet, wenn ich tot bin. Ich glaube an solch eine Kartographie – von der Natur gezeichnet zu sein.«

Meine Zeichnung, meine Markierung als Dicker, die ich vor mir hertragen muss wie ein Feldzeichen, ist dieser Bauch, und ich sehe seine Unwucht täglich, auch ohne Spiegel. Mein ganzer Körper ist eine zu Materie gewordene Erfahrung, die sich lesen lässt wie eine Karte oder ein Buch.

Woche 10:

Die Gefährten. Meine Abnehmgruppe

STATUS-REPORT:
Woche 10 von 12 der Fastenphase
Gewicht in Vorwoche: 165,8 kg
Aktuelles Gewicht: 164,4 kg
Veränderung: -1,4 kg

Mein Abnehmen ist mittlerweile ein öffentliches geworden. Zum Start des Programms hatte ich mich dazu entschlossen, es während des gesamten Jahres durch eine allwöchentliche Kolumne in der *F.A.S.* zu begleiten, wenn auch ohne meinen Namen zu nennen. »Fetter« hieß sie, Untertitel: »Über ein Lebensgefühl«.

Zu Beginn wussten nur eine Handvoll Menschen Bescheid: meine Schwester, ein paar Freunde, die zuständige Redakteurin unserer neuen Gesundheitsseiten. Dank einiger verräterischer Details in den Artikeln aber ist der Zirkel der Mitwisser gewachsen, wissen nun auch Leute in meinem weiteren Umfeld Bescheid: Bekannte, Nachbarn und Kollegen, von denen eine ganze Reihe die *F.A.S.* liest. Sie bekommen mit, wie ich ein wenig schmaler werde – und können nun zudem das neueste Bulletin über meine aktuelle Befindlichkeit lesen, wenn sie das wollen. Nachdem ich jüngst melden musste, dass ich eine schlechte Woche gehabt hatte, betrat ein Kollege mein Büro mit den Worten: »Sie schwächeln, was ist los?«

Von Anfang an war klar, dass die Kolumne mich unter einen gewissen, gar nicht unerwünschten Druck setzen würde, weil

ich nur sehr ungern schreiben würde: Sorry, ich habe einge-
packt. Aber welche Kreise dieser Effekt ziehen würde, habe ich
unterschätzt. »Sie sind das doch in der Kolumne, oder?«, wis-
pert mir die Kollegin aus dem Archiv zu. »Find ich gut, dass Sie
das angehen«, lobt ein Ressortchef aus einem anderen Stockwerk. Na ja, manche Leute laufen im Namen ihrer Firma einen
Halbmarathon und hängen sich anschließend die Urkunde ins
Büro; ich bin offenbar der firmeneigene Abnehmer.

Eine meiner Tanten, die die *F.A.S.* ebenfalls hin und wieder
unter die Augen bekommt, hat in unserer Familie danach gefragt; da sei diese Kolumne in der Zeitung, ob die vielleicht von
mir stamme. Ich habe das mehrfach bestritten, weil ich nicht
will, dass meine Mutter davon erfährt. Meine Schwester ist der
gleichen Meinung: »Sag es ihr nicht. Es würde ihr Herz brechen,
es zu lesen.«

Aufgeflogen aber bin ich in meiner Abnehmgruppe. Einer,
wir wollen ihn Jochen nennen, hatte die Kolumne entdeckt und
fragte mich auf den Kopf zu, ob ich ihr Autor sei. Ich tat erst
ganz unschuldig: »Kolumne, was für eine Kolumne? Echt? Da
gibt es eine Kolumne? In meiner Zeitung? Echt?«

Die Verstellung ließ sich aber nicht lange aufrechterhalten.
Die Ernährungsberaterin warf ein, sie habe es bereits bei der
ersten Folge erkannt. Verraten habe mich, dass mir die Ärzte
in der Fastenphase sechs statt wie den anderen Mitgliedern der
Gruppe fünf Formula-Beutel zugeteilt hatten. (Es war übrigens
dieselbe, die ich, als ich noch nicht ahnen konnte, dass sie möglicherweise mitlesen würde, als »die schnuckelige Ernährungsberaterin« vorstellte.)

Dass die Gruppe sich aber als Einheit konstituiert hätte, kann
ich bisher nicht behaupten. Zu den Treffen gehe ich wie zu
einem Freizeittermin. Dort reden wir darüber, wie es uns so
ergangen ist in den Tagen zuvor, mit den Beuteln, dem Trinken und dem Sport, wir tauschen ein paar Ratschläge aus –
einige präparieren ihre Shakes für den ganzen Tag am Morgen
und nehmen sie in der Thermoskanne mit, andere mischen sie

mit Eiswürfeln –, klopfen einander lobend oder tröstend auf die Schulter: Mach's gut, bis zum nächsten Mal.

Bei der ersten Sitzung in dem hellen Gruppenraum des Adipositas-Zentrums hatten wir einander vorgestellt:»Hallo, ich bin Bertram, und ich will abnehmen, weil...« Als ich da so in die Runde blickte, sah ich eine Art Arche Noah, Subspezies Problemesser. Als habe jemand darauf geachtet, dass von jeder Übergewichtsklasse, aus möglichst verschiedenen Milieus jemand dabei ist. Man kennt das aus den *Herr der Ringe*-Filmen: Eine Schar von Gefährten ganz unterschiedlicher Provenienz steht vor der Aufgabe, sich zusammenzufinden.

Da ist die Hausfrau und Mutter, deren BMI etwa dem meinen entsprechen dürfte. Da ist Jochen, Tierarzt, den ich eher stämmig als adipös nennen würde und der in den Sitzungen fleißig mitschreibt. Eine Friseurin, die gemeinsam mit uns abnehmen soll, um sich auf eine anschließende Adipositas-OP vorzubereiten. Zwei Frauen, die im mittleren Management bei Banken oder Versicherungen arbeiten und das Programm bereits zum wiederholten Mal absolvieren; sie sind die Wissenden, die Weisen unseres kleinen Stammes. Außerdem gibt es eine junge, intensive Rechtsanwaltsgehilfin, die viel Schwarz trägt.

Zu unserem Dickentrupp gehören weiterhin zwei Mittzwanziger – ein ausgiebig tätowierter, kräftiger Kerl, der gerne zur Bundeswehr ginge, dafür aber etwa dreißig Kilo loswerden muss, und ein burschikoses Mädchen mit kurzen, blond gefärbten Haaren und einem ansteckenden Grinsen. Beide arbeiten in einem Bauhof und haben gemeinsam den Weg ins Programm gefunden. Ein Teilnehmer schließlich, ein sympathischer Kerl um die vierzig, der in der PR-Branche arbeitet, hat nach erst wenigen Treffen bereits einen Spitznamen:»der Wendler«, nach dem Schlagersänger Michael Wendler *(Sie liebt den DJ)*, dem er äußerlich vage ähnelt.

Da fällt mir ein: Bin ich eigentlich der Frodo meiner Abnehmgruppe? Klar ist: Ich bin nicht Aragorn, der höchst virile Erbe des Throns. Ganz bestimmt bin ich nicht Legolas, der hübsche, schlanke Elb, gespielt von Orlando Bloom. Also bin ich doch wohl der pummeligere Hobbit Sam, Frodos Sidekick, der diesen immer »Herr Frodo« nennt.

Diese gewisse Unterwürfigkeit gegenüber Normalgewichtigen kenne ich von mir auch. Im letzten Teil der *Herr der Ringe*-Trilogie wird Sam überdies beschuldigt, seinen Reisegefährten Essen gestohlen und es heimlich selbst gegessen zu haben. Okay, das passt ebenfalls zu mir. Dieser Hobbit ist ein Fetter ehrenhalber.

Woche 11:

Shrek. Hässliche Ansichten über die Dicken

STATUS-REPORT:
Woche 11 von 12 der Fastenphase
Gewicht in Vorwoche: 164,4 kg
Aktuelles Gewicht: 164,4 kg
Veränderung: +/-0 kg

Ich habe hier ja schon so einiges preisgegeben aus meinem Leben. Jetzt indessen muss ich ein Geständnis ablegen, das mich, als ich es formuliert hatte, selbst überrascht hat. Ich bin ein Dicker, ein wirklich dicker Dicker sogar, aber bei ehrlicher Betrachtung muss ich sagen: Ich mag Dicke nicht besonders, zumindest nicht als Gruppe, als anonyme, soziologische Kaste von Menschen sozusagen. Ich mag sie nicht, weil ich mich selbst dafür nicht mag, dick zu sein. Weil ich das Dick-Sein an mir selbst verachte, muss ich oft an mich halten, anderen Dicken nicht mit ähnlichen Gefühlen zu begegnen.

Es ist ein perfider psychologischer Mechanismus. Manchmal fürchte ich, ich könnte Dicke ähnlich sehen, wie die meisten Normalgewichtigen Dicke sehen. Nämlich wie? Ein Beispiel: Im Februar 2013 druckte der *Spiegel* eine Titelgeschichte namens »Dick durch Stress«. Darin kamen Experten wie der Lübecker Neurowissenschaftler Achim Peters zu Wort, die über die vielfältigen Zusammenhänge zwischen Hirntätigkeit und Fettleibigkeit forschen. Peters' These, unter den Kollegen »nicht ganz unumstritten«, wie das Magazin meinte, lautet: Dickmacher Nummer eins heute ist, von wenigen klinischen Ausnahmen abgesehen. der Stress, ob es nun kleinere oder verborgene Konfliktherde sind. die das Stresssystem des Gehirns überlasten, oder große Stressereignisse. Schon der Schutzumschlag von Peters' Buch *Mythos Übergewicht* hatte resümiert: »Niemand ist an seinem Dick-Sein schuld.«

Das freilich sahen die Käufer des Heftes ganz anders. Zwar gab es eine Woche nach dem Artikel auch einen erleichterten Leserbrief, einen einzigen: »Danke, jetzt habe ich es einmal schwarz auf weiß. Ich treibe viel Sport, fahre mit dem Rad zur Arbeit, mache sehr viele Bergtouren und nehme nie so richtig ab. Ich musste mir schon so viele Sprüche anhören, aber wenn ich auf meinen Stress und viele private Probleme verwies, glaubte mir niemand.«

Eindeutig in der Überzahl jedoch waren all jene, die in dem Artikel einen Entlastungsangriff zugunsten der Fettleibigen witterten: »Hier wird wieder eine neue Krankheit erfunden«, so eine Leserin, »damit Übergewichtige ihr Essverhalten nicht ändern müssen. Gesunde und kalorienarme Alternativen sind bekannt, aber Therapien sind ja ›in‹. Ich selbst bin schlank, esse sehr gern und gut, aber in Maßen und nicht in Massen.« Ein Dr. med. ließ wissen: »Es gibt genügend Menschen, die keine krankhafte Disposition oder übermäßigen Stress haben. Wissenschaft hin oder her: Sie fressen und saufen einfach zu gern.«

Ich selbst weiß nicht, was mich mehr beunruhigen soll: dass die Forschung nahelegt, all mein Mühen, weniger und gesünder zu essen, sei vergebens, weil mein verdammter Körper gegen mich arbeitet; oder dass ich über mich und meine Leute manchmal ähnlich geringschätzig denke wie Normalgewichtige, die von unserer Pein keine Ahnung haben.

Viele Dicke, vor allem viele der sehr Dicken, leben mit dem, was der 1982 verstorbene Soziologe Erving Goffman eine »beschädigte Identität« nannte. Als Goffmans deutsche Fachkollegin Eva Barlösius im Sommer 2009 in Gruppeninterviews 60 übergewichtige Kinder und Jugendliche im Alter von elf bis dreizehn und vierzehn bis sechzehn Jahren befragte, fand sie heraus, dass diese bereits Bescheid wissen über einen zentralen Wesenszug unserer Kultur: Menschen werden anhand ihrer Körperform klassifiziert und beurteilt, und zwar in einem kurzen Prozess. An sich selbst erleben diese Kinder nicht nur, dass Dick-Sein, gerade ihr eigenes, von ihrer Umgebung mit Eigenschaften wie antriebsarm, kontaktarm, unglücklich, unbeliebt und unattraktiv gleichgesetzt wird; nein, die Kids hatten diese Gleichsetzungen, die sich gegen ihren eigenen Wert als Person richten, selbst bereits verinnerlicht.

In den Interviews berichteten die Kids von Bloßstellungen zu Hause, in der Schule und in der Öffentlichkeit: »Stimmt, wenn man mal bei ›McDonald's‹ sitzt, kriegt man auch so Sprüche von wegen: ›Ja, du sitzt ja jeden Tag hier.‹« Ein Mädchen aus der Gruppe der Elf- bis Dreizehnjährigen erzählte: »Ich habe mehrere Geschwister, die sind nicht perfekt, also sind auch dicker als ich, und mein Bruder ist da eben extremer. Wenn er irgendwo vorbeigeht, gucken ihn alle dann so an, als wäre er, was weiß ich, als hätte er ein Huhn auf dem Kopf oder so was.«

In der öffentlichen Wahrnehmung sind Dicke eben wie Deutsche in amerikanischen Serien und Filmen: ein Stereotyp, nur weniger lustig. Die Deutschen erscheinen dort bevorzugt als Nazis oder Stasileute, im besten Fall aber immer noch als Übergründliche, als trotz allen Erfolgs Unglückliche, als Gefühlskühle mit einer unsinnlichen Sprache. Ähnlich zieht die Gesellschaft auch bei den Dicken einen kurzen Schluss: Wer dick ist, ist notwendigerweise bequem. Weniger fleißig, weniger intelligent. Moralisch dubios. Selbst schuld an seinem Problem.

Die Wissenschaft indessen hat ein Wort für diese weitverbreitete Ansicht: Unsinn. Es gibt, so erläutert Christoph Klotter in seiner *Einführung Ernährungspsychologie*, die unterschiedlichsten psychischen Ursachen für Adipositas, und es gibt viele Adipöse ohne eine psychische Störung. Vor allem: »Es gibt keine Adipositas-Persönlichkeit.« Die generelle Gleichung dick = gestört ist falsch. Gerade das krankhafte Übergewicht, die »morbide« oder »Adipositas permagna«, ist in aller Regel das Ergebnis verschiedener Faktoren, von denen mehrere zusammenkommen: Stoffwechsel, persönlicher Lebensstil, Ernährung, Umwelt und psychosoziale Befindlichkeiten. Eine genetische Vorbelastung spielt, wie die Forschung vor geraumer Zeit herausgefunden hat, ebenfalls eine Rolle. Es gibt Dicke, die sich gar nichts haben zuschulden kommen lassen – außer an einer Stoffwechselkrankheit zu leiden oder ein bestimmtes Medikament zu benötigen.

In einem Zeitalter aber, in dem am Arbeitsplatz immer weniger rohe Kraft gebraucht, der Körper nicht mehr länger als Schicksal aufgefasst wird, sondern unter Kontrolle gebracht werden kann und muss, hat man ihn zum Ausweis erfolgreicher Selbstdisziplin und -organisation gemacht. Wer dabei versagt, mit dem kann etwas nicht stimmen.

»So mag sich«, schrieb die Soziologin Barlösius in ihrem Buch *Dick-Sein*, »in einem dicken Körper die Erfahrung verkörperlichen, als Kind gelernt zu haben, dass nicht Menschen, sondern Süßigkeiten verlässlich trösten. Wahrgenommen wird er dagegen zumeist als Verkörperung geringer Selbstkontrolle und Leistungsbereitschaft.« Psychologe Klotter ergänzt: »Diese Menschen sind ... nicht maßlos. Dennoch ahndet unsere Gesellschaft massiv die Adipositas als quasi Tabubruch mit der zentralen Forderung unserer Zeit nach Körperdisziplin.«

Ich persönlich will nicht zu sehr über die Stigmatisierung und Diskriminierung der Dicken und Fetten klagen; ich empfinde mich nur ungern als Opfer. Auch bin ich nicht notwendigerweise auf Mitleid aus da wird man zu sehr zum Objekt. Ich trage ja einen wesentlichen Anteil der Verantwortung an meiner *conditio permagna*. Dass Dicke aber herabgewürdigt und benachteiligt werden, ist reich dokumentiert, vor allem durch Untersuchungen aus den Vereinigten Staaten. Man wird bei Studien, die sich auf die Aussagen von Betroffenen stützen, vorsichtig sein müssen, doch in einer Erhebung von 2008 zum Beispiel, deren Basis eine Befragung von 2290 Amerikanern zwischen 25 und 74 war, berichteten 5 Prozent der übergewichtigen Männer und 10 Prozent der übergewichtigen Frauen von verschiedenen Formen alltäglicher Diskriminierung; bei den noch schwereren Fällen, den adipösen Männern und Frauen, waren es 28 beziehungsweise 45 Prozent.

Und während Rassismus und Sexismus gesellschaftlich immer mehr geächtet würden, resümiert Barlösius, »scheint die Diskriminierung und Herabsetzung von dicken Menschen eine der letzten Formen der Herabwürdigung zu sein, die auf gesellschaftliche Zustimmung und Anerkennung stößt«.

Die Stereotypen wirken sich auf vielen Lebensfeldern aus, beispielsweise und besonders im Berufsleben: Dort haben Dicke selbst bei identischen Qualifikationen deutlich schlechtere Chancen, eingestellt zu werden, sie erhalten schlechtere Personalbeurteilungen, werden im Vergleich zu Normalgewichtigen stereotyp als weniger gewissenhaft, weniger produktiv, weniger diszipliniert und weniger umgänglich beschrieben, bekommen weniger Geld für die gleiche Arbeit, sind seltener in Führungspositionen anzutreffen und werden schneller entlassen. Bei einer Befragung von mehr als 2000 amerikanischen übergewichtigen Arbeitnehmern berichteten 54 Prozent von einer Stigmatisierung durch Kollegen, etwa hässlichen Bemerkungen und Witzeleien, 43 Prozent von Diskriminierung durch den Arbeitgeber, etwa verweigerten Beförderungen.

Das Stigma scheint sogar ansteckend zu sein; in der Nähe eines Dicken zu sein genügt schon, um selbst stigmatisiert zu werden; von der »Ausbreitungstendenz« der Andersheit sprechen Wissenschaftler. 2003 legte eine Gruppe von Psychologen der Rice University in Houston, Texas, Testpersonen gefälschte Personalunterlagen von angeblichen Bewerbern um eine Stelle vor, inklusive Fotos, auf denen diese einmal mit einer normalgewichtigen und ein andermal mit einer übergewichtigen Frau abgebildet waren (im Übrigen dieselbe Frau, nur im Fatsuit). Die Testpersonaler bevorzugten die Bewerber neben der schlanken Frau sowohl in ihrer Einschätzung, wie qualifiziert die Kandidaten seien, als auch bei ihrer Empfehlung, wer den Job bekommen solle.

Wer dick ins Leben startet, zahlt dafür oft früh erste Strafzettel. In einer Langzeituntersuchung verfolgten Steven Gortmaker, Gesundheitssoziologe von der Harvard University, und fünf Kollegen das Schicksal von 370 Landsleuten, die 1981 zwischen 16 und 24 Jahre alt und übergewichtig waren. Sieben Jahre später, 1988, hatten jene Mitglieder dieser Gruppe, die noch immer zu viele Kilo mit sich herumschleppten, im Durchschnitt weniger Zeit in Schule oder College verbracht, waren seltener verheiratet, hatten ein niedrigeres Haushaltseinkommen und gehörten häufiger zu Amerikas Armen als die Nicht-Übergewichtigen; diese Effekte des Exzessgewichts waren für Frauen prononcierter als für die Männer, zeigten sich aber nicht für andere chronische Erkrankungen wie Asthma, Diabetes oder Anomalien der Wirbelsäule, die ebenfalls untersucht worden waren. Das Dick-Sein ist eben eine ganz besondere Kondition.

Meine Mutter würde an dieser Stelle vermutlich die Anekdote von Kaltenburger erzählen, wie wir ihn nennen wollen. Es war vor vielen Jahren, ich wartete damals gerade auf meinen festen Anstellungsvertrag bei der *F.A.Z.*, der eine Formalie war, aber seinen Gang durch die Gremien nehmen musste. Kaltenburger, der die Tochter einer guten Freundin meiner Mutter geheiratet hatte, war ein großes Tier in der Personalabteilung eines noch größeren Unternehmens, und meine Mutter fragte ihn, ob mein Gewicht ein Hindernis für die Einstellung werden könnte.

Dass Kaltenburger das bejahte, war zwar nur die Wahrheit, doch meine Mutter, die für Ruf und Wohlergehen ihrer Kinder wie eine Löwin zu kämpfen pflegt, nahm es ihm eigenartigerweise krumm. Derselbe Kaltenburger übrigens verlor später seinen Job und vertreibt heute per Internet Appetitzügler und Diätpulver. Okay, das habe ich mir gerade ausgedacht, aber ich war es meiner Mutter schuldig.

Dabei sind die Wahrscheinlichkeit, dick zu werden, wie auch die soziale Abwertung der Dicken in gesellschaftlichen Untergruppen sogar noch ungleich verteilt: Beide sind (zumindest in den entwickelten Ländern des Westens) ausgeprägter im Fall von bestimmten ethnischen Minderheiten, vor allem von Afroamerikanern, und bei Armen deutlicher als bei Wohlhabenden. Gerade im letzteren Fall kommt es zudem zu einem klassischen Teufelskreis: »Ein geringer sozioökonomischer Status fördert eine Gewichtszunahme, wie umgekehrt Dicksein soziale Benachteiligungen nach sich zieht«, so Soziologin Barlösius.

Sozialwissenschaftler machen sich schon lange Gedanken darüber, wie Benachteiligungen funktionieren und was zum Beispiel geschieht, wenn sich die üblichen Verdächtigen Klasse, Ethnizität und Geschlecht sozusagen aufeinandertürmen. Der Körper ist im Kreis dieser Faktoren ein relativer Newcomer, den man erst seit den Neunzigerjahren ernsthaft im Visier hat. Ich selbst finde auch die Idee spannend, dass die diversen Dimensionen der Ungleichheit womöglich gegeneinander verrechnet werden könnten; der Soziologe Thomas Schwinn spricht von einer »Kompensationslogik«. Grob gesagt: Wer hat strukturell schlechtere Karten im Leben – der Deutschstämmige aus Hartz-IV-Verhältnissen oder der Mann mit Migrationshintergrund, der aus einer wohlhabenden Familie stammt? Der Dicke oder die Dünne?

Für ein männliches Mitglied einer privilegierten Klasse – also für einen wie mich – werde der Besitz eines dicken Körpers zumindest im Erwachsenenalter nur wenige nachteilige Folgen haben, mutmaßt Barlösius. Überhaupt, so theoretisiert sie, wirke sich Dick-Sein je nach sozialer Klasse verschieden aus: »In unteren sozialen Klassen wird es in der sozialen Praxis ... als Beleg für geringe Selbstkontrolle und Eigenverantwortlichkeit gedeutet. In höheren sozialen Klassen steigt dagegen die Wahrscheinlichkeit, darin eine persönliche Vorliebe für gutes Essen zu erblicken und dies möglicherweise sogar als eine Spielart kulturellen Kapitals auszulegen.«

Nun kenne ich persönlich den exkulpatorischen Satz »Sie essen halt gern, oder?« vor allem aus dem Mund älterer Herrschaften, die den Hunger im Krieg oder in der Zeit unmittelbar danach noch erlebt haben und mein exzessives Essverhalten deshalb mit Nachsicht betrachten. Dass man mir einen kulturellen Vorsprung angerechnet hätte, ist mir aber noch nie untergekommen.

Dass ich eine beinharte Diskriminierung, im Beruf etwa, bislang nicht erlebt, zumindest nicht bemerkt habe, liegt aber vielleicht tatsächlich daran, dass ich ein Mann, weiß und der Abkömmling von Angehörigen der Mittelschicht bin, die es mir ermöglicht haben, ausreichend Bildung zu erwerben.

Gibt es Leute, die einen belächeln, wenn man dick ist? Sicher. Die versuchen, diese Schwäche auszunutzen? Klar. Ich habe aber das Glück, dass ich schon sehr lange denselben Arbeitgeber habe, der mir viele Chancen geboten hat, und mir noch nie einen anderen suchen musste. Ich hatte auch schon Angebote von Wettbewerbern, aber die wussten, wie ich aussehe. Es ist jedoch gut möglich, dass ich anders reden müsste, wenn ich mich zwischendurch auf den Arbeitsmarkt hätte begeben müssen oder wenn ich, sagen wir, eine adipöse Frau wäre. Eine Teilnehmerin des Antiadipositasprogramms erzählte mir, sie habe zu Beginn ihres Berufslebens als Bankkauffrau gearbeitet; als sie nach der Geburt ihrer Kinder – und einer massiven Gewichtszunahme – wieder einen Job gesucht habe, »habe ich mich erst gar nicht wieder bei einer Bank beworben, weil ich wusste, dass die mich niemals nehmen würden«. Stattdessen arbeitete sie in einem Getränkemarkt.

Möglich auch, dass ich durch mein Mundwerk meine Leibesfülle eine Zeit lang vergessen mache. Manchmal reden Leute in meiner Gegenwart über andere Dicke, als hätten sie vergessen, dass ich selber einer bin: »Der Soundso, was die Dingenskirchen an dem findet, so dick, wie der ist«, sagen sie dann.

Ich bin mir zudem unsicher, ab welchem Punkt ich von Dis-

kriminierung sprechen sollte. Sagen wir es so: Wer eine gute
Zeitung machen will, kann mir – in aller Bescheidenheit ge-
sagt – unbesorgt einen Job geben; wer jemanden sucht, der
Deutschland bei den Olympischen Spielen in der Rhythmischen
Sportgymnastik repräsentiert, für den bin ich der Falsche.

Aber ich zahle den Preis für mein Übergewicht an einer anderen Kasse. In Form einer gewissen Fremdheit in der Welt,
über die wir bei anderer Gelegenheit reden sollten.

Es gibt diese Momente, in denen Kinder, die auf der Straße in
einem Pulk an mir vorbeilaufen, sich noch mal umdrehen, grinsend, tuschelnd. Bei ihnen ringt die brutale Ehrlichkeit mit der
Höflichkeit, die ihre Eltern ihnen beibringen. Das zu erleben ist
nicht so übel wie bei Shakespeare, wo der bucklige Richard III.
davon spricht, »daß Hunde bellen, hink' ich wo vorbei«. Aber
der Mann vermochte aus dergleichen ja noch ein gewisses Ver-
gnügen zu ziehen; so verdreht ist nicht jeder.

In dem chinesischen All-you-can-eat-Restaurant, in das mein
bester Kumpel und ich gingen, bevor ich mit der Fastenphase
begann, und in dem wir schon oft waren, stand am Büfett neben
mir einmal ein kleiner goldiger Junge, der mit großen Augen an
mir emporblickte, als sei ich Shrek, der Oger aus den gleichnamigen Filmen. Zuerst dachte ich mir: Was sieht der da? Einen
Berg von einem Menschen? Wann und wie hat er gelernt, dass
ich aus der Reihe falle, dass ich ein Abweichler von der Norm
bin?

Für einen Moment überlegte ich, mich zu ihm hinunterzu-
beugen und zu sagen: »Mach immer brav, was deine Mutter dir
sagt. Sonst siehst du eines Tages aus wie ich.«

Woche 12:
Punkte. Das Re-Booting für meine Ernährung

STATUS-REPORT:
Woche 12 von 12 der Fastenphase
Gewicht in Vorwoche: 164,4 kg
Aktuelles Gewicht: 163,2 kg
Veränderung: -1,2 kg
Veränderung bisher insgesamt: -22,2 kg

Bin ich eigentlich der Erste, dem auffällt, dass die Erbsünde in der Bibel damit ihren Lauf nimmt, dass jemand einen Apfel isst? Ein Stück des von den Ernährungsfachleuten doch eigentlich so gepriesenen Obstes?

Ein schneller Blick in ein Lexikon genügt zwar, um zu erfahren, dass in der Schöpfungsgeschichte nur allgemein von einer Frucht die Rede ist, möglicherweise einer Feige; der Apfel scheint einer späteren Tradition zu entstammen. Aber eine Feige, das wäre auch Obst. Und damit fing ein ziemlicher Schlamassel an.

Wem wollen Sie jetzt glauben? Der Bibel, in der sich Tausende Jahre von Wissen verdichten, oder jemandem, der eine Schulung bei den »Weight Watchers« gemacht hat?

Überhaupt: Haben Generationen von Theologen die Genesis möglicherweise falsch gelesen? Vielleicht wollte Eva den Adam nur zu einem gesünderen Essverhalten verführen. Die Erkenntnis, mit der der Baum aufwarten konnte, war, welche Fettsäuren besser sind als andere. Und das Feigenblatt sollte kaschieren, dass die beiden um die Hüften seit der Erschaffung der Welt ein paar Pfund zugenommen hatten, denen sie nun mit der ziemlich angesagten *Paradise Diet* auf den Leib rücken wollten.

Meine eigene Umerziehung jedenfalls schreitet weiter voran, und meine Hoffnungen ruhen dabei auf Joghurt, Hähnchenbrust und Radieschen. Gerade hat die schnuckelige Ernährungsberaterin unserer Abnehmgruppe das Essensregime vorgestellt, das ab der kommenden Woche für die nächsten acht Wochen gilt. Statt uns wie in den zurückliegenden zwölf Wochen von den Nahrungsmittelshakes zu ernähren, werden wir diese nun in der sogenannten »Umstellungsphase« Schritt für Schritt durch feste Nahrung ersetzen. Während der ersten beiden Wochen sind für mich fünf statt der bisherigen sechs Shake-Beutel angesagt – und dazu eine Mahlzeit (falls »Mahlzeit« der richtige Ausdruck ist). Insgesamt dürfen wir dann auf etwa 1200 Kalorien am Tag zählen.

Die Lebensmittel werden dafür in drei farbcodierte Gruppen eingeteilt, in fettlastige (rot), einweißlastige (gelb) und kohlenhydratlastige (grün). Über ein System, das eine gewisse Zahl von Punkten zulässt, baut man sich eine Mahlzeit auf. So könnte ich mir in den nächsten zwei Wochen zum Beispiel für den wegfallenden Beutel ein Frühstück zusammenstellen (falls »Frühstück« der richtige Ausdruck ist): Ein Körnerbrötchen von 60 Gramm (3 grüne, 2 rote Punkte), 30 Gramm Frischkäse (2 gelbe), 5 Cashewnüsse (3 rote). »Wenn das Brötchen mehr wiegt als sechzig Gramm«, erläuterte die Ernährungsberaterin ernst, »ist es mir am Anfang lieber, Sie schneiden eine Ecke ab, als dass Sie jetzt schon mit Schätzungen arbeiten.«

Dieselbe zulässige Tagespunktbilanz (5 rote, 2 gelbe, 3 grüne) ergibt sich auch aus: 150 Gramm Joghurt, 125 Gramm Erdbeeren, 125 Gramm Heidelbeeren, 5 Pistazien. Ein Blätterteigcroissant wird da zum Ding der Unmöglichkeit, zumindest am Anfang: Es hätte 22 rote und 3 grüne Punkte – viel mehr als erlaubt.

Gesteuert wird das Punktesystem über zwei kleine Vademecums: den »Lebensmittel-Begleiter«, nur unwesentlich größer als ein Geldbeutel, der alles mögliche Essbare auflistet, von A wie »Ayran« (200 Milliliter, 4 gelbe, 1 grüner) bis Z wie »Zungenwurst« (1 Scheibe von 30 Gramm, 7 gelbe), und den »Ernährungs-Begleiter«, in dem man protokolliert, was man wann zu sich nimmt und die dazugehörige Anzahl der Punkte ankreuzt. Auch über die Aufnahme von Flüssigkeit und die zusätzliche Bewegung muss man hier Buch führen.

Das System der Nahrungszuteilung, das mit der Zeit großzügiger wird, suggeriert sanft, aber deutlich eine Methode, das Re-Booting meines Essverhaltens: Weg vom Fetten (und Süßen), hin zum Eiweiß und zu den guten Kohlenhydraten. Denn Protein ist essenzielles Baumaterial für den Körper (und stimuliert den Energieverbrauch), wird vom Körper aber nur kurz gespeichert, muss also ständig nachgeschoben werden, am besten sowohl in Form von pflanzlichen als auch tierischen Lebensmitteln; eine gute Kombination: Kartoffeln mit Fisch. Und bitte das Gemüse nicht vergessen.

Kohlenhydrate machen als wichtige Energiequelle leistungsfähig und verhindern, dass man zu schnell wieder Hunger kriegt, weil sie ordentlich satt machen, vor allem in der Gestalt von Rohkost und Gemüse. Fett ist zwar Baumaterial für die Zellen und der wichtigste Energielieferant für unseren Körper, so hat die Ernährungsberaterin am Whiteboard doziert, und deswegen können wir darauf nicht ganz verzichten. Aber der Körper registriert kaum, dass er es zu sich nimmt. Also übertreibt er es. Schon ist der Junge dick.

In diesem Ernährungsplan werden besonders die großen zwei, Gemüse und Obst, gefördert wie sonst nur Ostdeutschland. »50 Gramm Gemüse sind immer frei«, so die Ernährungsfachfrau. Muss man mehr sagen? 200 Gramm Kartoffeln, 300 Gramm Magerquark, obenauf gratis Radieschen. Obst, zwar gern gesehen, kostet aber Punkte, des Fruchtzuckers wegen.

Ein Rezept, das unsere Gruppe übungsweise zusammenstellte und auf das ich schon jetzt setze: 200 Gramm Pfannengemüse (ohne »Blubb«), 200 Gramm Champignons, 200 Gramm Karotten, 250 Gramm Putenbrust, 1 Teelöffel Rapsöl. Ergibt die gewünschten 3 grünen, 2 gelben und 5 roten Punkte und sollte sogar mich pappsatt machen.

Wie bestellt zum Auftakt dieser zweiten Phase des Abnehmprogramms kam, was ich bei einer archäologischen Ausgrabung in meinem Kleiderschrank zutage förderte, im Fach mit den Hosen. Unter mehreren Schichten mit Modellen, die sich aus modischen Gründen verboten, fand sich eines, das noch ansehnlich und zwei Nummern kleiner war als die Größe, die ich für meine aktuelle hielt. Ich zögerte, bevor ich die Hose anprobierte, aber sie passte. Passte! In der nächsten Schicht: eine Jeans – noch mal drei Nummern kleiner. Hm. Wir werden sehen.

Insgesamt passt die Umerziehung, der ich mich hier unterwerfe, perfekt zu der großen Verunsicherung, die unsere Gesellschaft in den letzten Jahren in ihrem Verhältnis zum Essen erfasst hat. Inzwischen wird von unserer Nahrung verlangt, dass sie nicht nur sättigt; sie muss auch unsere moralischen Ansprüche befriedigen. Werden die guatemaltekischen Bauern, die die Nahrungsmittel produzieren, fair bezahlt? Laugt die Produktion die Böden nicht zu sehr aus? Müssen wir wirklich Tiere essen? Was gibt uns das Recht dazu? Was genau ist drin in unseren Lebensmitteln? Gluten? Bin ich dagegen nicht allergisch? Bald wird man an der Supermarktkasse aus lauter Hilflosigkeit zum Spitzel: Vielleicht sollte ich so essen wie die schmale Blondine vor mir?

Überhaupt ist die Kasse ein Ort, an dem man fast so nackt und geheimnislos vor seinem Nächsten steht wie sonst nur vor dem Schöpfer und dem Hautarzt. Der Mensch, der einkauft, ist auffällig bemüht, sich abzugrenzen gegen den Mit-Shopper (Strukturalisten sprechen von »dem Anderen«). Geht es ans Bezahlen, so legt er, oft scheinbar widerwillig, die Plastiktrenner auf das Förderband hinter seine eigenen Artikel. Wäre ja noch schöner, wenn sie fraternisierten mit den Einkäufen des Nachbarn!

Freilich ist solches Kassenbewusstsein nur ein Reflex der eigenen Verletzlichkeit. Denn es hilft ja nichts: Jeder sieht, was man einkauft, jeder kann sich sein moralisches Urteil bilden. Wenn ich in den Tagen vor dem Abnehmprogramm das Band mal wieder mit Süßem und Fleischprodukten vollgeladen hatte, erwartete ich beinahe, dass meine Vorderfrau sich umdrehen und sagen würde:»Schämen Sie sich nicht?«

Überhaupt genügt ein Blick in den Einkaufskorb, und man hat ein recht genaues Bild vom Leben eines Menschen. Das ist wie ein Gesellschaftsspiel. Zum Beispiel: Zwei 0,5-Liter-Dosen Bier, Kaugummi, eine Damenstrumpfhose – diesem Mann vertraut man größere Geldbeträge besser nicht an. Toastbrot, Bananensaft, Kohlrouladen in der Dose – ein unrettbarer Single. Kleine Tube Handcreme, Ökojoghurt (mild, fettarm), Mittelmeeroregano, zwei Physalis, drei Tomaten, fünf große Trauben – eine Kulturwissenschaftlerin, die ihr Studium mit Modeln finanziert hat. Hat die Dame zudem ein Weißbrot auf dem Band: Sorry. Sie plant einen Abend mit einem Mann. Selbst essen würde sie so ein Brot nämlich nie.

Jetzt wüssten Sie gerne, was in meinem Einkaufswagen so liegt, hm? Wir sehen uns an der Kasse, ich bin der mit dem Joghurt, 0,1 % Fett.

Woche 13:

Offenbarung. Meine Rückkehr zu fester Nahrung

```
STATUS-REPORT:
Woche 1 von 8 der Umstellungsphase
Gewicht in Vorwoche: 163,2 kg
Aktuelles Gewicht: (liegt nicht vor)
Veränderung: (liegt nicht vor)
```

In meinem Leben habe ich sicherlich Augenblicke der sinnlichen Verzückung erlebt, die mit dem Essen zusammenhingen, aber sehr viele waren es nicht. Dass wir Dicken oft kaum Freude an Mahlzeiten als einem kulinarischen Erlebnis haben, dass der Geschmack des Essens uns weniger kümmert als das Gefühl, das der Akt des Essens uns verschafft, ist im Leben hässlich eingerichtet. Der Dicke, jedenfalls ist das meine Erfahrung, hat bei Tisch keine sensorisch-kulinarische Erfahrung; nein, der Dicke schlägt zu. Für maßvolle Sophistication ist da selten Platz. Essen ist für Dicke ein Trägersystem, nicht mehr.

Ich musste denn auch über vierzig werden, bevor ich, berufsbedingt, erfuhr, welch zart schmelzendes Wunderwerk ein Sternekoch zum Beispiel aus einem Rehrücken machen kann. Sonstige hinreißende, denkwürdige Geschmackserlebnisse? Die Rindsrouladen meiner Mutter, bei allem Respekt für den Papst und den Rest der Christenheit, aktivieren bei mir jedes Mal beinahe religiöse Gefühle.

Wenn ich jedoch darüber nachdenke, an welchen isolierten Moment kulinarischer Herrlichkeit ich mich bisher am deutlichsten erinnere, ist das die Milch, die ich, der dickliche

Wehrpflichtige, nach dem ersten Tagesmarsch bei der Sechsunddreißig-Stunden-Übung aus einem blechernen Feldgeschirr trank. Ich meine noch heute jeden einzelnen kühlen Schluck zu schmecken. Eine Offenbarung des Glorreichen im Einfachen. Und dann kam diese Woche der Thunfisch.

Nach den drei Monaten, in denen ich mich fast nur von den Formula-Shakes ernährt habe, nehme ich nun auch wieder regelmäßig feste Nahrung zu mir – eine kleine Mahlzeit pro Tag. Die allererste, am Mittwoch: ein Salat. 100 Gramm Paprika, 200 Gramm Tomaten und Zwiebeln, fürs Dressing 1 Teelöffel Öl, 150 Gramm Magerjoghurt, Essig, Kräuter, dazu 50 Gramm Thunfisch (im eigenen Saft) plus 2 Scheiben Knäckebrot.

Und auch wenn es nur 50 Gramm Thunfisch waren: Es war, als könne ich buchstäblich fühlen, wie die Nährstoffe in mein Blut strömten, und hätte schwören können, dass sie dabei in einer langen Reihe Conga tanzten. Und dazu das Spektakel am Gaumen!

Gewiss, an das Punktesystem des Programms (Milch, 1,5 %: 3 gelbe Punkte, 1 roter) muss ich mich gewöhnen; ich wollte lernen, wie man isst, nicht Lebensmitteltechnik studieren. Ein Vorteil der Einmal-täglich-feste-Nahrung-Regel aber ist: Da meine Fressattacken meist nach Sonnenuntergang auftreten, verzehre ich tagsüber wie vorgesehen die Shakes und begegne den abendlichen Anfällen mit der erlaubten Mahlzeit. Bis auf jene Lebensmittel aber, die ich für jeweils einen Tag brauche, bleibt mein Kühlschrank leer. Ihn mit mehr Vorräten zu füllen, eine zweite Dose Thunfisch zu kaufen etwa, so weit traue ich mir dann doch noch nicht über den Weg.

Woche 14:

Kontaktgel. Zeit für ein medizinisches Bulletin

STATUS-REPORT:
Woche 2 von 8 der Umstellungsphase
Gewicht beim letzten Wiegen (vor zwei Wochen):
163,2 kg
Aktuelles Gewicht: 162,4 kg
Veränderung: -0,8 kg

Kommt ein Mann zum Arzt. Der Mann hat eine Ente auf dem Kopf. Nee, anders. Kommt ein Mann zum Arzt. Der Mann ist dick. Er nimmt gerade ab, gut zwanzig Kilo in drei Monaten hat er erst mal geschafft, selbst wenn sein Körper nach wie vor so massiv ist, dass er ein eigenes Gravitationsfeld zu besitzen scheint.

Die Ärztin, die ihn betreut, hat ihm mitgeteilt, dass seine Leber durch das Abnehmen stark belastet wird und dass auch »das Risiko der Gallensteinbildung während der Diätphase erhöht ist«. Und da er unter dem rechten Rippenbogen, da, wo Leber und Galle sitzen, seit einigen Tagen »eine Empfindung« hat, wie Hans Castorp auf Thomas Manns *Zauberberg* vielleicht sagen würde, hat er den Arzt aufgesucht. Ein Ultraschall soll gemacht werden.

Was ist nun das Erste, das der Arzt, ein netter Inder, zu ihm sagt, im schummerigen Licht der Untersuchungskammer? »Oh, es wird sehr, sehr schwer werden, bei Ihnen etwas zu sehen.« Weil ich so fett bin, ja? Besten Dank.

Die Geschichte ist aber noch nicht zu Ende. Denn jetzt trägt der nette Arzt eine kräftige Menge Kontaktgel auf – noch so ein Moment im Leben des Dicken, der ihn auf sehr glitschige Weise spüren lässt, dass er ein Dicker ist –, beginnt mit der Untersuchung und sieht: alles! (Okay, bis auf die Bauchspeicheldrüse.) Aber sonst: Alle gesuchten Organe am rechten Ort und ohne Befund.

Als er fertig ist, frage ich ihn: »Wäre es nicht besser gewesen, Sie hätten mich zuerst untersucht und dann gesagt: ›Wider alles Erwarten sehe ich bei Ihnen gut?‹« Na, das findet er aber gar nicht. Er müsse mich als Patienten doch aufklären. *Nice try.*

Dazu passt, was die *New York Times* berichtete, über eine Studie aus der Fachzeitschrift *Obesity* (zu Deutsch: Adipositas). Forscher der Johns-Hopkins-Universität haben herausgefunden, dass Ärzte übergewichtige Bluthochdruckpatienten genauso behandelten wie normalgewichtige, mit ihnen aber anders redeten: mit deutlich weniger Anteilnahme. »Ich bin froh, dass es Ihnen besser geht«, sagte einer der beobachteten Mediziner zu einer Normalgewichtigen; die Dicken im Sprechzimmer bekamen so was viel seltener zu hören.

Ein Arzt von der Yale University, den die *Times* dazu interviewte, berichtete, Übergewichtige klagten über Derartiges öfters: »Man kommt mit Kopfschmerzen, und die Ärzte sagen: ›Sie müssen aber abnehmen.‹ Man hat Halsweh, und der Arzt sagt: ›Sie müssen aber wirklich abnehmen.‹ Diese Patienten finden, dass der Arzt ihnen nicht hilft, sondern sie beleidigt, und gehen nicht mehr hin.« Patienten aber, die nicht glauben, dass der Arzt Mitgefühl hat, sind weniger geneigt, seinem medizinischen Rat zu folgen.

Ich will nicht zu laut klagen, ich frage mich nur: Wenn Ärzte schon bei mir so wenig Einfühlungsvermögen zeigen, wie ist es erst bei Leuten, die mit weit Schrecklicherem geschlagen sind? Zudem: Wenn ein Arzt einem Dicken sagt, er müsse wirklich abnehmen, dann weiß der Dicke das auch. Die Situation ist Teil eines komplizierten psychologischen Dickichts. Dieses aber durchdringt man nicht, indem man die Scham der Dicken verstärkt. Es zu durchdringen erfordert Empathie, einen leichten Touch zumindest.

Und sonst? Wie geht es dem jungen Herrn Eisenhauer sonst so, nun, nachdem er drei Monate lang eine perfekt auf seinen Stoffwechsel zugeschnittene Nahrung zu sich genommen hat?

Am Dienstag hat die Programmärztin die Ergebnisse der jüngsten Untersuchungen erläutert.

Umfang der Taille: 151 statt 160 cm wie noch vor drei Monaten.

Umfang der Hüfte: 138 statt 141 cm.

Check, check.

Die Werte meines Blutbilds, die für einen Menschen mit meinem Lebenswandel schon immer schmeichelhaft gut waren: noch ein bisschen besser geworden. Leber – in Ordnung. Triglyceride und Cholesterin, die »Fette« – ebenfalls verbessert. Blutzucker – auch deutlich besser, jetzt unterhalb des Grenzwertes für einen Diabetes.

Die sogenannte »Bioelektrische Impedanzanalyse« oder BIA, die Körperwasser, -fett und so fort misst, hat ergeben: Mein Gewichtsverlust im ersten Vierteljahr bestand fast ganz aus Fett, meine Muskelmasse ist unverändert – eine Punktlandung.

»Ich glaube die Werte nicht so ganz«, sagte die Ärztin. Oh, Frau Doktor.

Woche 15:
Sind Sie ein latent Dicker? Der Selbsttest

STATUS-REPORT:
Woche 3 von 8 der Umstellungsphase
Gewicht in Vorwoche: 162,4 kg
Aktuelles Gewicht: 162,0 kg
Veränderung: -0,4 kg

Dass ich einmal als Spezialgrößen-Dicker enden würde, war nicht von Anfang an ausgemacht. Ich hatte ein frühes und hartnäckiges Problem mit dem Essen, das ja. Es gibt da aber einen gefährlichen Mechanismus: Das Dick-Sein fördert das Unglücklich-Sein, welches das Essen anheizt, welches wiederum das Dick-Sein befeuert, welches dann das Unglücklich-Sein ... – Sie verstehen, was ich meine. Wer diesen Mechanismus nicht stoppt, den hebt jeder neue Schub aufs nächste Gewichtsplateau. Am Ende bist du 5XL.

Nach alledem, was ich Ihnen erzählt habe, fragen Sie sich jetzt vielleicht, ob Ihnen Ähnliches droht, ob Sie womöglich ein latent Dicker sind. Deshalb hier meine sehr subjektive Liste der vierundzwanzig Anzeichen.

Du weißt, dass du ein echtes Problem mit dem Essen hast,
- wenn du dich nicht mehr erinnern kannst, wann du zum letzten Mal deinen Magen hast knurren hören;
- wenn dein Kühlschrank immer leer ist, obwohl du ständig einkaufst;
- wenn du isst, weil deine Freundin sich wieder mal von dir getrennt hat;

- wenn du isst, um zu feiern, dass deine Exfreundin doch
  wieder angerufen hat;
- wenn du isst, weil du gerade nichts Besseres zu tun hast;
- wenn du isst, um dich dafür zu belohnen, dass du den
  Fernseher eingeschaltet hast;
- wenn du isst, weil dein Vater, deine Mutter oder sonst
  jemand es dir verboten hat;
- wenn du Gaststätten vor allem nach der Größe der
  Portionen auswählst;
- wenn du mit Freunden im Restaurant bist und beim Bestellen das Gefühl hast, du musst dich zurückhalten;
- wenn du Elena, die Kassiererin vom Drive-in bei
  »McDonald's«, häufiger siehst als jede andere Frau in
  deinem Leben;
- wenn du tatsächlich weißt, dass die Kassiererin vom
  Drive-in bei »McDonald's« Elena heißt;
- wenn du die Frage »Pommes dazu?« in den letzten fünf
  Jahren nicht mit »Nein, danke« beantwortet hast;
- wenn du nicht weißt, wie Mineralwasser schmeckt;
- wenn du im Supermarkt kaufst, was du für ein paar
  Süßigkeiten hältst, und die Dame an der Kasse dich freund-
  lich anlächelt und fragt: »Kindergeburtstag?«;
- wenn du abends gerne eine tiefgekühlte Familienpizza in
  den Backofen schiebst – obwohl du Single bist;
- wenn du Salat nur als Topping beim Burger kennst;
- wenn du bei *Wer wird Millionär?* bei der Zweihundert-Euro-
  Frage rausgeflogen bist, weil du nicht wusstest, was Gemüse
  ist;
- wenn du nicht sagen kannst, wie viele Mahlzeiten du täglich
  zu dir nimmst, weil sie alle irgendwie ineinanderübergehen;
- wenn du bei »Kentucky Fried Chicken« einen »For 4 Bu-
  cket« bestellst, mit acht Hähnchenteilen, sechzehn Hot
  Wings, vier halben Maiskolben, vier großen Pommes und
  zwei großen Portionen Coleslaw – und schon am Gewicht
  feststellen kannst, dass da ein Hot Wing fehlt;

- wenn sich die Augen des chinesischen Kellners jedes Mal,
  wenn du zum »All You Can Eat«-Büfett kommst, vor
  Schreck weiten;
- wenn du Mahlzeiten am meisten dann genießt, wenn du
  allein isst;
- wenn du dem Mann vom Lieferdienst, der deine umfang-
  reiche Bestellung vorbeibringt, vorspielst, außer dir sei noch
  jemand anders in der Wohnung, der auch schon ungeduldig
  aufs Essen wartet,
- wenn du in der Kantine zusätzlich eine Mahlzeit zum
  Mitnehmen kaufst – »für einen Kollegen«;
- wenn du isst, weil du eh gerade dabei bist.

Woche 16:

Schisma. Oder: Seufzer in der Gruppe

```
STATUS-REPORT:
Woche 4 von 8 der Umstellungsphase
Gewicht in Vorwoche: 162,0 kg
Aktuelles Gewicht: 162,4 kg
Veränderung: +0,4 kg
```

Vierhundert Gramm. Das ist nun also das Ergebnis von einer Woche harter Arbeit an mir: vierhundert Gramm. Bitter. Und wohlgemerkt: Es sind vierhundert Gramm, die ich zu-, nicht abgenommen habe.

Richtig, ich bin nicht mehr 5XL wie zu Beginn meiner Abnehmmission, sondern 4XL. (3XL an guten Tagen.) Doch seit einiger Zeit pendelt mein Gewicht, das ich in den ersten drei Monaten der Kampagne um durchschnittlich beinah zwei Kilo pro Woche reduziert habe, nun um dieselbe unbefriedigende Marke. Mir graut wieder vor der Waage.

Als mir eine Betreuerin erklärte, jetzt komme die härtere Phase, dachte ich: Härter, als sich von Shakes zu ernähren? Ich darf jetzt hin und wieder feste Nahrung zu mir nehmen! Spargel. Kartoffeln. Schinken. Sogar ein wenig Hollandaise; einen Esslöffel. Von Zucker halte ich mich fern; an »Super Dickmann's« und »nimm2« schlendere ich im Supermarkt mit nonchalantem Heroismus vorbei.

Doch regelmäßig reißt mir der Hunger wieder aus, und ich esse zwar vorschriftsgemäß viel Salat, mit Thunfisch und Knäckebrot – aber mit zu viel Fertigdressing, zwei Dosen Fisch statt eine, und fast der ganzen Packung Knäcke statt zwei Scheiben. Zum Beginn des Programms hatten die Ärzte errechnet, dass ich einen Grundumsatz von 2200 Kalorien habe: »Das verbrauchen Sie, wenn Sie gar nichts tun.« Und ich, ich habe mich zu sehr darauf verlassen, dass bei einer Tagesration von 800, 900 Kalorien mein Körper mir die weitere Arbeit abnehmen würde. Ich musste gar nicht ins Fitnessstudio, um Kalorien zu verbrennen; es genügte, auf dem Parkplatz vor dem Club im Auto zu sitzen und mit mir selbst darüber zu debattieren, ob ich reingehen sollte. Das reicht jetzt nicht mehr.

Innerhalb der Gruppe ist eine Art Schisma entstanden: Die einen sind erst mal am Ziel, zurück in den Reihen der Normalgewichtigen oder doch zumindest an der Schwelle zu einer anderen Existenz. Die anderen wissen, dass sie selbst mit fünfundzwanzig oder dreißig verlorenen Kilo erst begonnen haben. Zu denen gehöre ich. Seufzend sprechen ich und andere in meiner Gewichtsklasse untereinander über unsere Leistungsträger: Ach, wäre ich doch wie die oder der!

Mehr als alles andere jedoch hat mich in dieser Woche meine Gruppe überrascht. Vor dem Start des Programms hatte ich befürchtet, eines von zwei Dingen werde passieren: Entweder würde ich in der Gruppe zu viel reden und den anderen auf den Keks gehen; oder unsere Gespräche würden so allgemein und unspezifisch, dass niemand, mich eingeschlossen, etwas Bemerkenswertes über sich erführe.

Im Wesentlichen trat das letztere Szenario ein, wir wurden eine bessere Plaudergruppe. Ich nahm an, dass das eben so sei. Doch am Dienstag warf unsere Therapeutin die Frage in unsere Mitte, wie wir eigentlich als Gemeinschaft funktionierten nach vier Monaten des Zusammensitzens. Und plötzlich stellte sich heraus: Keiner war zufrieden. Jeder fand, die Gruppe habe noch keine rechte Form gefunden.

Vielleicht lag es daran, dass wir nur zu neunt waren und

nicht das übliche Dutzend, zu dem die Gruppe inzwischen zusammengeschmolzen ist. Erinnern Sie sich an »den Wendler«? Der hat offensichtlich genug abgenommen und kommt nicht mehr.

Aber mit einem Mal redeten meine Mitstreiter wirklich über sich, darüber, wie sie sich selbst und andere erleben, was ihnen wehtut und was sie gut brauchen könnten. Ich weiß, ich klinge wie ein Céline-Dion-Mitsinger, aber eine Stunde lang bekamen wir eine Ahnung davon, was so eine Gruppe leisten kann, wenn man es zulässt. »There is a crack in everything / That's how the light gets in«, philosophiert Leonard Cohen in seinem Song *Anthem*: Es geht ein Riss durch alles Sein / So kommt das Licht herein.

Für mich kommt hinzu: Ich hatte angenommen, meine Theoriebildung sei größtenteils abgeschlossen. Ich meinte, ich wüsste doch ziemlich genau, wie es ist, als Dicker zu leben. Jetzt lerne ich: Es gibt Erfahrungen, von denen ich noch nichts weiß.

In stiller Euphorie ging ich nach Hause. Ich schaffte es sogar, dass ich nicht in alte Gewohnheiten verfiel und zu viel aß, um einen gelungenen Tag zu feiern.

Woche 17:

Das Lebensgefühl der Anderen – Jochen

STATUS-REPORT:
Woche 5 von 8 der Umstellungsphase
Gewicht in Vorwoche: 162,4 kg
Aktuelles Gewicht: 161,2 kg
Veränderung: -1,2 kg

Jochen ist achtundvierzig und Tierarzt. Ich bin in meiner Hete-
rosexualität gefestigt genug, um es im Namen unserer Abnehmgruppe festzuhalten: Er ist unser Schärfster.

Er hat mit 127 Kilo angefangen, verlor von Anfang an schnell
an Gewicht, nach weniger als drei Monaten hatte er einen Tag,
da wog er unter 90, bei einer Körpergröße von 1,90 Metern.
Inzwischen hat er wieder ein wenig zugelegt. Doch dürfte er
sich insgesamt die höchste Diätdividende der Gruppe verdient
haben, vor allem durch ausgiebiges Laufen und indem er regelmäßig mit dem Rad gut 20 Kilometer zum Gruppentreffen
kommt.

Kürzlich ging er nach dem Sport im Adipositas-Zentrum in
kurzen Trainingshosen über den Gang, und er hätte perfekt auf
das Cover von *Men's Health* gepasst, neben die Zeile »Geht doch!
17 Tipps, die aus Ihnen einen sexy Kerl machen!« Ich dachte: So
weit warst du auch mal. Tief im letzten Jahrhundert.

Jochen selbst war mit seinem neuen Ich nicht ganz zufrieden: »Mit neunzig ging es mir total beschissen«, erzählt er mir
über einer Tasse Schokomilch. »So wenig wollte ich auch nicht
wiegen.« Das hatte vor allem mit den Reaktionen seiner Umge-

bung zu tun. Seine Mitarbeiter in der Praxis sagten zu ihm, er sehe aus wie der Tod.»Sie haben sich gefragt: Hat der Krebs, ist er krank oder so was?« Hinzu kam:»Ich bin ein Arsch geworden. Ich war immer ein gut gelaunter Chef, der ein offenes Ohr für alle hatte, vielleicht auch mal zugunsten von Anderen auf seinen Vorteil verzichtete. Durch das Programm bin ich dazu übergegangen, mich selbst mehr im Vordergrund zu sehen.« Gereizt wurde er ebenfalls; daran merkte seine Umgebung auch früher schon, wenn er wieder auf Diät war.

Seinen Knochen und Gelenken aber ging es besser:»Ich dachte, ich hätte Sprungfedern unter den Füßen.« Dass ihm der Sport wieder leichter fiel – einer der Gründe, dass er sich zum Programm gemeldet hatte –, gefiel ihm. Das Angebot eines Betreuers, der immer einen Teil der Abnehmgruppe für die »Jedermann«-Variante eines City-Triathlons trainiert, machte ihn schon zu Beginn des Kurses neugierig:»Schaffst du das oder nicht?« Fünfhundert Meter Schwimmen, vierzehn Kilometer Fahrradfahren, fünf Kilometer Laufen. In ein paar Wochen werden wir sehen, wie er sich schlägt.

Sportlich war Jochen schon immer. Er spielte Handball, wurde mit seiner Unimannschaft sogar deutscher Vizemeister,»aber nicht wegen mir, sondern wegen Anderen«. Als er mit dreiundzwanzig Jahren eine Familie gründete, änderten sich die Prioritäten:»Es war das Verantwortungsgefühl, dass man mehr für die Familie da sein muss als für den eigenen Egotrip.« Fünf Kinder hat er heute, zwischen vierzehn und fünfundzwanzig Jahren, »und mit jedem Kind habe ich fünf bis acht Kilo zugenommen«.

Seine Versuchung: die süßen Sachen, die vor allem am Abend lockten, weil er tagsüber oft keine Zeit zum Essen hatte.»Ob ich Stress habe oder Langeweile oder sonst was«, berichtet er, »ich habe immer nur ein Ventil: essen. Das passiert gar nicht rund um die Uhr, sondern nur eine halbe Stunde am Tag: Da brechen dann alle Dämme. Ich würde nie einen Apfel essen, wenn ein Schokoriegel daneben liegt. Und Kekse – für die würde ich sowieso morden.«

»Isst du heimlich?«, frage ich ihn. Das nämlich kenne ich von mir selbst so gut.

»Es kommt darauf an, wer von meiner Familie es sieht. Ich bin der Meinung, lieber keine Gefangenen machen und die Tüte leer essen, als sie nur zur Hälfte essen, und dann fragt einer: Wer war das?« Er lacht so sehr, dass er die Tasse abstellen muss.

Den unmittelbaren Anstoß zu einem neuen Abnehmversuch bekam er, als er eine Risikolebensversicherung abschließen wollte und als angeblicher Risikopatient hohe Prämien zahlen sollte. Ein Bekannter hatte im Adipositas-Zentrum sechzig Kilo abgenommen: »Ich dachte, wenn der sechzig schafft, schaffe ich dreißig. Da wollte ich hin: unter die hundert.«

Als ich Jochen in der Gruppe kennenlernte, machte er mit seinem kahlen Kopf, den kräftigen Oberarmen und dem ganz offensichtlich zupackenden Wesen auf mich einen sehr vitalen Eindruck. Er selbst gibt das auch zu: »Das höre ich öfter: ›Bei dir sieht man gar nicht, dass du ein Problem mit dem Gewicht hast.‹«

Ich gönne ihm seinen Erfolg denn auch von Herzen, habe aber schon im Scherz gedroht, wenn er so weitermache, müssten wir ihn aus der Gruppe ausschließen.

Er war auch der Erste, an dem wir in der Gruppe eine Familienaufstellung ausprobierten. Er erzählte von den vielfältigen Ansprüchen, die an ihn herangetragen werden, durch seine Frau, die fünf Kinder – von denen eines behindert ist –, die übrige Verwandtschaft, durch seine Praxis, die Mitarbeiter, durch Immobiliengeschäfte, die er nebenbei auch noch betreibt. Verantwortungsgefühl, so sagt er während der Sitzung, könne »erwürgend« sein.

Die Therapeutin schlug ihm als Erklärung vor, vielleicht sei das Zu-viel-Essen für ihn etwas, das nur ihm gehöre: etwas Eigenes, ein Freiraum, wo er sonst doch oft durch die Wünsche anderer bestimmt werde. Das würde zu meiner eigenen Erfahrung passen: Der falsche Hunger ist ein anpassungsfähiges Monster, das jeden auf andere Weise kriegt. Jochen kam die Erklärung der Psychologin plausibel vor; restlos überzeugt war er davon aber nicht.

Auch warum eines seiner Kinder auffällig übergewichtig ist, hat die Seelendeuter-Zunft ihm bisher nicht zufriedenstellend erklären können. Der Junge ist siebzehn, erzählt Jochen, und »wiegt auch seine hundertzwanzig Kilo«. Angefangen habe es mit zwölf oder dreizehn, mit dem Übergang aufs Gymnasium: »Ich weiß nicht, ob es eine Überforderung war. Aber es war, als sei bei dem Jungen ein Hebel umgelegt worden.« Die Eltern schickten den Sohn einen Sommer lang in eine Abnehmkur. Er nahm sieben, acht Kilo ab, kehrte glücklich zurück, konnte das Gewicht aber nicht halten. Andere Schwierigkeiten kamen dazu: »Er trickste Lehrer aus, trickste die Eltern aus, trickste sich selbst aus, indem er sitzen blieb.« Inzwischen bereitet er sich aufs Abitur vor.

Wie verliefen die Mahlzeiten in Jochens Herkunftsfamilie? »Meine Bekannten haben immer gesagt: Bei euch wird aber schnell gegessen.« Mittags kam sein Vater, der bei der Stadt arbeitete, für seine fünfundvierzig Minuten Pause nach Hause, und wenn die Familie dann am Tisch saß, blieb wenig Zeit fürs Essen. Über die Regeln musste nicht groß geredet werden: Was auf den Tisch kam, wurde gegessen. Was auf dem Teller war, wurde fertig gegessen. Wenn's tatsächlich nicht schmeckte, wurde es trotzdem gegessen.

Erstaunlich, dass Jochen während der Fastenphase so wenig Probleme mit der Disziplin hatte. Aber die Anweisung unserer Betreuer war eben: fünf Beutel, und nicht mehr, »das habe ich akzeptiert«.

Woche 18:

Fat man on a bike. Für mehr Bewegung!

STATUS-REPORT:
Woche 6 von 8 der Umstellungsphase
Gewicht in Vorwoche: 161,2 kg
Aktuelles Gewicht: (liegt nicht vor)
Veränderung: (liegt nicht vor)

Seit ein paar Tagen fahre ich jetzt mit dem Rad ins Büro, mindestens vier Mal die Woche ist das Ziel. Anders wird das nichts mit dem weiteren Abnehmen. Kollegen, die mich sehen, loben mich als heldenhaft, mich selbst hat die Erfahrung zunächst mal bescheiden gemacht. »Der strampelnde Mensch auf dem Rad«, so schreibt der Journalist Maximilian Probst in einem Beitrag für den Sammelband *Die Philosophie des Radfahrens*, »taugte nie als Sinnbild von Hybris.« Dabei muss er mich, den ungelenken Dicken, im Sinn gehabt haben.

7,6 Kilometer hin, 7,6 Kilometer zurück; das müsse in »ca. 36 Min.« zu machen sein, behauptete der Routenplaner. Obgleich: Als ich die Strecke vergangene Woche zum allerersten Mal fuhr und mich auf eine Smartphone-App des Ministeriums für Wirtschaft, Verkehr und Landesentwicklung in meinem Bundesland verließ, verlor die Anwendung mich irgendwo zwischen Autobahnauffahrten und Schrebergärten aus dem GPS-Blick. Erst nach anderthalb Stunden und Gott weiß wie vielen Kilometern stieg ich vom Sattel, mit der Erwartung, ich müsse jeden Moment ziemlich genau in der Mitte auseinanderbrechen. Als ich mich die Stufen zu meiner Wohnung hochstemmte, kam es mir vor, als ginge ich auf sehr kurzen Beinen – als befänden sich meine Füße direkt unterhalb des Kinns.

Natürlich, all das ist nur ein Hinweis darauf, wie alarmierend mies ich in Form bin. Genau deswegen muss ich mir diese Mühe jetzt ja machen. Ich schaffe es anders einfach nicht, regelmäßige Bewegung in meinen Alltag zu integrieren, ausreichend ins Fitnessstudio zu gehen beispielsweise, und nur mit weniger Essen komme ich nicht mehr weit. Da ich an den meisten Tagen ganz gerne ins Büro gehe – sagen Sie das bloß nicht meinen Chefs –, ist der Weg in die Redaktion und wieder nach Hause sozusagen ein unvermeidlicher Fitnessparcours.

Als Zubehör meiner Entschlossenheit habe ich mir ein neues Rad gekauft. Zum letzten Mal auf einem Bike gesessen hatte ich vor mindestens zehn Jahren. Es stand noch im Keller, ich fürchtete aber, Rahmen oder Speichen könnten unter meinem Gewicht nachgeben. Keine ganz unbegründete Sorge: Die meisten Räder sind, wie ich inzwischen gelernt habe, bis zu einer Gesamtbelastung von höchstens hundertzwanzig Kilo ausgelegt.

Das hätte mir gerade noch gefehlt: Irgendein Knilch filmt den Vorfall mit der Handykamera und stellt ihn auf YouTube: *»Bike collapses under German fat man.«* 1,2 Millionen Aufrufe. Für sechshundert Euro habe ich jetzt ein Rad, dessen Bauteile so verstärkt sind, dass es sogar mich trägt – bislang.

Inzwischen fahre ich auch nach einer anderen, kostenpflichtigen App, die Hauptverkehrsadern weitgehend meidet und mich durch schattige Villenviertel führt, und lerne ganz neue Bezirke der Stadt und des Lebens kennen. Die mittleren drei Kilometer der Sieben-Kilometer-Distanz vermitteln sogar etwas, das aus der Ferne Lebensfreude ähnelt. Bei der Playlist für den MP-3-Player unterwegs experimentiere ich. Die erste Wahl war eine Liedfolge, die programmatisch mit dem *Mission: Impossible*-Thema begann. Neuerdings bin ich auf Peter Sloterdijk umgestiegen, der seine Denkerporträts *Philosophische Temperamente* als Hörbuch liest.

Wenn Sie noch nie auf dem Rad durch einen Park gefahren sind, im Gesicht den Fahrtwind und im Ohr Sloterdijk, der über »Kierkegöööhr« und Nietzsche spricht und davon, dass »man aus sozialpsychologischer Sicht Modernität definieren könnte als die Unmöglichkeit, Individuen zu Ende zu erziehen: Es gibt nur noch Schulabschlüsse, aber keine Reife mehr«, dann haben Sie was verpasst.

Sicher, ich sehe auf dem Bike aus wie ein Elefant auf einem Kinderdreirad, oder ich fühle mich wenigstens so. Optisch tue ich mir durch die dunkle Sonnenbrille vermutlich auch keinen Gefallen.

Jedenfalls, meinen Hintern habe ich erst mal hochgekriegt. Aber er schmerzt ganz schön.

Woche 19:
Schrumpfen. Über Motivation

STATUS-REPORT:
Woche 7 von 8 der Umstellungsphase
Gewicht beim letzten Wiegen (vor zwei Wochen):
161,2 kg
Aktuelles Gewicht: 160,8 kg
Veränderung: -0,4 kg

Ich habe ein Problem mit dem Elefanten in mir. Ich weiß, im Deutschen nennt man jenen Teil unseres Seelenlebens, der uns zum exzessiven Genuss von Marshmallows in Nutella-Dip, zum Bummeln bei der Diplomarbeit oder zum Sex mit dem falschen Partner verleitet, bevorzugt den inneren Schweinehund. Aber seit ich in einem schlauen Buch von dem Elefanten gelesen habe, sehe ich mein emotionales Ich so. Schon wegen meiner dazu passenden Körperform.

Die Vorstellung von einem inneren Elefanten – ich denke ihn mir blau, wegen des kleinen aus der *Sendung mit der Maus* – hat zudem den Vorzug, halbwegs wissenschaftlich zu sein. Erfunden hat sie der amerikanische Psychologe Jonathan Haidt. Er war auf der Suche nach einer griffigen Metapher für das »geteilte Selbst«, die Erkenntnis, dass unser Bewusstsein oft wie mit sich selbst uneins ist. In meinem Fall: Ich sollte den Keks nicht essen, aber ich muss ihn einfach haben.

Im Laufe der Jahrtausende haben Denker für dieses Phänomen, das zur Grundausstattung des Menschen gehört, verschiedene Bilder gefunden: Plato sah die Seele als Einheit von einem geflügelten Gespann aus zwei widerstrebenden Pferden und einem geflügelten Lenker, die für bestimmte Instanzen des Bewusstseins zuständig sind und die in unterschiedliche Richtungen wollen; Freud sah in der menschlichen Psyche ein Ich, ein Über-Ich und ein Es am Werk.

Haidt entschied sich, nach einer Idee Buddhas, für ein anderes inneres Bild seines geteilten Selbst, er sah sich auf dem Rücken eines Elefanten reiten:»Ich halte die Zügel in meiner Hand und kann, indem ich in der einen oder anderen Richtung ziehe, den Elefanten dirigieren, sich zu drehen, anzuhalten oder weiterzugehen. Ich kann die Dinge schon steuern, allerdings nur dann, wenn der Elefant keine eigenen Wünsche hat. Wenn der Elefant etwas wirklich will, dann bin ich ihm nicht gewachsen.«

Für Haidt verkörpert dieser Elefant unsere emotionale Seite, unser Bauchgefühl, unsere Intuition, unsere Gewohnheiten – alles, was wir tun, ohne noch groß darüber nachzudenken, das automatische Verarbeitungssystem, das in unserem Geist tätig ist. Der Reiter ist der rationale Anteil, unser kontrolliertes Ich. Der Reiter, die Zügel in den Händen, scheint die Dinge unter Kontrolle zu haben – ein Irrtum, wie er immer wieder herausfinden muss. Und schon ist der Keks gegessen. Was sage ich: die ganze Packung.

Was mir an der Idee eines inneren Elefanten besser gefällt als am Schweinehund: Sie wertet die Emotionalität nicht ab. Der Elefant kann träge sein, launisch, will die schnelle Belohnung; er hat aber auch eine Menge Leidenschaft und Kraft, und ohne ihn läuft nichts – auch nicht die Veränderung jener misslichen Situationen übrigens, die er selbst uns zuvor eingebrockt hat, ob es nun ums Essen, Trinken, Rauchen geht, den Job, die Beziehung oder um den Umbau eines Unternehmens.

Veränderungen wie jene, die ich mir in meinem Ess- und Bewegungsverhalten vorgenommen habe, erfordern zwar eine Menge Energie – deshalb wird der Elefant gebraucht. Typischerweise aber verlangen sie auch, dass man im Jetzt verzichtet, um in der Zukunft daraus einen oft ungewissen Nutzen zu ziehen –

und das ist nicht gerade seine Stärke. Andererseits kann der Reiter sich vorübergehend durchsetzen, indem er kräftig an den Zügeln zerrt – man nennt das dann »Willenskraft«. Die aber erschöpft sich mit der Zeit.

Zweihundert Entscheidungen trifft der Durchschnittsmensch jeden Tag über sein Essen; das hat der Amerikaner Brian Wansink, der sich mit Kaufverhalten und Ernährungspsychologie beschäftigt, in seinem *Food Lab* herausgefunden. Die meisten dieser Entscheidungen geschehen, so der deutsche Titel seines wohl populärsten Buches, »ohne Sinn und Verstand«; es sind, so könnte man sagen, Entscheidungen, die der Elefant in uns trifft, und vorbei ist es beispielsweise mit der Diät.

Wie man dagegen angeht, dafür haben auch Chip und Dan Heath ein paar Ideen. Die beiden Brüder – einer ist Professor, der andere Unternehmensberater – untersuchen seit Jahren, wie man Schwerfälliges auf Trab bringt, ob das nun Menschen oder Organisationen sind, und haben aus Haidts Elefanten-Metapher ein verhaltenspsychologisches Mantra der Veränderung gemacht. In ihrem Ratgeber *Switch* wiederholen sie immer wieder drei Merksätze.

Erstens – »Weisen Sie dem Reiter die Richtung.« Denn der braucht klare Ansagen. Die müssen gar nicht mal kompliziert sein, im Gegenteil, einfach ist hier besser. Zusätzlich zu den Vorgaben des Punktesystems aus dem Adipositas-Zentrum habe ich mir deshalb ein paar persönliche Regeln gegeben, die gegen alle Rationalisierungen verteidigt werden müssen. Zum Beispiel nehme ich mir vor: Iss nichts von einem Styroporteller; auf solchen nämlich servieren die Lieferdienste ihr Essen. Oder: Iss nichts mehr an der Tankstelle.

Zweiter Teil des Mantras – »Motivieren Sie den Elefanten.« Der braucht eine emotionale Ansprache, weil er launenhaft und schnell entmutigt ist. Das war der Grundgedanke bei der Beuteldiät: Gib dem Elefanten einen frühen Erfolg, das motiviert ihn für die Langstrecke.

Die Heaths haben dazu noch eine Motivationsstrategie parat, die im Englischen (wieder mal) cooler klingt als im Deutschen: eine *destination postcard* – eine möglichst verheißungsvolle mentale oder tatsächliche »Postkarte« des Ziels. So hat eine Teilnehmerin aus meiner Gruppe sich Fotos ihrer letzten Tauchtour an den Kühlschrank geklemmt; so fit, wie sie damals war, möchte sie wieder werden – nur dann nämlich können ihr Mann und sie sich überhaupt mit so einem Urlaub belohnen.

Und schließlich des Mantras dritter Teil: »Ebnen Sie den Weg.« Entscheidend ist, die Umstände der Veränderung zu kontrollieren, um im Bild zu bleiben: die falschen Verlockungen entlang der Route von Reiter und Elefant zu reduzieren.

Hier setzen ein paar Tricks an, die sich elementare Mechanismen des menschlichen Bewusstseins höchst kreativ zunutze machen. So fand Wansink im Jahr 2000 in einem Experiment heraus, dass Kinogänger, denen man gratis Popcorn gab, mehr aßen, je größer der Eimer war – obgleich das Popcorn schon fünf Tage alt war. Heath und Heath resümieren die Ergebnisse so: »Wenn Sie Menschen dazu bringen wollen, weniger Popcorn zu essen, ist die Lösung ziemlich einfach: Geben Sie ihnen kleinere Eimer.«

Nun hat man als einzelner hungriger Endverbraucher wenig Einfluss auf die Portionsgrößen, welche die Industrie zum Kauf anbietet. Um trotzdem dem besseren Essen den Weg zu ebnen, dafür hat wiederum Wansink einige Vorschläge aus verhaltenspsychologischer Warte:

– Iss nicht vor dem Kühlschrank.

– Iss nicht direkt aus der Verpackung, sondern pack die gewünschte Portion auf einen Teller und trag sie an den Esstisch, bevor du mit dem Essen beginnst.

– Füll Müsli, Spaghetti und dergleichen aus der großen Packung in kleinere, verschließbare Tüten oder Tupperware um.

– Benutze kleinere Teller und Gläser.

– Werde im Restaurant den Brotkorb los, indem du den Kellner bittest, ihn vom Tisch zu nehmen oder ihn zumindest an dessen anderes Ende zu stellen.

- Wähle beim Essen in Gesellschaft den mutmaßlich langsamsten Esser als Nachbarn und benutze ihn als Schrittmacher.

Wer diese Art der kalorischen Landschaftsgestaltung auch beherrscht, ist Martin, einer aus meiner Abnehmgruppe. Fährt er mit dem Wagen ins Büro, könnte er direkt vor dem Gebäude parken; er aber wählt einen Parkplatz, der weiter entfernt ist. Zum Supermarkt geht er jetzt häufiger zu Fuß. Beim Einkaufen dann gilt: Nur das unmittelbar Notwendigste mitnehmen. Denn:»Alles, was ich beim Einkaufen in den Wagen packe und was nicht am selben Tag noch verbraucht wird, könnte in der Nacht vor dem Kühlschrank sterben.«

Ich für meinen Teil habe den Supermarkt gewechselt; der, den ich jetzt bevorzuge, ist kleiner und bietet einige meiner Lieblingsfresserchen gar nicht an. So ebne auch ich den Weg.

Meinen inneren Elefanten allerdings überliste ich am liebsten. Als ich kürzlich nach einem beruflichen Termin spätnachts auf dem Rückweg ins Hotel war, kam ich an einem Imbiss vorbei. Früher wäre ein Döner-Teller mit Pommes ein Muss gewesen; dieses Mal sagte ich meinem inneren Elefanten: Lass es, schlag dafür morgen beim Frühstücksbüfett zu. In der Früh stieg ich ins Auto und fuhr los. Da war der Elefant offenbar noch nicht ganz aufgewacht.

Woche 20:

Captain Tunafish. Ich versuche es als Superheld

```
STATUS-REPORT:
Woche 8 von 8 der Umstellungsphase
Gewicht in Vorwoche: 160,8 kg
Aktuelles Gewicht: 159,8 kg
Veränderung: -1,0 kg
Veränderung bisher insgesamt: -25,6 kg
```

Eines der Erfolgserlebnisse der vergangenen Wochen ist, dass ich weniger Süßes trinke. Coca-Cola ohnehin, aber auch von der Apfelschorle kann ich immer öfter die Finger lassen. Ich habe sogar Mineralwasser medium für mich entdeckt. Das hielt ich früher für eines jener typisch frivolen Produkte unserer völlig außer Kontrolle geratenen Konsumentenkultur und spekulierte spöttisch, wie es wohl hergestellt werde: indem man reguläres Mineralwasser abfüllt und die Flaschen über Nacht offen stehen lässt?

Doch selbst wenn meine Ernährungsberaterin die Augenbrauen hochzieht: Es gibt Dinge beim Essen, auf die ich nur unter Verlusten verzichte. Aber ich werde besser, Bissen um Bissen. Jüngst berichtete ich in der Abnehmgruppe, dass ich beruflich unterwegs gewesen sei und bei »Subway« habe essen müssen, wo es natürlich nichts war mit dem Nährwertpunkte-Protokollieren. »Sie ›mussten‹ da essen?«, fragte die Schnuckelige nach, und es klang ein wenig spitz.

Ja, musste ich. Ein Termin hatte sich verschoben, ich war ausgehungert, und als Alternative gab es in der Gegend allenfalls meine guten alten Freunde von »McDonald's«. Also hielt ich bei »Subway« und bestellte ein Sandwich. Brot: Italian, Länge: lang, Belag: Thunfischcreme plus Salat, Tomaten und Zwiebeln. Die übliche herzhafte Caesar-Asiago-Sauce als Zugabe zu vermeiden gelang mir noch. Die Chips (»salted«) zum Sandwich indessen ließen sich nicht vermeiden, ehrlich. Wenigstens stellte sich dieses Mal die Frage: Musste es wie üblich die gesamte Tüte sein? Da kam mir der amerikanische Organisationstheoretiker James G. March in den Sinn, einer der herausragenden Vertreter der verhaltenswissenschaftlichen Entscheidungstheorie. (Geduld, Sie werden gleich sehen, was ich meine.) March hat argumentiert, Menschen träfen Entscheidungen nicht notwendigerweise in einem Verfahren, das man gemeinhin »rational« nennt, in dem die verfügbaren Alternativen, deren Kosten und Nutzen sowie Konsequenzen und dergleichen abgewogen werden. Nein, in Entscheidungen fließen andere Erwägungen mit ein, darunter ganz zentral die Frage nach der Identität der Entscheider und wie sie diese sehen: Wer bin ich, wer will ich sein? Was täte jemand wie ich in dieser Situation?

Die Antwort kann dann immer noch sein: Ich bin jemand, der die Regeln seiner Organisation und die Erwartungen der Gesellschaft befolgt. Oder eben: Ich bin jemand, der sein eigenes Ding macht. Das könnte zum Beispiel erklären, warum manche Besserverdiener links wählen: Weil sie sich gegen ihr ökonomisches Eigeninteresse dafür entscheiden, ein Mensch zu sein, der auf staatliche Umverteilung zur Herstellung gesellschaftlicher Solidarität setzt – sozusagen ein Besserverdiener mit goldenem Herz. Es ist eine Frage der selbst gewählten Identität.

Somit zeigt die Kamera wieder mich bei »Subway«, mit der Chipstüte in der Hand. Als ich die Tüte so ansehe, denke ich mir: Ich bin nicht der Kerl, der auch noch diese Tüte leer zieht, der Vollständigkeit und der Gewohnheit halber. Zumindest nicht heute und hier. Ich bin ein anderer. Ich kriege das hin.

Meine Identität war schnell gewählt. Als der amerikanische Komiker Jerry Seinfeld in seinem Bühnenprogramm *I'm Telling*

You For the Last Time 1998 einen Einblick in die tiefere Wahrheit der männlichen Psyche gab, sagte er, alle Männer hielten sich eigentlich »für eine Art Superheld in ihrer eigenen kleinen Welt«. Wenn sie aufwüchsen und Comics über Batman, Spiderman und Superman läsen, dann seien das für sie keine Fantasiegestalten, nein:»Es sind Wahlmöglichkeiten.«

Und so dachte ich: Na, vielleicht bin ich ein Superheld des richtigen Essens. Okay – des halbwegs richtigen Essens. Das ist ab jetzt meine geheime Superhelden-Identität. Ich bin Captain Tunafish. (Superhelden, auch spät berufene, brauchen unbedingt einen coolen amerikanischen Namen.) Nach acht Chips war Schluss, ich verließ »Subway« mit breiter Brust.

Was freilich ebenfalls zu vielen Superhelden gehört: eine Schwäche. Im Falle des Hulk ist es ein höchst cholerisches Wesen; bei Superman das Kryptonit, das ihn schwächeln lässt. Meine eigene Schwäche, das erlebte ich auf dieser Reise ebenfalls wieder, ist die Minibar im Hotel; mit der darf man mich einfach nicht allein lassen. Offenbar braucht Captain Tunafish für solche gefährlichen Momente einen Sidekick, einen Assistenten, Handlanger und Gefährten.

Wie nennen wir den? The Weight Watcher? (Vergeben.) The Fat Fighter? (Missverständlich.) Doctor Diet? (Klingt mehr nach einem Superschurken.) Fat Man? (Zu einfach.) Vegetable Boy? (Zu lasch.) The Fruit? (Klingt nach einem doktrinären Veganer, das ginge nicht gut mit uns beiden.)

Doch wie immer er heißt: Der kann mir dann gebrannte Mandeln und Toblerone aus der Hand nehmen und für mich die Apfelsaftschorle in den Ausguss schütten.

Woche 21:

»Iss nichts von einem Styroporteller.«
Ein Gespräch über Zivilisation, McNuggets –
und coole Regeln für gute Ernährung

```
STATUS-REPORT:
Gewicht in Vorwoche: 159,8 kg
Aktuelles Gewicht: 161,0 kg
Veränderung: +0,2 kg
```

Vielleicht ist der Mensch, obgleich zur Freiheit berufen, einfach nicht für sie gemacht. Jedenfalls der Mensch, der zu viel Hunger hat. Frei zu sein ist anstrengend, wird leicht eine Überforderung. Deshalb sucht der Mensch sich lieber jemanden, der ihm das lästige Entscheiden abnimmt und ihn dennoch mit allem Lebensnotwendigen versorgt. So entsteht der Staat, oder in meinem Fall: das Diätregime.

In dessen erster Phase, in der ich ausschließlich die Shakes zu mir nehmen durfte, musste ich nicht groß nachdenken, nur die Zähne zusammenbeißen. Ich musste nicht Hunger leiden, hatte aber auch keinen Spaß – das war entwicklungsgeschichtlich sozusagen der Sozialismus. (Sogar Fluchtversuche gab es, aber die Ärzte waren nachsichtiger, als Sozialisten es da in der Regel sind.)

In der zweiten Phase, die ich gerade hinter mir lasse, durfte ich selbst darüber entscheiden, was ich esse: Gemüse und Reis und Fleisch und hin und wieder was Süßes, aber das alles im Rahmen eines vorgegebenen Systems. Zur existenziellen Grundabsicherung gibt es täglich einen Shake-Beutel dazu – das ist sozusagen die Marktwirtschaft inklusive Sozialstaat.

Mit dieser neu gewonnenen Freiheit aber komme ich schwer zurecht. In den vergangenen Wochen war ich ein regelrechter Diät-Guerrillero. Ich habe das Lebensmittel-Begleiter-Heftlein mit der Liste der Punkte beiseitegelassen und gegessen, was ich ungefähr für richtig hielt. Und jedes Mal war es zu viel.

Ich verstehe jetzt besser, warum sie bei der Linken so ausdauernd vom Sozialismus träumen: Für den muss man zwar viel genügsamer sein, aber der ist auch viel einfacher. Ich ertappe mich bei dem Gedanken, ich könnte zu den Shakes zurückkehren. Denn nach zwölf Wochen Fasten und acht Wochen Umstellung steht bis Ende des Jahres jetzt eigentlich auf dem Programm, was unsere Ärzte, Psychologen und Ernährungsberater die »Stabilisierung des neu erlernten Ess-, Trink- und Bewegungsverhaltens« nennen.

Der Körper soll verstehen, dass er nicht mehr im Energiesparmodus bleiben muss, sondern auf Normalbetrieb umschalten kann. Ausgetestet wird nun, auf welches Level man die Zufuhr von Kalorien steigern kann – theoretisch zwischen 1200 und 2000 –, ohne Gewicht zuzunehmen. Oder sogar noch weiter abzunehmen. Das klingt wie ein Fresskapitalismus, in dem es dem freien Spiel meines Hungers überlassen ist, wie viel ich esse. Ist das schon eine gute Idee?

Ich fürchte, ich für meinen Teil komme ohne eine gewisse Regulierung nicht aus. Ein paar erfahrungsgesättigte Regeln, die ich mir überlegt habe, hatte ich ja schon erwähnt, darunter die: »Iss nichts von einem Styroporteller.« Noch ein paar mehr entdecke ich bei dem amerikanischen Ernährungsguru Michael Pollan. Auf ihn war ich schon vor längerer Zeit aufmerksam geworden. In einer Buchhandlung sah ich eines seiner Bücher mit dem Titel *Das Omnivoren-Dilemma* und dachte: Der muss über mich reden. Ein »Omnivore«, ein Allesfresser, bin ich ohne Zweifel. Vor mir ist keine Kalorie sicher. Und ein Dilemma – oh ja, vor dem stehe ich ebenfalls.

Nun bezeichnet der lateinische Begriff »Omnivore« streng genommen nicht nur Leute wie mich, sondern allgemeiner solche Spezies, die ihre Nahrung sowohl aus Pflanzen als auch aus Tieren beziehen. Wikipedia nennt als Beispiele dieser Arten hilfreicherweise Ratten, Schweine und den Menschen. Und das Dilemma, wenn man es allgemein formuliert, lautet: Was die Konstruktion der Verdauungsorgane betrifft, so kann gerade unsere Spezies fast alles essen, was die Natur bietet – aber was davon darf's denn genau sein? Für meinen persönlichen Fall gefragt: Warum ist es so oft das Falsche?

Pollan hat dicke und schmale Bücher geschrieben; die *Süddeutsche Zeitung* nennt ihn »den wichtigsten Kopf der amerikanischen Ernährungsdebatte«, das Magazin *New York* sogar »eine Art Hohepriester des Essens«. Die meisten seiner Werke kreisen um dieses Dilemma – und die Zuspitzung, die es durch das gigantische Angebot in unserer modernen Lebensmittelwarenwelt noch erfahren hat: Was sollen wir, was können wir überhaupt noch essen? Der Erfolg des Vegetarismus oder seines unerbittlicheren kleinen Bruders, des Veganismus, auch hierzulande ist zweifellos Ausdruck einer umfangreichen gesellschaftlichen Suchbewegung bei der Ernährung, und ich nehme daran teil, weil nur »Diät machen« mich nicht weit bringen würde. Ich muss ganz anders essen, das ist unerlässlicher Bestandteil des Abnehmprogramms.

Was mich besonders für Pollan einnimmt: Er macht einen sensibler dafür, wie man sich gesünder, nachhaltiger, ethischer ernährt, ohne dass er gleich ein Food-Radikaler wäre, der einem ganze Nahrungsgruppen verbietet. Und er zeigt einem, wie man sich beim Essen mäßigen kann, ohne dass er gleich ein Diätprediger wäre. In seinem Buch *Essen Sie nichts, was Ihre Großmutter nicht als Essen erkannt hätte* zählt er dreiundachtzig »goldene Regeln für gute Ernährung« auf, destilliert aus kulturell tradierten Weisheiten und Ergebnissen der Ernährungswissenschaft. Dazu gehören unkomplizierte wie zum Beispiel: »Nehmen Sie zuerst Gemüse.« Aber auch fast aphoristische: »Essen

Sie kein Müsli, das die Farbe der Milch verändert«, oder: »Was in allen Sprachen denselben Namen hat, ist kein Lebensmittel. (Denken Sie an Big Mac, Mars oder Pringles.)«

Das passt gut zu Vorschriften, die ich aus meiner Erfahrung für mich selbst erfunden habe. Ähnlich wie ich findet offenbar auch Pollan, diese müssten so griffig und/oder schräg formuliert sein, dass man sich fast cool vorkommt, wenn man sie befolgt – wie der Teilnehmer einer höchst originellen Schnitzeljagd.

Mit dem Mann muss ich sprechen. Die Gelegenheit ergibt sich lustigerweise schnell, als ein neues Buch von ihm erscheint, und so sitzen wir einander jetzt im Restaurant eines plüschig eingerichteten Berliner Hotels gegenüber. Pollan, Jahrgang 1955, ist ein großer, schlaksiger, kahlköpfiger Typ mit einem leicht zu findenden Lachen. Erst in einer Stunde wird das Restaurant für den Mittagstisch öffnen. Abgesehen von uns beiden ist es hier noch ganz leer. Wir trinken: Mineralwasser, das uns ein geschäftig tuender Kellner bringt.

Mr. Pollan, in meiner Zeitungskolumne über das Abnehmen habe ich vor einiger Zeit ein paar Ihrer Regeln erwähnt, darunter auch Nr. 57: »Wenn Sie nicht hungrig genug sind, um einen Apfel zu essen, haben Sie keinen Hunger.« Als ich jetzt in der Redaktion ankündigte, ich würde Sie interviewen, sagte eine Kollegin – sie ist Ende zwanzig und ohne jedes erkennbare Gewichtsproblem – sofort: Das ist doch der mit dem Apfel.

(Er lacht.) Das ist nett.

Sie sollten wissen, ich habe ebenfalls ein paar Regeln entwickelt, um mir beim Abnehmen zu helfen.

Lassen Sie hören.

»Iss nichts im Gehen.«

Die ist auch gut. Oder im Fahren.

So eine ähnliche Regel haben Sie doch.

Genau: »Was durch das Fenster Ihres Autos zu Ihnen gelangt, ist kein Lebensmittel.«

Ich habe noch: »Iss nichts an einer Tankstelle.«

Die habe ich auch: »Tanken Sie den Kraftstoff für sich nicht am selben Ort wie den für Ihr Auto.«

Stimmt.

Eine Tankstelle ist ein schrecklicher Ort, um zu essen.

Und das Essen dort ist auch noch so schlecht.

Mit Ausnahme von Italien. Die kleinen »autogrill«-Raststätten an der Autobahn haben sehr gute Sandwiches.

Ich hätte noch: »Sieh dir an, was du isst, während du es isst.«
Und: »Iss nichts von einem Styroporteller.«

Die ist sehr gut. Die Regel gefällt mir.

Sie gelten als Food-Guru. Wenn Leute zu Ihnen kommen und fragen: Oje, was soll ich bloß essen – was antworten Sie denen? Gibt es sozusagen eine elementare Regel, die alle anderen zusammenfasst?

Ja, diese: »Essen Sie echte Lebensmittel, nicht zu viel, vorwiegend Pflanzen.« In diesen neun Worten konzentriert sich alles, was ich gelernt habe. Die Worte klingen ganz einfach, aber es ist sehr schwer, sich daran zu halten. Zum Beispiel: »Essen Sie

Lebensmittel« – alles sieht aus wie Lebensmittel, aber das täuscht. Denn es gibt die echten Lebensmittel, und dann gibt es dieses andere Zeugs, Produkte der modernen Lebensmitteltechnik, die wir nicht mit diesem Wort ehren sollten. Ich nenne sie »essbare lebensmittelähnliche Substanzen«. Diese beiden Dinge voneinander zu unterscheiden ist schwer. Sie gehen zum Beispiel in den Supermarkt und suchen einen Laib Brot. Dort gibt es etwas, das wie Brot aussieht und »Brot« heißt, aber wenn Sie die Liste der Zutaten lesen, wird Ihnen klar: Das ist kein echtes Brot. Brot hat drei, vielleicht vier Zutaten – aber dieses hier hat dreißig. Es enthält Zucker und allerlei Chemikalien. Das ist die eine Schwierigkeit.

Und die andere?

»Essen Sie nicht zu viel.« Die Menschen haben Schwierigkeiten, ihren Appetit zu regulieren. Das liegt zum Teil an unserer Kultur, aber auch am Marketing der Lebensmittelindustrie. Die verdient ihr Geld damit, dass wir mehr essen. Investoren erwarten, dass ein Unternehmen, das Lebensmittel produziert, um vier oder fünf Prozent im Jahr wächst, damit es wirtschaftlich gesund bleibt. Die Bevölkerung aber wächst nur mäßig, in Amerika um gerade mal ein Prozent, oder sie schrumpft sogar, wie bei Ihnen in Deutschland. Das passt nicht zusammen. Also versucht die Industrie, ihren Gewinn zu steigern, indem sie Lebensmittel immer weiter verarbeitet, weil man sie dann teurer verkaufen kann, und indem sie die Leute dazu bringt, mehr zu essen.

Wie macht sie das?

Zum einen, indem sie die Lebensmittel mithilfe der Lebensmitteltechnik manipuliert, durch den Einsatz von Salz, Fett, Zucker und dergleichen. Zum anderen, indem sie die Portionen größer macht. Die Grundzutaten sind relativ billig; teuer sind die Verpackung und die Vermarktung. Das »Nicht zu viel« wird also für viele zu einer Herausforderung. Zum Teil steckt das aber auch in unserer Kultur, in der Art, wie wir schon unsere Kinder sozialisieren. In Amerika fragen wir Kinder, wenn sie offenbar mit dem Essen fertig sind: »Are you full?« Eine bezeichnende Frage. Damit bringt man den Kindern bei: Man isst, bis man »voll« ist. Wie sagt man im Deutschen zu Kindern oder Gästen?

Man sagt: »*Bist du satt?*« *Das ist recht ähnlich zu* »*Are you full?*«. *Zu Gästen sagt man das eher nicht, weil es zu sehr klingt nach:* »*Haben wir dich ausreichend vollgestopft?*«

Viele andere Kulturen tun das nicht. Dort isst man, bis man zufrieden ist, bis der Hunger weg ist. Die Franzosen sagen: »Je n'ai plus faim« – Ich habe keinen Hunger mehr. Das ist etwas ganz anderes, als »voll« zu sein. Das ist eine der kulturellen Prägungen. Oder achten Sie mal auf Folgendes: Länder, die eine gesündere Ernährungskultur haben, zum Beispiel Frankreich oder Italien – selbst wenn die jetzt allmählich ebenfalls Probleme bekommen –, haben meistens auch kleinere Teller. Die Leute dort essen großartiges, reichhaltiges Essen, aber in kleineren Mengen. Mit dem »Nicht zu viel« kämpfen wir also alle, in Amerika, in Deutschland. Wir essen, ob wir hungrig sind oder nicht; wir essen, um uns die Zeit zu vertreiben, um die Langeweile, die Einsamkeit oder die Traurigkeit loszuwerden. Als Autor arbeite ich zu Hause, und da gibt es immer die Verführung, mal in die Küche zu gehen, wenn man eine Pause braucht. Und was macht man in der Küche? Man sucht nach Essen.

Eine Ihrer Regeln ist ganz kurz: »*Kochen Sie.*« *Sie haben dem Kochen sogar ein ganzes Buch gewidmet.*

Die entscheidende Erkenntnis lautet wie gesagt: »Essen Sie echte Lebensmittel, nicht zu viel, vorwiegend Pflanzen.« Und was nun müssen Sie tun, um das zu erreichen? Kochen. Das ist die entscheidende Tätigkeit. Denn wenn das meiste dessen, was

Sie essen, von einem Menschen gekocht wird, ist es in der Regel gesünder, und Sie werden es wahrscheinlich bei einer Mahlzeit im Kreis anderer Leute essen. Wenn wir kochen, wollen wir teilen. Für sich allein zu kochen ist albern, auch wenn ich selbst es gelegentlich tue. Wenn Sie selbst kochen, essen Sie auch weniger Junkfood, weil Junkfood zu Hause schwer zu machen ist.

Sie können beinahe philosophisch werden, wenn Sie vom Kochen sprechen. Was ist der Appeal für Sie?

Ganz ähnlich wie beim Gärtnern: Beides sind Wege, sich mit der Natur auseinanderzusetzen. Wenn man kocht, wird man daran erinnert, dass Essen nicht aus einer Fabrik kommt, sondern aus der Natur. Dieses Bewusstsein ist sonst weitgehend verloren gegangen. Die meisten Kinder wissen nicht, dass Chicken McNuggets von Hühnchen kommen. Kochen ist, wie Gärtnern auch, eine Kunst der Verwandlung. Die Vorstellung, Samen zu nehmen und daraus eine Tomate oder eine Melone zu machen – das ist Alchemie. Wir sind alle in der Küche wie Zauberer, auch wenn es so gewöhnlich aussieht.

Sind Sie auch deshalb vom Kochen so eingenommen, weil es uns erst menschlich macht, wie Sie mal geschrieben haben?

Ja, die Erfindung des Kochens war der Wendepunkt.

Sie stützen sich da auf die Forschungen von Richard Wrangham, eines Anthropologen aus Harvard, der argumentiert, vor etwa zwei Millionen Jahren habe es eine entscheidende Veränderung in der Entwicklung der Primaten gegeben: Der Darm schrumpfte, das Gehirn wuchs. Der Grund war eine neue und bessere Nahrung – genauer: gekochte Nahrung, da diese durch das Kochen einfacher zu kauen und zu verdauen war und mehr Energie lieferte. Wrangham argumentiert, durch das Kochen hätten unsere Vorfahren auch viel weniger Zeit fürs Kauen gebraucht. Sie folgern in Ihrem Buch: »In-

dem es uns von der Notwendigkeit des ständigen Fressens erlöste,
hat uns das Kochen erhabener gemacht.«

Ja, es hat uns zivilisiert. Wenn man anfängt zu kochen, isst man
nicht mehr allein. Vorher ist der Mensch vor allem für sich. Er isst,
was er gerade findet oder erbeutet. Vielleicht bringt er der Gruppe
etwas mit, vielleicht auch nicht. Sobald er aber mit Feuer kocht,
muss jemand darauf aufpassen, jemand muss das Fleisch zerle-
gen, jemand muss das Ganze beaufsichtigen. Es ist ein kooperati-
ver Vorgang. Sobald man kocht, fängt man auch mit Mahlzeiten
an. Diese Institution wird am Feuer geboren. Die Mahlzeit zivilisiert uns. Mit den Mahlzeiten gibt es auch Regeln, die Prototy-
pen der Umgangsformen, weil sich sonst der Stärkste alles nimmt.
Diese Regulierung des Essens geben wir heute allmählich wieder
auf, weil wir wieder häufiger unterwegs und alleine essen, wieder
weg von der Gemeinschaft: den Snack nebenher, unterwegs an
der Tankstelle, am Arbeitsplatz.

Indem wir ständig essen, wann immer wir auf Essen stoßen – und
anders als in der Welt unserer Vorfahren ist das Essen heute all-
gegenwärtig –, entwickeln wir uns in gewisser Weise zurück.

Ja, zu primitiven Formen, zu einer Art modernem Jäger und
Sammler – vor allem Sammler. *(Er lacht.)* Wir regredieren. Der
gedankenlose Esser, der Vor-dem-Fernseher-Esser ist ein primi-
tiver Esser. Man muss verstehen: Die Mahlzeit dient nicht der
Lebensmittelindustrie. Die würde ihre Produkte am liebsten
jedem einzelnen Esser einzeln verkaufen. Dann kaufen und
essen wir nämlich mehr. Die Industrie will uns auseinander-
bringen, und sie will, dass wir den ganzen Tag lang essen. Wenn
Sie im Laden schauen: Die vorgekochten Mikrowellengerichte
sind nicht für vier oder sechs, sondern fast immer nur für eine
Person. In Amerika gibt es eine Werbekampagne von Taco Bell:
die Einführung der vierten Mahlzeit am Tag. Drei sind nicht
genug. Sie sollen um elf Uhr nachts noch mal essen.

Im Ernst? Das sagen die so offen?

Ja. Das richtet sich zum Beispiel an College-Studenten. Wenn die fertig sind mit ihren Hausaufgaben oder aus dem Kino kommen, sollen sie einen Taco essen. Das Ziel ist, die Struktur der Mahlzeiten aufzubrechen. Wir sollen ständig essen. Das nächste Ziel ist vermutlich der Schlaf. *(Er lacht.)* Den müssen sie verhindern, weil er beim Essen stört. Die Mahlzeit ist das Bollwerk gegen die Verwilderung des Essens.

Um das genauer zu untersuchen, haben Sie mit Ihrer Familie einmal als Experiment einen Mikrowellenabend veranstaltet.

Eines Tages schlug mein Sohn Isaac vor, mal eine Pause zu machen mit dem Kochen und stattdessen Mikrowellengerichte zu probieren. Ich sagte:»Okay, such dir aus, was du magst, was immer es ist.« Das fiel ihm gar nicht leicht, weil es so viele Sachen gibt und sie alle so toll aussehen: Lasagne und Curry und riesige Packungen mit asiatischem Stir-Fry. Das ist übrigens ein weiterer Grund, warum viele Leute nicht mehr selbst kochen: Wir haben dieses Verlangen nach dem Exotischen, und die wenigsten von uns können sechs verschiedene nationale Küchen kochen, sondern sind froh, wenn sie eine beherrschen. Industriell hergestellte Lebensmittel verschaffen einem Abwechslung beim Essen, und dagegen lässt sich schwer etwas sagen. Die Annahme war jedenfalls, dass das ein einfacher Abend würde. Wir mussten ja nicht kochen, sondern nur etwas in die Mikrowelle stellen.

Wie lief's?

Wie sich zeigte, müssen die Gerichte natürlich separat in die Mikrowelle, sie brauchten acht, zehn, zwölf Minuten, manche musste man umrühren. Und die Mikrowelle ist ein individualistisches Gerät und immer nur für ein Gericht gemacht. Also standen wir davor und schauten zu, wie der Teller sich drehte.

Als das Gericht meines Sohnes fertig war, wollte er anfangen zu essen, aber meine Frau und ich sagten: »Nein, warte.« Dann war unser Essen fertig – und er musste seines noch mal aufwärmen. Es war eine völlig zerstückelte Mahlzeit, wir kamen nie dazu, uns gemeinsam hinzusetzen. Ich glaube ja, dass etwas sehr Bedeutsames passiert, wenn Menschen aus demselben Topf essen: Sie sind emotional auf derselben Wellenlänge, weil sie Dinge essen, die bestimmte Stimmungen in ihnen allen verursachen.

Wahrscheinlich, weil das Aus-demselben-Topf-Essen Gemeinschaft begründet. In diesem Bild gibt es natürlich einen Schurken: die Lebensmittelindustrie, die zum Beispiel all diese Mikrowellengerichte produziert.

Ein entscheidender Moment war, als Mitte des 19. Jahrhunderts der Walzenstuhl, ursprünglich in England und Deutschland erfunden, Einzug in die Mühlen hielt und man Weißmehl einfacher und billiger herstellen konnte. Das war der Punkt, an dem wir als Spezies begannen, es mit der Verarbeitung von Nahrung zu übertreiben. Das Brot wurde weniger nahrhaft, weil die Leute leichter verdaubares und süßeres Brot verlangten. Der Industrie kam so ein Brot, das haltbarer war, sehr gelegen. Zugleich aber war es ungesünder. Und hier ist der Ursprung von dem, was wir heute die Zivilisationskrankheiten nennen: Herzerkrankungen, Diabetes, all diese Dinge.

Andererseits, könnte man sagen, sorgt die massenhafte Produktion von Lebensmitteln dafür, dass genug von ihnen vorhanden ist, dass sie billiger werden usw.

Und das ist ja auch ein Segen.

Indem die Lebensmittelindustrie den Leuten das Kochen in Teilen oder ganz abnimmt, spart sie ihnen doch auch Zeit, oder?

Ja, aber womit verbringen wir einen Teil der gesparten Zeit? Mit Essen. Das ist das Seltsame: Wir kochen weniger, aber wir essen mehr. Die Zeit, die wir sparen, weil die Lebensmittelindustrie für uns kocht, verbrauchen wir durch verschiedene Tätigkeiten: teilweise, indem wir Überstunden machen, teilweise, indem wir länger im Auto sitzen, weil unsere Pendlerwege länger geworden sind – und also bringen wir unser Essen mit ins Auto.

In Ihrem Buch Kochen. *Eine Naturgeschichte der Transformation zitieren Sie eine Untersuchung, wonach sich der tägliche Nahrungskonsum der Amerikaner seit 1977 um etwa eine halbe Mahlzeit erhöht hat, um ungefähr fünfhundert Kalorien, und das meiste davon wird nebenher verspeist.*

Weil der Kapitalismus noch etwas tut: Er erodiert Tabus. Als ich ein Kind war, gab es etwas, das sich »zwischen den Mahlzeiten essen« nannte, und es war verboten, weil es schlecht war für die Zähne ...

»Verdirb dir den Appetit nicht!«, hieß das bei uns zu Hause.

Genau. Mittlerweile ist es ganz normal geworden, zwischendurch und nebenher zu snacken, man nennt das *secondary eating*. Wir Amerikaner verbringen laut Statistik mehr Zeit damit als mit richtigen Mahlzeiten. Dass es so weit kam, bedurfte eines geschickten Marketings – selbst wenn wir dabei willige Komplizen waren. Im Laufe der Geschichte waren es meistens die Eltern, die ihren Kindern vom Essen erzählten: was sie essen sollten, wann sie essen sollten. Doch dann trat ein anderer Geschichtenerzähler auf den Plan, der uns sagte: Iss, was du willst, so viel du willst und wann immer du willst, versuch dies, versuch das.

Und alles klingt nach Freiheit, weil der Einzelne gerne immer autonomer wäre.

Genau. Das ist Teil der Ideologie des Konsumentenkapitalimus. Man sieht diese Ideologie auch, wenn es um Versuche des Staates geht, das Essen zu regulieren. Als Michael Bloomberg Bürgermeister von New York war, wollte er die XXL-Becher mit zuckerhaltigen Softdrinks verbieten, die in den Fast-Food-Läden der Stadt verkauft werden, und kassierte dafür mächtig Prügel. Das schränke die Freiheit ein, hieß es. Viel Widerspruch kam von der Industrie, aber auch von den Verbrauchern: Das sei *social engineering*. Aber im Supermarkt gibt es schon so viel davon. Gehen Sie in den Gang mit den Müslis: Die süßen mit den Marshmallows sind auf Augenhöhe, nach den gesünderen müssen Sie sich bücken. Auch das ist *social engineering*: Man dreht an der Umwelt, um Leute zu einem bestimmten Verhalten zu bewegen. Wenn Unternehmen das tun, ist es in Ordnung, aber wenn der Staat es tut, in unserem Interesse und in unserem Auftrag, geht das angeblich zu weit.

Lässt sich überhaupt noch etwas machen, um gegen diesen ernährungsindustriellen Komplex anzugehen?

Ja, und das Vorbild ist, wie die Tabakindustrie Regeln unterworfen wurde. Tabak und Essen, das ist natürlich nicht dasselbe, aber ein paar Dinge lassen sich lernen. Ich finde zum Beispiel, es sollte Lebensmittelunternehmen verboten werden, mit Werbung gezielt Kinder anzusprechen. Ich finde auch, man müsste Zucker und zuckerhaltige Produkte stärker besteuern. Limonade ist ein echtes Problem für die öffentliche Gesundheit, und es sollte im Fernsehen Spots geben, die erklären: »Vermeiden Sie Limonade!« So viele Gesundheitsprobleme, die mit dem Essen zu tun haben, ließen sich lösen, wenn man den Limonadenkonsum reduzieren könnte: Diabetes Typ 2, Übergewicht, gerade bei Kindern ... Limonade ist der Schlüssel.

Es ist ja auch eine Ihrer Regeln: »*Machen Sie Wasser zum Getränk Ihrer Wahl.*« *Meine Mutter sagte mir vor vielen Jahren mal:* »*Milch ist kein Getränk, es ist ein Lebensmittel.*«

Richtig. Dass Leute so viele Kalorien in Form von Getränken zu sich nehmen, ist ein großes Problem. Wenn Sie sich in der Natur umsehen, werden Sie erkennen: Tiere bekommen keine Kalorien aus Flüssigkeiten – es sei denn, sie werden gestillt. Ansonsten ist das Trinken nur dazu da, den Durst zu löschen. Es gibt Forschungen, die nahelegen, dass wir vom Trinken nicht satt werden. Wir haben keinen Mechanismus, der sagt: Jetzt ist es genug. Das Sättigungsgefühl funktioniert nicht über Kalorien, sondern über das Volumen, und Getränke fließen einfach so durch einen durch. Es gibt aber auch Dinge, die wir selbst tun können, um gesünder zu essen: kleinere Teller. Keine Snacks mehr. Keine Limonade nach Hause bringen. Wir müssen nicht auf den Staat warten. Wir können selbst was tun.

Immer wenn ich etwas lese darüber, wie die Lebensmittelindustrie uns manipuliert, denke ich: Hm, also zwingen sie mich dazu, und ich kann gar nichts dafür ...

Beides ist richtig: Wir werden ständig manipuliert, und wir müssen diese Mechanismen erkennen, um ihnen zu widerstehen, aber zugleich sind wir auch für uns selbst verantwortlich. Ich finde nur, die Industrie hat ein Umfeld geschaffen, das es sehr schwer macht, diese Verantwortung auch wahrzunehmen. Zum Beispiel: Verantwortungsbewusst zu handeln ist schwer, wenn man belogen wird. Wenn Unternehmen auf ihre Produkte »Low Fat« oder dergleichen schreiben, geben sie Ihnen praktisch die Lizenz, mehr zu essen – obwohl wir doch wissen, dass »Low Fat« nicht bedeutet, dass man Gewicht verliert.

Oder sie schreiben »*Low Fat*«, *dafür ist aber eine Menge Zucker drin.*

Genau: Als ob man nur von Fett dick würde. Was Salz, Fett und Zucker betrifft, die in verarbeiteten Lebensmitteln so reichlich vorkommen, gibt es interessante Forschungsergebnisse. Im Zusammenwirken stimulieren diese drei Stoffe das Dopamin-Netzwerk im Gehirn, das »mesolimbische System«, das das Verlangen steuert und nie zufrieden ist. Es ist derselbe Teil des Gehirns, auf das zum Beispiel auch Kokain wirkt. Da geht es nicht um Sättigung, sondern um mehr, mehr, mehr. Ihre Mutter oder ein großartiger Koch dagegen zielen auf ein anderes, komplizierteres System, das Endorphin-System, in dem es auch um Belohnungen geht, bei dem es aber Befriedigung gibt.

Haben Sie selbst eigentlich auch Gelüste?

Brot. Der Brotkorb im Restaurant. Ein Essen ohne Brot ist für mich ein Problem. Ein Essen mit Brot auch. *(Er grinst.)* Ich habe keine Gelüste nach Süßem, ich brauche kein Dessert. Wenn jemand anders am Tisch eines isst, reicht mir ein Bissen davon. Aber Brot ...

Oh ja, Weißbrot. Als ich noch jünger war, konnte ich das einfach so wegziehen. Ein wenig Butter, und weg damit. Dagegen Schwarzbrot: welche Anstrengung.

Schwarzbrot macht besser satt, und es hält länger vor.

Einem Interviewer sagten Sie mal, Sie seien »ein potenzieller Dicker«. Aber wie Sie so da sitzen, sehen Sie gar nicht danach aus. Glauben Sie mir: Ich kenne potenzielle Dicke, ich kenne Dicke, und Sie sehen nicht aus wie die.

(Er lacht.) Mit dreizehn, vierzehn war ich dick. Dann kam die Pubertät, und ich schoss in die Höhe.

*Das entspricht dem, was ich bei anderen Leute sehe: In der Puber-
tät erledigt sich das Problem – oder es verschlimmert sich.*

Mein Vater war lebenslang übergewichtig, und meine Mutter
kann essen, was sie will, ist aber sehr schlank. Ich wusste lange
nicht, welche Gene ich geerbt habe.

*Kennen Sie das secondary eating von sich selbst, das Nebenher-
Snacken?*

Ich snacke nur noch Nüsse, alles andere habe ich aufgegeben.

Nüsse – weil die die richtigen Fette haben?

Ja, und weil sie satt machen. Es gibt nur zwei Arten von Lebensmitteln, bei denen es einen nachgewiesenen Zusammenhang
mit Gewichtsverlust gibt, nicht notwendigerweise im Sinne
von Ursache und Wirkung, aber einen Zusammenhang: Joghurt
und Nüsse. Wir haben immer Mandeln im Haus. Wenn ich also
hungrig bin, und es ist erst elf, noch zwei Stunden bis zum Mittagessen, greife ich mir eine Handvoll Nüsse.

Essen Sie Fleisch? Und wie stehen Sie zum Vegetarismus?

Ich habe enormen Respekt vor Vegetariern, weil sie bewusst essen. Die meisten von uns sind sich nicht bewusst darüber, was
sie essen. Jeder, der sich systematisch Gedanken über die Konsequenzen seiner Ernährungsgewohnheiten gemacht hat, sei es
der eigenen Gesundheit, der Umwelt oder des Glücks der Tiere
zuliebe, ist den meisten anderen von uns weit voraus. Und Vegetarier und Veganer haben das getan. Ich habe diesen Prozess
auch durchlaufen und bin zu einem etwas anderen Ergebnis
gekommen: Ich kann begründen, warum ich eingeschränkt
Fleisch esse. Ich esse nur Fleisch, das nachhaltig produziert
wurde; ich esse keines im Restaurant, wenn ich nicht weiß,

woher es kommt; wenn mir jemand Fleisch serviert, mache ich keine große Sache daraus und esse es. Insgesamt esse ich ein oder zwei Mal die Woche Fleisch. Vegetarier sind gesünder – aber Flexitarier auch.

Gehen Sie in Fast-Food-Restaurants?

Nicht mehr. In *Das Omnivoren-Dilemma* ging ich der Frage nach, woher die Kartoffeln kommen, welche Chemikalien sie auf die Kartoffeln kippen, wie die Tiere lebten – und ich verlor meinen Appetit auf Fast Food. Dabei mochte ich es mal. Als ich jünger war, aß ich sogar eine ganze Menge davon. Als Teenager ging ich sehr gern zu »McDonald's«.

Und was sagen Sie, wenn Ihr Sohn gehen will?

Das haben wir schon gemacht, und ich habe versucht, ihn aufzuklären. Er sagte, er wolle eine Box Chicken McNuggets. Und ich weiß, Fast Food ist so konstruiert, dass der erste Bissen sehr gut ist. Ich weiß aber auch, dass die Wirkung ganz schnell nachlässt. Also dachte ich: Soll er sich richtig den Bauch vollschlagen, dann sehen wir, was passiert. Er kriegte die Box McNuggets. Und er fand sie fantastisch. *(Er lacht.)* Es hat nicht geklappt.

Wenn man mit einem Teenager zu »McDonald's« geht und ihm Vorträge hält – kriegt man da nicht einen echt sauren Teenager?

Ja. *(Er lacht.)* Nach dem ersten Bissen fragte ich meinen Sohn: »Und?« Er sagte: »Fantastisch. Willst du probieren?« Ich tat es und fand es grässlich. Nur Salz und Bouillon.

Als einer, der seine ganz eigene Geschichte mit »McDonald's« hat, darf ich Ihnen verraten: Dass es immer gleich schmeckt, ist beruhigend.

Genau das ist das Geheimnis des Fast Food. Vor allem für Kinder natürlich; die wollen, dass Essen immer gleich schmeckt. Irgendwann hatte ich herausgefunden, dass mein Sohn, ein sehr wählerischer Esser, wenigstens ein Sirloin-Steak aß, wenn ich es in einer bestimmten Weise zubereitete. Das wurde dann aber zur Tyrannei: Es musste immer genau so sein. Wenn es weniger durch war, aß er es nicht. Inzwischen ist mein Sohn aber ein gesunder Esser. Er hat gelernt zu kochen, das war wichtig. Während der Highschool hat er in einem sehr guten Restaurant gearbeitet, und das Essen, das das Personal für sich selbst kochte, führte ihn an gutes Essen heran. Über das Fast Food ist er weg.

Mit Fast Food hätte auch Ihre Großmutter nichts anzufangen gewusst; daraus ist eine Ihrer Regeln geworden, die es sogar zum Titel eines Ihrer Bücher brachte: »Essen Sie nichts, was Ihre Großmutter nicht als Essen erkannt hätte.«

Diese Regel bereitet einigen Leuten Bauchgrimmen, weil ihre eigene Großmutter eine schlechte Köchin ist. Gemeint ist nicht IHRE Großmutter. Stellen Sie sich eine sizilianische Großmutter vor oder eine französische oder eine japanische. Die Idee ist: Bestimmte Lebensmittel sind so neu, dass eine gesunde Skepsis angebracht ist. Wir sollten der Tradition den Vorrang einräumen vor der Wissenschaft; die Ernährungswissenschaft weiß noch nicht genug, um uns sagen zu können, was wir essen sollen. Das beste Wissen über Ernährung ist kulturell vermitteltes Wissen.

Meine beiden Großmütter hätten aber auch so gekocht: In die Mitte des Gerichts gehört das Fleisch, und daneben ...

Das arme Gemüse, das sich an den Rand des Tellers kauert.

Aber davon muss man doch ebenfalls weg.

Ohne Zweifel. Ich habe die Wiener Schnitzel hier in Deutschland gesehen. Es gibt ein interessantes Experiment: Wenn man an einem Büfett oder in der Kantine einer Schule das Gemüse vor dem Fleisch platziert, packen die Leute mehr Gemüse auf den Teller. Der Anteil des Fleisches sinkt. Das ist eine einfache Veränderung der Umgebung, die das ganze Verhalten ändert.

Aber haben Sie mal gesehen, wie eine Schlange deutscher Urlauber an einem All-inclusive-Büfett ansteht? Die stellen sich nicht notwendigerweise von rechts nach links an und arbeiten brav ab, was geboten wird; die springen dahin, wo es das gibt, was sie wollen: Fleisch zum Beispiel.

(Er lacht.) Natürlich können die Leute die Strategien vereiteln. In Amerika hat es bemerkenswerte Versuche mit dieser Strategie gegeben, bei denen sich gezeigt hat, dass man Kinder tatsächlich dazu bekommt, mehr Gemüse zu essen. Insgesamt müssen wir die Küche so entwickeln, dass Fleisch mehr das Würzmittel ist und nicht der Hauptbestandteil einer Mahlzeit – so wie das in asiatischen Küchen geschieht. Das ist ein Problem in Amerika, in England, aber auch in Deutschland – in wohlhabenden Ländern, in denen ein großes Stück Fleisch lange Zeit ein Symbol für Wohlstand war.

Zwei von Ihren Regeln, die ich am bezwingendsten fand, ohne dass ich mich wirklich an sie halten könnte, sind: »Ein bisschen Hunger zu haben ist in Ordnung.« Und: »Hören Sie auf zu essen, bevor Ihr Magen voll ist.« Mit großem Interesse habe ich gelernt, es gebe da sogar einen Idealwert: »irgendwo zwischen siebenundsechzig und achtzig Prozent der Gesamtkapazität.«

In vielen Kulturen – in China, Indien, arabischen Ländern – gibt es eine Regel: Hör auf, bevor du satt bist. In Japan heißt es: »Hara hachi bu« – Iss, bis du zu achtzig Prozent voll bist.

Ohnehin gilt: »Der erste Bissen schmeckt am besten«, Regel 63.

Das ist das Gesetz vom abnehmenden Grenznutzen. Nicht jeder Bissen ist gleich und gleichwertig, aber wir behandeln sie so. Wir essen und essen und hoffen, diesen ersten Moment wiederzufinden. Also genießen Sie die ersten Bissen wirklich – und verzichten Sie auf ein paar von den letzten.

Ich persönlich empfinde es nach meinen Erfahrungen mit dem Abnehmen so: Alleine zu essen ist die ungünstigste Methode der Nahrungsaufnahme. In der Gruppe wirst du zwar beobachtet und kontrolliert, aber das ist letztlich besser für dich. Die Kardinalregel scheint mir deshalb zu sein: Was du nicht auch vor anderen essen könntest, solltest du gar nicht essen.

Das ist eine exzellente Regel. Nutzen Sie die Regeln sozialer Interaktion, um Ihren Appetit zu beherrschen.

Auch wenn einen das Freiheit kostet?

Alle sozialen Interaktionen kosten Freiheit. Übertreiben Sie es nicht mit der Freiheit. *(Er lacht.)*

Wissen Sie, was mich ebenfalls mit dem Verlust eines Stücks Freiheit versöhnt: Man isst oft aus Gründen, die mit Hunger gar nichts zu tun haben – Langeweile, Einsamkeit, solche Dinge. Wenn man mit anderen Leuten zusammen ist, ergeben sich diese Gefühle oft gar nicht.

Alleine essen ist nicht gut. Es läuft eben darauf hinaus: Essen Sie Mahlzeiten. Das macht man nicht alleine.

Woche 22:

Okkupation. Über den Dicken in meinem Kopf

STATUS-REPORT:
Gewicht in Vorwoche: 161,0 kg
Aktuelles Gewicht: 159,8 kg
Veränderung: -0,2 kg

Dick-sein ist nicht allein ein Körperzustand. Einer aus meiner Abnehmgruppe hat mich daran auf einigermaßen drastische Weise erinnert. Er hat bestimmt dreißig Kilo abgenommen und sieht mittlerweile aus wie ein Normalgewichtiger; allenfalls der lockere Sitz von Jeans und Hemd erinnert noch daran, dass er mal deutlich schwerer war. Und doch: Er erzählte, er plane eine Flugreise und habe große Angst davor, im Flieger nicht in den Sitz zu passen. Ständig wiederholte er es: »Ich habe solche Angst, dass ich nicht in den Sitz passe. Ich passe bestimmt nicht in den Sitz.«

Ja, so ist das. Das Dick-Sein wirst du nicht los, wenn du Gewicht verlierst. Denn das Dick-Sein, so jedenfalls erfahre ich das, nistet sich in dir ein: Du bist überzeugt, dass andere dich vor allem als Dicken wahrnehmen. Denn als Dicker ist dein Defekt, wenn man ihn so bezeichnen will, offensichtlich. Du kannst gar nicht anders, als ihn anderen mitzuteilen, und das gleich als Erstes.

Das beginnt mit Harmlosigkeiten. Vor zwei Wochen war ich auf einer Film- und Fernsehmesse. Eine der betreuenden PR-Damen sagte, eine Kollegin, die ich nur vom Telefon kannte, sei ebenfalls da. Später kam eine Frau auf mich zu und stellte sich vor: »Hallo, wir haben ja schon telefoniert.« Und ich fragte mich: Wie hat die PR-Frau mich wohl beschrieben, damit ihre Kollegin mich im Getümmel findet? »Der Dicke mit der gestreiften Krawatte?«

Vorsicht, bevor Sie das jetzt für Paranoia halten. Wie heißt es so schön: Dass du paranoid bist, heißt nicht, dass sie nicht hinter dir her sind.

Natürlich integrieren wir den Blick, den andere auf uns haben, in unser Selbstbild; das ist Teil unserer Persönlichkeitsentwicklung, unserer Menschwerdung. Oft sind wir dabei auf Vermutungen angewiesen. Wer kann schon genau sagen, was andere von ihm halten? Schwer zu ertragen wird das, wenn die Wahrnehmung durch andere, selbst wenn sie eingebildet oder übertrieben ist, die eigene okkupiert.

Nicht nur im Fall des Dicken ist diese Selbstwahrnehmung eine Reaktion auf die Etikettierung durch die Gesellschaft, die einen »dick« nennt und damit als Abweichler von der kulturellen Norm und als Außenseiter identifiziert. Der Soziologe Howard Becker, der sich viele Gedanken über das »abweichende Verhalten« und seine soziale Konstruktion machte, behauptete, ebendieses Etikett »deviant« sei eines, das für gewöhnlich alle anderen überstrahle; einen *master status* nannte er das, und das klingt, als ob es was Cooles sei. Ist es aber nicht. In meinem Beispiel: Statt als jemand gesehen zu werden, der vielerlei Statusmarken aufweist – Mann, Journalist, Exläufer, Fan bestimmter Werke von Billy Joel und Barbra Streisand, Dicker –, wird der junge Herr Eisenhauer zuvörderst mit dem sozial höchst unerwünschten Dick-Sein identifiziert.

»Adipöse Menschen sind zunächst einmal ›fett‹, und erst in zweiter Linie wird wahrgenommen, dass sie weitere, untergeordnete Eigenschaften aufweisen«, schreiben zwei von Beckers Kollegen, Douglas Degher und Gerald Hughes, in einem Aufsatz darüber, wie Menschen regelrecht »eine ›dicke‹ Identität« entwickeln und aufrechterhalten.

Diese Identität ist mächtig, zumindest bei mir. Andere in meiner Lage mögen das ganz anders erleben. Die Kraft zu sagen: Ich bin dick, na und, das betrifft nur mein Äußeres und berührt nicht mein Inneres – die habe ich nie aufgebracht. Im Gegenteil, ich merke, wie ich immer unter der Prämisse arbeite, dass die anderen mich vornehmlich als fett wahrnehmen.

Das empfanden die sechzig übergewichtigen Kinder und Jugendlichen aus prekären Verhältnissen, welche die Soziologin Eva Barlösius 2009 befragte, ähnlich. Sie beschrieben der Wissenschaftlerin, wie allgegenwärtig und bestimmend die Erfahrung, »zu dick« zu sein, für die meisten von ihnen ist. Das, so Barlösius, »prägt ihr gesellschaftliches Verhältnis und ihre Sichtweise der sozialen Welt«, sie sähen sich geradezu als die »Klasse der Dicken«.

Die Form des eigenen Körpers ist in so einem Leben die zentrale Kategorie: »Nahezu alles, was ihnen widerfährt oder ihnen misslingt, (erklärt sich) aus ihrer Sicht zuallererst daraus, dass sie zu dick sind«, erläutert Barlösius. Immer, so meinen die Jugendlichen, behindere ihr Körper sie dabei, ihre Wünsche zu verwirklichen, ob es darum geht, was sie in der Freizeit mit Freunden unternehmen, oder darum, ob sich wohl jemand in sie verlieben könnte – was zu glauben ihnen schwerfällt. »Dieser Allgegenwärtigkeit können sie – außer sie ziehen sich zurück – nicht entgehen. Und selbst dieser Rückzug wird als Folge wie als Ursache ihres Dick-Seins interpretiert«, hält die Soziologin fest.

Sie beschreibt damit eine Innenwelt, die mir sehr bekannt vorkommt: »In jeder Vis-à-vis-Situation – sprich bei jeder Begegnung, jedem Kontakt, während jeglicher Anwesenheit – ist der Körper präsent.« Und weiter: »Die Jugendlichen sind gewiss, zuallererst als dick behandelt zu werden, und davon leiten sie die Verhaltensweisen ihnen gegenüber ab. Mehr noch, selbst wenn sie sich in Interaktionen befinden, in denen nicht auf ihren Körper reagiert oder dieser überhaupt nicht angesprochen wird, agieren sie im Allgemeinen trotzdem so, wie es von ihnen – wie sie meinen – als Dicke gesellschaftlich erwartet wird.«

Das Körpergewicht ist in dieser Sicht bedeutender als das, was eine Badezimmerwaage anzeigt. Dick-Sein bedeutet, »nicht ›normal‹ leben zu können«, so zusammenfassend Barlösius. Wie sagte ein Mädchen aus der Gruppe der 11- bis 13-Jährigen während der Diskussion der Wissenschaftlerin? »Ja, so kann man sich das ganze Leben verhauen, wenn man nichts macht, wenn man dicker ist und sich nichts traut.« Ein Mädchen aus der Gruppe der 14- bis 16-Jährigen meinte: »Vielleicht ist es so, wenn man dick ist, dass man von vielen ausgegrenzt wird, die gleich (vorneweg) so eine Einstellung haben: Dicke sind nicht cool, und also die wollen lieber unter sich bleiben.« Ein Junge aus der jüngeren Gruppe resümierte: »Der Dicke ist ein Außenseiter.«

Dass Dicke und sehr Dicke wegen ihres Körpergewichts oftmals eine soziale Isolation erleben, diesen Zusammenhang haben Sozialwissenschaftler auch in einer Reihe anderer Untersuchungen aufgespürt, selbst wenn diese in ihrer Gesamtheit bisher ein gemischtes Bild zeigen. Am klarsten ist dieses bei Kindern, wo vieles darauf hindeutet, dass die sehr Dicken unter ihnen weniger beliebt und einsamer sind, dass sie seltener für den Status des »besten Freundes« nominiert, nicht selten von Aktivitäten ausgeschlossen und häufiger Ziel von Spott und Mobbing werden.

Ein besonders anschauliches Beispiel: Für eine Studie im Jahr 1984 wurden dünne Kinder, die an Diabetes litten, gefragt, ob sie stattdessen lieber dick und ansonsten gesund wären; die meisten entschieden sich für ein dünnes Ich mit Diabetes. Petra Warschburger, Psychologieprofessorin an der Uni Potsdam, fasste 2005 zusammen: »Die Adipositas zieht das Risiko einer stärkeren psychosozialen Belastung nach sich. Das bedeutet aber nicht, dass jedes adipöse Kind oder jeder adipöse Heranwachsende automatisch ›unglücklich‹ oder stärker belastet ist.«

Eine häufig zitierte Studie, die über das Psychosoziale hinausreichte und die Befindlichkeit und Funktionsfähigkeit von Fettleibigen ins Visier nahm, untersuchte im Jahr 2002 hundertsechs Kinder und Jugendliche zwischen fünf und achtzehn Jahren, die in einer Adipositas-Klinik in San Diego in Behandlung waren und einen durchschnittlichen BMI von 34,7 aufwiesen. Drei Mediziner interviewten die Kinder sowie ihre Eltern mithilfe eines standardisierten pädiatrischen Fragebogens, wie es um insgesamt dreiundzwanzig körperliche, emotionale, psychosoziale und schulische Aspekte ihrer Lebensqualität bestellt sei. Die Kinder gaben an, wie oft bestimmte Statements auf sie zutrafen, so etwa:»Es fällt mir schwer, mehr als einen Häuserblock weit zu gehen«;»Ich fühle mich traurig«;»Andere Kinder wollen nicht mit mir befreundet sein«;»Es fällt mir schwer, im Unterricht aufzupassen«. Ergebnis: Im Vergleich zu nicht übergewichtigen Gleichaltrigen ging es den Dicken bedeutend schlechter – übrigens ähnlich schlecht wie sonst Kindern und Jugendlichen, bei denen Krebs diagnostiziert worden war.

Was Adipöse jenseits des Kindesalters betrifft, so deutet die Mehrzahl der Erhebungen darauf hin, dass sie weniger Freunde und weniger enge Freunde haben und weniger Zeit mit ebendiesen Freunden verbringen, dass sie öfter allein wohnen, weniger Kontakte mit Bekannten, Kollegen oder Nachbarn pflegen und häufiger angeben, sie seien einsam. Andere Untersuchungen sehen weniger deutlich, dass sich Übergewicht in eine soziale Verlorenheit übersetzt.

Meine eigene Erfahrung ist da eindeutiger, aber eben auch subjektiv, notgedrungen. Vor einer Weile war ich an einer Schule eingeladen, wo ich bei einer Podiumsdiskussion vor rund zweihundert Schülern etwas zur politischen Kultur der Vereinigten Staaten erzählen sollte. Ich war sicher, die Schüler würden da jetzt einen Fettklops sehen, und auch wenn er intelligente Dinge sagte, er blieb ein Fettklops, den man im Grunde bemitleidete, nicht für voll nahm. Selbst wenn NIEMAND das täte – meine Annahme macht es wahr, ganz egal, was wirklich Sache ist.

Das hat erhebliche Auswirkungen. Du wirst ein Sklave deines Körpers. Dein eigener ewiger Zweifel an dir selbst macht es schwer, deine Wirkung auf deine Umgebung einzuschätzen und zu kalibrieren. Möglicherweise kommst du anderen forsch und aggressiv vor – obwohl das nur die Unwucht deiner äußeren Erscheinung ist. Oder du nimmst dich zurück, und die Böswilligen machen mit dir, was sie wollen.

Du bist schüchtern und scheu gegenüber Leuten, die dir vielleicht Freunde sein könnten, oder aber du verschreckst sie. Und ehrlich gesagt, ja, es gibt Leute, die dir eigentlich nicht das Wasser reichen können, und denen gegenüber fühlst du dich in der Defensive, bloß weil du dick bist.

So bist du jenseits von jedem, aber nicht als entspannter Beobachter, sondern außen vor. Du scheinst auf der falschen Seite des Lebens zu stehen – als wärst du der einzig hässliche Mensch in L.A., dieser Welthauptstadt der *beautiful people*, die alle ins Filmgeschäft drängen. Als wärst du bei Woodstock dabei gewesen, aber nicht als Zuschauer, sondern als einer vom Security-Personal. Als wärst du Bruce Willis im Film *The Sixth Sense*, der erst am Ende merkt: Ich bin ein Geist, der inmitten der Lebenden herumläuft.

Wechseln wir für einen Moment die Blickrichtung. Freunde, Bekannte, Verwandte und Partner können sich ebenfalls damit schwertun, von ihrem Bild des Dicken als Nur-Dicker abzulassen – sobald dieser zum Beispiel an Gewicht verliert. Unsere Therapeutin würde vermutlich sagen, für die soziale Umgebung könne diese gedankliche Konstruktion des Übergewichtigen auch eine psychologische Funktion haben – und sei es die, ihn in einer Rolle festzusetzen, die für die Anderen bequem und nützlich ist. Eine Frau aus einer Abnehmgruppe erzählt, wie ihre Clique auf ihren Abnehmerfolg reagierte:

Kürzlich war ich zusammen mit vier Freundinnen auf ei-
ner vierzehntägigen Kreuzfahrt, weil wir alle in diesem
Jahr vierzig geworden sind. Es war nicht lange nach der
Fastenphase, ich war richtig dünn und habe gemerkt: Ich
bin jetzt schon auch eine Konkurrenz für die anderen. Wir
haben häufig sogar unsere Abendgarderobe koordiniert:
heute komplett in Weiß, morgen in langen Kleidern, hieß
es dann. Ich will es mal so sagen: Wir sind aufgefallen auf
dem Schiff.
Doch innerhalb der Gruppe kam es zu Spannungen,
auch weil wir auf so engem Raum beieinander waren. Un-
sere zwei Singles sind sonst meistens zum Flirten gekom-
men. Diesmal nicht. Nicht falsch verstehen: Drei von uns
sind glücklich verheiratet, ich auch. Aber es war eine Bestä-
tigung, dass man noch attraktiv ist.

Du bleibst eben lange ein Dicker, ob in den Augen anderer oder
in deinen eigenen. Warum ich mit Mitte zwanzig den Gewichtsverlust von vierunddreißig Kilo, der mich in die Nähe dessen
brachte, was man damals »Idealgewicht« nannte, wieder ver-
spielte, indem ich zu viel aß und mich zu wenig bewegte, dazu
muss ich wie ein Archäologe in meine Vergangenheit hinabstei-
gen, und die Suche endet oft mit Spekulationen. Generell ist
meine Vermutung: Ich bin in meinem schmaleren Körper damals nicht heimisch geworden; die Gewissheit, dass ich »ein
Dicker« sei, blieb. Und irgendwann stimmte das dann ja auch
wieder. Mein Körper brachte mithilfe meines Hungers seine äußere Form nur wieder in Übereinstimmung mit meinem inneren Empfinden.

Das zeigt natürlich schlagend, dass ich das Denksystem des
Schlank-ist-schöner-und-besser-und-überhaupt weitgehend in-
ternalisiert habe. Auch meine Bemühungen, ein Schlankerer zu
werden, dokumentieren das ja. Andere Dicke und sehr Dicke
reagieren da ganz anders und verweigern sich: Jene, die man die
Zornigen nennen könnte, weil sie mit Verve darauf bestehen,

sich durch die Gesellschaft und deren Normierungsmechanismen nicht einengen zu lassen; und die Positiven, welche die Prämisse, Dicke könnten nichts anderes als hässlich und unattraktiv sein, für sich umdrehen: »Ich bin gerne eine kräftige Frau.« Da sind außerdem die Auffälligen, die ihr Anderssein noch stolz zur Schau stellen; und die Mit-sich-im-Reinen, die ihren Körper als eine simple Variation der menschlichen Form betrachten und vollumfänglich akzeptieren: »Das ist ein Teil von mir.«

Schließlich gibt es noch die Aktivisten, die sich organisieren und – wie etwa die amerikanische NAAFA, die *National Alliance to Advance Fat Acceptance* – die Akzeptanz des Dick-Seins fördern wollen, indem sie (einander) versichern, es gäbe keine medizinischen Beweise für die Gefährlichkeit von Körperfett, und man könne zugleich *fat and fit*, dick und fit, sein. Ihre Botschaft, so ein auf der NAAFA-Website empfohlenes Buch: *Wie Sie das Leben leben, das Sie wollen, in dem Körper, den Sie schon haben.*

Ich gestehe aber, gerade der Widerstand war nie mein Ding. Denke ich zu konventionell? Ist da zu wenig von einem Revoluzzer in mir? Ich jedenfalls merke, dass ich mein Heil oft in der Rolle des Entertainers und des sozialen Gleitmittels suche. Denn Dicke sind schon echt lustige Menschen, oder? Immer gut gelaunt, immer zu einem Scherz aufgelegt. Sorgen für Stimmung in der Gruppe. Was haben wir gelacht!

Sarkasmus aus. So kann man den eingrenzenden Blick der Umgebung ebenfalls beantworten: Indem man den Buffo gibt, den fürs *comic relief* Zuständigen.

Und doch gibt es einen Untergrund dieser Witzigkeit, der ist weniger witzig. In der Abnehmgruppe stellten wir an uns vor einiger Zeit etwas fest, das wir als gesteigerte Aggressivität empfanden. Die hatte nicht nur damit zu tun, dass wir uns damals von einem Pulver ernährten, das Geschmack mehr schlecht als recht simulierte. Nein, dass wir anderen gegenüber robuster auftraten, war ebenso eine Folge des Gewichtsverlusts. »Wenn ich früher im Büro von meinen Mitarbeitern etwas haben wollte«, berichtete eine Frau aus der Gruppe, »habe ich zwei oder drei Mal angerufen. Jetzt erwarte ich, dass ein einziges Mal genügt.« Meine persönliche Theorie dazu lautet: Als Dicker tendiert man dazu, unanstößig zu bleiben. »Ja, wenn Sie meinen« – das ist die Haltung gegenüber Leuten, die einen herausfordern. Konflikte vermeidet man lieber. Im Gegenteil, man versucht, sich unentbehrlich und beliebt zu machen, indem man für Ausgleich und allgemein gute Laune sorgt. Meine Nichte meinte einmal, es wäre vielleicht gar nicht gut, wenn ich nicht dick wäre – »dann wärst du nicht so lieb«.

Während der Diskussion in der Gruppe sagte ich dann etwas, das mich selbst erschreckte. Ich erklärte, ich vermute, als Dicker vermeide man es, unangenehm aufzufallen, und arbeite mit einiger Macht an der gesellschaftlichen Harmonie, weil man sich im tiefsten Innern als allenfalls in dieser Gesellschaft geduldet empfinde. Ein Gemeinwesen, in dem gute Laune herrscht, neigt weniger dazu, seine dicken Mitglieder herunterzumachen, so spekuliert man. Denn man fürchtet, dass womöglich eines Tages der Umsturz kommt, da den Normalgewichtigen, den Normmenschen, auffällt: Was machen eigentlich diese Dicken? Stören die uns in Wahrheit nicht schon lange? Auf die Guillotine mit ihnen! (Wohlgemerkt, nicht »An die Laterne!« – eine letzte demütigende Anspielung auf unser Gewicht.)

In ihrer Übertreibung ist diese Vorstellung sicher meiner überbordenden Fantasie geschuldet und der Tatsache, dass ich an der Uni einst ein eindrucksvolles Proseminar über die Französische Revolution besuchte. Doch das Bild lässt ahnen, woher, so mein Verdacht, die komische Neigung vieler Dicker stammt: Sie ist die Kehrseite einer misslingenden Selbstbehauptung. Was haben wir gelacht.

Sicher, es gibt auch noch die Vorwärtsverteidigung: Der Jetzterst-recht-Dicke tritt auf, als gehöre ihm die Welt. Diese Überkompensation meine ich unter anderem bei übergewichtigen Politikern zu erahnen, die gerade die Akklamation durch die Masse suchen, da sie normalerweise die Erfahrung machen, dass die Gesellschaft Menschen ihres körperlichen Zuschnitts den Respekt vorenthält.

Apropos Politik und Masse: Was passiert eigentlich, wenn es mit den Dicken geht wie mit den Rentnern – dass sie immer mehr werden und eines Tages keiner mehr gegen sie Politik machen kann? Die bisherigen Erfahrungen mit dem Body-Mass-Index der Deutschen lassen erwarten, dass sich die Mehrheitsverhältnisse tatsächlich so entwickeln werden. Nur wird, so nehme ich an, parallel das genaue Gegenteil passieren: Die Zahl der Dicken und Superdicken wird weiter steigen, aber der gesellschaftliche Druck zum Dünn-Sein wird sich immer weiter verschärfen.

Übrigens: Ein Flugzeug bestieg ich kürzlich ebenfalls. Als ich die Gangway hinunterging, fiel mir ein: Hoffentlich brauche ich nicht wieder eine Verlängerung für den Sitzgurt. Es war dieses Mal nicht nötig, zum Glück.

Woche 23:
Der dicke Teenager. Versuch einer Erinnerung

STATUS-REPORT:
Gewicht in Vorwoche: 159,8 kg
Aktuelles Gewicht: 158,4 kg
Veränderung: -1,4 kg

Bin ich eigentlich ein Dicker nach dem Lehrbuch? Mache ich alles, was ich beispielsweise laut einem Band wie *Grundwissen Essstörungen und Adipositas* machen sollte? Ein Studienobjekt für Medizinstudenten jedenfalls war ich schon einmal. Als ich als Teenager einige Wochen in einem Lehrkrankenhaus verbrachte, um abzunehmen, führten meine Ärzte mich eines Tages einem Hörsaal voller Arzt-Azubis vor. Ich erinnere mich an einen Raum, in dem die Sitzreihen steil anstiegen, an Scheinwerfer an der hohen Decke, daran, dass ich auf einem Tisch saß, der aussah wie eine Bahre in der Pathologie, ähnlich denen aus dem *Tatort*, und dass ich fror. Hatten sie mich ausgezogen, um den Dicken in Voll-3-D sehen zu können? Seltsam, dass mir das keine Albträume mitgegeben hat.

Und Fragen stellten sie mir. Was ich ihnen wohl geantwortet habe? In der populären Imagination sind Kindheit und Jugend zwar jene Lebensalter, in denen das Übergewicht die schwerste Bürde für die Seele ist. Was jedoch mich als dicklichen Fünfzehn- oder Siebzehnjährigen angeht, da bietet mir meine Erinnerung, wenn ich sie zum Sprechen bringen will, nur Schlaglichter, eine Diashow von sinnlichen Fragmenten. Coca-Cola,

»Capri«-Eis und »Capri-Sonne«. Der Geruch von Wein, Zigaretten und Braten aus Küche und Wohnzimmer, wenn meine Eltern abends Besuch hatten. Am nächsten Morgen die köstlichen Reste aus dem Kühlschrank. Jungs, die gemeinsam die Köpfe hängen ließen, weil ihre Schwärmereien wieder mal im Nichts endeten. Und schließlich der Albtraum: Reckturnen beim Schulsport.

Ich habe mir angewöhnt, meine Kindheit und Jugend als unauffällig zu betrachten. Still pastoral. Saturiert. Na und? »Generation Golf«, aber fünf Jahre früher. Eine Spur weniger Barbourjacken-glatt vielleicht, zu unserem Glück. Meine Schwester und ich sollten später zwei kostbare Jahre lang einen Renault 4 fahren, den unsere Eltern für zweitausend Mark einem Bekannten abgekauft hatten. Wir waren eine bundesrepublikanische Kernfamilie, wie das Statistische Bundesamt sie erfunden haben könnte: Vater (Lehrer), Mutter (Hausfrau), zwei Kinder, Mädchen, Junge. Zum Start also: maßvolle Privilegien.

In meinem Geburtsjahr, 1964, wurden so viele Kinder geboren wie nie zuvor oder danach. Ich gehöre zu jenen umfangreichen Alterskohorten aus den Sechzigerjahren, die in ihrer Mehrzahl − zumindest wenn sie im Westen Deutschlands lebten − wenig entbehren mussten, die nie so richtig auf die Probe gestellt wurden. Ich will mich darüber nicht beklagen; die prägenden Erfahrungen der Generationen meiner Großeltern und Eltern − Depression, Hitler, Holocaust, Krieg und Nachkrieg − habe ich gerne vermisst.

Wenn es warm genug war, fuhr ich morgens mit drei oder vier meiner Klassenkameraden mit dem Rad über Feldwege ins Gymnasium des Nachbarorts; sechs Stunden später fuhren wir wieder nach Hause. Am Nachmittag trafen wir uns auf dem Bolzplatz; Wolken aus den Kühltürmen des nahen Atomkraftwerks zogen über uns hinweg. In den Sommerferien zelteten wir an einem der nahe gelegenen Baggerseen.

Mein Heimatort hatte keine zehntausend Einwohner. Nun, streng genommen hatte er kaum achttausend Einwohner, und das auch nur dank der Eingemeindung einer kleineren benachbarten Ortschaft. Die CDU dominierte den Gemeinderat. Ansonsten verfügten wir über die dörfliche Mindestausstattung in Deutschlands Südwesten: eine katholische Kirche, in der ich Ministrant war; ein Kino, in dem sonntagnachmittags und an einem Abend der Woche Filme gezeigt wurden, für gewöhnlich was mit Bud Spencer, Bruce Lee oder Steve McQueen, oder *Eis am Stiel*.

Anders als heute wäre es damals in meinem Heimatort niemandem eingefallen, ein chinesisches Restaurant oder einen türkischen Imbiss zu eröffnen. An einer der, nun ja, Ausfallstraßen gab es eine Gaststätte, zu der die Leute gerne fuhren, weil sie gute Grillhähnchen hatte. Die Dorfjugend traf sich dort hin und wieder zum Kegeln; man trank eine Cola und spielte ein paar Bahnen, wir Jungs blickten mit einer wachsenden Sehnsucht auf die Mädchen.

Als ich dreizehn war, wurde in einem Nachbarort auf der grünen Wiese ein riesiger Supermarkt gebaut; fortan sagten meine Klassenkameraden gerne: »Heute Nachmittag fahren wir zum ›Globus‹«, als meinten sie: Lasst uns Abschied nehmen, wir brechen zu einer Weltumsegelung auf. Als ich fünfzehn war, wurde meine Heimatgemeinde in einem bundesweiten Wettbewerb zur »durchschnittlichsten deutschen Kommune« gekürt. Okay, das Letztere habe ich mir ausgedacht, aber Sie verstehen, was ich meine.

Ich kickte Fußball im Verein – und war ewiger Einwechselspieler. Wenn wir gegen ein Team aus einem anderen Ort antraten und in der Kabine aus einem Pappkarton heraus die verwaschenen und brettharten Trikots verteilt wurden, rangelten ein anderer Junge und ich gewöhnlich um jenes mit der Nummer 12, in der Annahme, wer damit nur lange genug neben dem Trainer am Spielfeldrand stünde, würde als Erster eingewechselt. (Eine Theorie, die nicht weniger populär wurde, nur weil sie oft nicht zutraf.)

Tischtennis spielte ich auch eine ganze Weile im Verein, so

ordentlich, dass ich noch bei der Bundeswehr schlankere Kameraden besiegen konnte, was diese einigermaßen verstimmte. Doch die Vereinsgaststätte, in der man sich zwischen den Partien einen schönen großen Teller Pommes frites holen konnte, lockte sehr.

Heute würde ich einiges dafür geben zu wissen, wann und warum es bei mir losging mit der Pausbäckigkeit. Okay, Pommes mögen eine Rolle gespielt haben. Und das »Capri«-Eis, von dem ich mir während der Besuche bei meinen Großeltern mütterlicherseits aus der benachbarten Gaststätte oft gleich mehrere zu holen pflegte; die verzehrte ich dann mithilfe einer gewissen Systematik, indem ich sie ein wenig anschmelzen ließ, bevor ich sie von den Rändern her lutschte.

Ich erinnere mich, dass ich mit fünfzehn oder sechzehn mit einer Literflasche Coca-Cola nach Hause kam, die ich mir heimlich irgendwo besorgt hatte, während meine Eltern nicht da waren. Im Hausflur rutschte sie mir allerdings aus der Hand und zerbrach auf dem Steinboden; das war in der Zeit, bevor sie aus Plastik waren. Einer Nachbarin, mit der unsere Familie gut befreundet war und die mich im Flur inmitten des Malheurs vorfand, schwindelte ich vor, das süße Getränk sei als Überraschung für meine Eltern gedacht gewesen. Ich nehme an, sie durchschaute diese lahm erfundene Geschichte, sie half mir aber trotzdem, die Spuren zu beseitigen.

Die heimliche Gier nach dem Zucker: Vermutlich war sie zumindest die erste Äußerung meines Dilemmas. Das erste Mal, dass das Monster seinen Kopf hob. Das erste Mal auch, dass ich mich an einen scharfen Stich der Beschämung erinnere, weil ich bei der heimlichen Kalorienzufuhr entdeckt worden war.

Das nächste Bruchstück, das die Retrospektive jener Zeit mir anbietet, betrifft meine Eltern, die bald danach damit begannen, die Zimmer im Erdgeschoss abzuschließen, wenn sie ausgingen. Auf diese Weise wollten sie den hungrigen Sohn nicht nur vom Kühlschrank in der Küche fernhalten, sondern auch von einem Schrank im Wohnzimmer, in dem bei uns die Süßigkeiten aufbewahrt wurden. Vermutlich wussten sie sich einfach nicht anders zu helfen. Ich für meinen Teil verwendete einige Zeit und Mühe darauf, Pläne zu entwickeln, wie ich in die verschlossenen Räume einbrechen könnte, Pläne, die den Gefangenen in dem Film *The Shawshank Redemption – Die Verurteilten* alle Ehre gemacht hätten. Aber es gelang mir nicht. Ich erwog sogar, einen Tunnel zwischen Korridor und dem benachbarten Wohnzimmer zu graben. Okay, das habe ich mir ausgedacht, aber Sie verstehen, was ich meine.

Damals etablierte sich womöglich eines der frühen Muster, wie ich künftig mit Essen umgehen würde: die Vorstellung, es mir gegen Widerstände erobern zu müssen. Wenn ich später aß, schien das jedes Mal nach Selbstbehauptung zu schmecken. Hilde Bruch, die berühmte, 1984 verstorbene Psychiaterin, die sich ihr gesamtes Forscherleben lang mit Essstörungen befasste, nannte dergleichen eine »mißbräuchliche Funktion« des Essens. So wurde es für mich, der ich als Teenager kein Rebell war, unter anderem ein Ausdruck von Freiheit – selbst wenn ich es mir einfach im Dönerladen an der Ecke kaufte. Es war vermutlich nicht die einzige Funktion, der einzige »kompensatorische Mechanismus«, wie Bruch es ausdrückte, den das Essen für die Bewältigung von emotionalen Erschütterungen für mich haben sollte.

Einmal zum Pummeligen geworden, schleppte ich ein Gefühl körperlicher Unzulänglichkeit mit mir herum, das eine der dominanten Farben meiner Adoleszenz wurde. Nicht die einzige, gottlob, aber eine bestimmende. Vor den Sportstunden in der Schule ergriff mich oft die Angst, im Unterricht stehe Geräteturnen an. Am Reck schaffte ich den Felgaufschwung auch mit Hilfestellung kaum; insgeheim verfluchte ich den mir ansonsten unbekannten Herrn Felg, von dessen Namen sich, wie ich fälschlicherweise annahm, die grausame Übung ableitete.

Auch das Klettern am Seil oder das Bockspringen schienen hauptsächlich zu meiner Demütigung zu existieren. Bei den Bundesjugendspielen, die mein Erinnerungsvermögen meistens auf einem windigen Sportplatz am Ortsrand stattfinden lässt, kamen mir die Sprunggruben immer so vor, als werde man in ihrem dreckigen Sand jeden Moment jemanden verscharren – vielleicht jemanden, der die erforderliche Weite nicht geschafft hatte.

Was mir dagegen erspart blieb, waren kleinere und größere Grausamkeiten seitens meiner Klassenkameraden oder Lehrer. Nein, eine einzige Episode fällt mir ein: Im Physikunterricht saßen wir in der zehnten Klasse auf hölzernen Klappsitzen, die an metallene Halterungen montiert waren. Eines Tages räkelte ich mich so auf meinem Platz, dass das Holz an der Verschraubung brach. Unser Lehrer kämpfte sichtlich mit sich, bevor er lächelnd sagte, ich mit meinem »nicht unbeachtlichen Gewicht« hätte mich nicht auch noch so strecken dürfen; dann passiere so etwas eben.

Ansonsten aber schweigt meine Erinnerung zu Mobbing, das damals ohnehin noch kein gebräuchlicher Begriff war. Kann das sein? Ich schreibe einem Mitschüler von damals, der über ein ausgezeichnetes Gedächtnis zu jenen Jahren verfügt. Er ist während einer mehrmonatigen Radtour gerade im französischen Baskenland angelangt und schreibt innerhalb eines Tages zurück:

August 1979 kamen wir in die gleiche Klasse, 9a. Hatte dich vorher natürlich schon gesehen, du warst in der 8a, oder? Nun gut, du warst nicht der Schlankste. Pummelig ja, aber nicht dick. Da waren andere runder. Ich finde aber, dass das nie irgendein Thema war. Kann sein, dass ich das aufgrund meiner eigenen Geschichte und Verklärung etwas zu rosarot sehe, aber ich habe den Eindruck, dass damals hauptsächlich die Person gezählt hat, die Persönlichkeit, die Sozialfähigkeit, und nicht die Kilo oder die Haarlänge. Und in dem Bereich hast du gepunktet.

Du warst ein hellwacher Typ, der a. immer eine Meinung hatte, die b. im Politischen und Sozialen eine Minderhei-

tenmeinung in diesem Nach-Achtundsechziger-Gemenge
war, die du aber c. immer gut argumentativ zu vertreten
wusstest. Außerdem war die Klassenzeitung, dein journalis-
tischer Startpunkt, etwas Besonderes. Dafür hat man dich
geachtet.

Insofern kann ich mich nicht erinnern, dass jemand über
dich etwas Negatives geäußert hat, und vor allem nicht über
dein etwas korpulentes Dasein. Was, wenn ich mir Dias in
Erinnerung rufe, die ich von dir habe, von der Neunten bis
zum Abitur, auch gar nichts Besonderes war. Aber vielleicht
hatten wir auch nur das unverschämte Glück, zur richtigen
Zeit aufzuwachsen, mit größtenteils hervorragenden Leh-
rern und einer wunderbaren Klasse.

Ich zitiere meinen Klassenkameraden hier nicht, weil ich gut
dabei wegkomme, sondern weil mein inneres Erleben damals
so anders war.

Lassen Sie es mich erklären, mithilfe einer Art Ortsumge-
hung. 2014 hatte ich Gelegenheit, Diane Keaton zu interviewen.
Im Vorspann des Textes, der danach in der Zeitung erschien,
nannte ich sie völlig zu Recht »eine Außergewöhnliche«: Film-
schauspielerin (*Der Pate I, II* und *III, Mach's noch einmal, Sam,
Manhattan, Vater der Braut* I und II, *Was das Herz begehrt*), Ex-
muse von Woody Allen, Geliebte von Al Pacino und Warren
Beatty, mit Anfang fünfzig durch Adoption noch zweifache
Mutter geworden, eine rundum faszinierende Person.

Im Gespräch erzählte Keaton mir auch von den Anfängen
ihrer lebenslangen Unsicherheit, die ich von ihr gar nicht erwartet hätte. Als sie zwölf war, betrieb in ihrer südkalifornischen
Heimat ein gewisser Kenny Akin, eine Lokalgröße, ein Gesangs-
und Theaterstudio und veranstaltete hin und wieder Talent-
shows. Keatons Mutter Dorothy, die alles tat, um den Drang der
Tochter auf die Bühne zu unterstützen, schickte die kleine Diane
zum Unterricht: »Aber ein anderes Mädchen, Peggy Oberdorfer«, so entsann sich Keaton, »durfte immer Solos singen, und

sie war großartig. Ich wollte immer wie Peggy Oberdorfer sein und ein Solo singen, aber ich durfte nie.« Mr. Akin teilte ihr im Gegenteil mit, »ich müsse femininer wirken und Benimmunterricht nehmen, und ich brauche eine neue Frisur«. Die kleine Diane war tief getroffen.

Dann sagte Keaton diesen Satz: »It was always that I wasn't quite right.« – Ich war nie ganz so, wie ich hätte sein sollen. Und es war nicht ganz klar, ob sie nur von ihrer Kindheit sprach oder von ihrem ganzen Leben, und wer eigentlich bestimmt hatte, wie sie hätte sein sollen.

Ähnlich erging es mir, spätestens zu der Zeit, als das Abitur näher rückte. Um meine Zukunft musste ich mir zwar keine großen Sorgen machen; ich hatte in genügend Fächern gute Noten. Dass ich in den meisten Naturwissenschaften gerade so die Menge Punkte einsammelte, um die Kurse anrechnen zu lassen, immunisierte mich gegen die Behauptung, ich sei ein Streber.

In politischen Diskussionen in der Klasse hielt ich gut mit, obgleich ich anders als viele meiner Mitschüler nicht sonderlich angetan von den Grünen war, die damals gerade bei Leuten meines Alters erste Erfolgte feierten. Mir war, zumindest außenpolitisch, Helmut Schmidt näher – das war allerdings, lange bevor es ernsthaft populär wurde. Später würde die Organisations-AG mich auswählen, den Conférencier des Abi-Balls unseres Jahrgangs zu machen; denn eloquent war der Pummel.

Doch das Tagebuch, das ich kurz nach meinem 18. Geburtstag begonnen hatte, spricht – neben einem heftigen Herzeleid wegen einer nicht erwiderten Liebe, das ich in allen Details schilderte, Seite um Seite um Seite – vornehmlich von einer gewissen Verlorenheit, einer inneren Heimatlosigkeit. Ich hatte das Gefühl, wie Richard III. bei Shakespeare sagt, »halb kaum fertig gemacht« zu sein. Ich kam mir mangelhaft vor. Heute würde man sagen, wie ein nicht untypischer Achtzehnjähriger; damals sorgte diese Vorstellung für allerlei Bewegung auf der See meiner Seele.

Emblematisch scheinen mir im Rückblick die Fotos der Leistungskurse, die wir für die Abiturzeitung machten. Deren Chefredakteur war ich, und so versammelten wir eines Tages alle Schüler der Oberstufe auf dem Schulhof. Ich lief wie ein Hirtenhund herum und suchte die Teilnehmer der einzelnen Kurse zusammen; ein Mitschüler machte dann die Fotos. Als meine eigenen beiden Kurse an der Reihe waren, stellte ich mich schnell am Rand der Gruppe dazu, seitlich, weil ich hoffte, man werde dann nicht so deutlich sehen, wie dicklich ich war. Es war eigenartig: Ich hatte die Gemeinschaft gerade selbst hergestellt, gehörte aber nicht voll dazu. So jedenfalls empfand ich es.

Spätestens mit achtzehn hatte ich auch die recht festgefügte Identität als Dicker, denke ich. 99,5 kg wog ich damals, so das Tagebuch. Aus dem Frühjahr nach dem Geburtstag stammt die Eintragung: »Mein Selbstbewusstsein hat sich, glaube ich, gebessert, da ich inzwischen durch konsequentes und hartes Hungern 6 Kilogramm abgenommen habe. Ich habe wohl noch ein Doppelkinn, einen leichten Fettring an der Hüfte, einen deutlichen Bauch und starke Oberschenkel, fühle aber zum ersten Mal seit langer Zeit, dass mein Brustkorb nicht direkt in meinen Bauch übergeht, sondern dass die Rippen irgendwo auch mal aufhören.« Ein Jahr später, nachdem ich das Videoband mit meinem Auftritt beim Abi-Ball gesehen hatte, notierte ich, ich sei »ordentlich« gewesen, »wenn auch deutlich korpulent (man beachte die erste Nahaufnahme bei meinen Begrüßungsworten!), nervös und irgendwie auch seltsam und fremd«.

Wie das Ideal, wie mein Körper auszusehen hätte, in mich eingesickert ist, auch das ist schwer zu sagen. Woher nimmt man seinen Habitus? Wer bringt einem bei, wie man geht oder steht? Oder wie man eine Frau anschaut, ohne Zweifel zu hinterlassen?

Großen Eindruck auf mich machten das Kino und sein Vorbildpersonal, bezeichnenderweise aber weniger die Männer meiner eigenen Zeit wie Harrison Ford oder Richard Gere, sondern ihre Vorgänger, die klassischen Helden, deren Filme ich bei ARD oder ZDF an langweiligen Sonntagnachmittagen oder im dritten Programm tief in der Nacht sah.

Über den Dächern von Nizza zum Beispiel, 1955, mit Cary Grant und Grace Kelly. Den Film muss ich ein halbes Dutzend Mal gesehen haben. Wenn Ihnen Cary Grant nicht mehr so ganz präsent ist: Er war der George Clooney seiner Zeit, ein Superstar der Selbstironie, ein Archetypus subtiler, weltläufiger Lässigkeit. Spielte in Komödien *(Leoparden küsst man nicht, Die Nacht vor der Hochzeit, Indiskret)* und Thrillern, vor allem für Alfred Hitchcock *(Verdacht, Berüchtigt)*. Ein cooler Hund, wenn es das in seiner heutigen, postmodernen Ausprägung schon gegeben hätte.

Und Grace Kelly – nun, sie war Grace Kelly. Sie kennen Grace Kelly. Gerade in diesem Film war sie von so berückender Schönheit, es war, als flösse das Licht einfach durch sie hindurch.

Ich muss zugeben, Grant läuft in dem Film mit Dauerbräune herum (er ist gebürtiger Brite!), trägt Halstücher und ist ungefähr doppelt so alt wie Kelly, die sich demonstrativ müht, ihn zu verführen, was alles ein bisschen zum Schmunzeln ist. Er spielt einen ehemaligen Juwelendieb mit dem Spitznamen »Die Katze« – weil er über die Dächer in die Gemächer seiner Opfer einzubrechen pflegt –, und das ist jetzt auch nicht gerade *King Lear*. Doch macht Grant auch mit fünfzig in Badehosen noch eine sehr gute Figur, und Kostümbildnerin Edith Head, eine der Besten ihres Fachs, hatte ihn wieder in weite Bundfaltenhosen, Pullover und Jacketts oder in Smokings gesteckt, in denen er einfach umwerfend aussah.

Nun hat es sich – um Joan Didion und ihr »Liebeslied« auf Grants ganz anders gearteten Kollegen John Wayne zu paraphrasieren – in meinem Leben nicht ergeben, dass ich Juwelendieb oder etwas ähnlich glamourös Gefährliches geworden wäre, und die Frauen, um deren Bekanntschaft ich mich bemüht habe, waren zwar berückend, Grace Kelly aber war nicht darunter.

Ich weiß nicht, ob eine Gestalt wie Cary Grant auch so suggestiv durch Ihre unauffällige Jugend schlenderte. Doch wie seine leichtfüßige Silhouette sich gegen den Nachthimmel der Côte d'Azur abhob, verschweißte in meiner Imagination eine Gewissheit: Nur der schlanke Kerl kriegt das Mädchen ab.

Woche 24:
Flatliners. Ein gewisser Defätismus

STATUS-REPORT:
Gewicht in Vorwoche: 158,4 kg
Aktuelles Gewicht: 159,4 kg
Veränderung: +1,0 kg

Vor ein paar Tagen traf ich die nette Frau unseres Hausmeisters vor der Wohnanlage, und sie fragte:»Haben Sie abgenommen?« Sie sehe mich manchmal auf einem Fahrrad, fügte sie hinzu: »Ist das neu?«

Wir plauderten eine Weile auf dem Gehweg, während ihr Mann schwitzend den Rasen zwischen den Wohnblocks mähte. Als wir uns verabschiedeten, rief sie mir nach:»Noch mal zwanzig Kilo!« Und sie hat recht. Und zwanzig reichen nicht.

Denn ich bin unzufrieden mit mir. Mit bedrückender Regelmäßigkeit schieße ich über die Essensmengen hinaus, die das Abnehmprogramm vorsieht. Die Kurve, die mein Körpergewicht verzeichnet, zuckt hie und da nach oben, dann wieder nach unten, aber die Generalrichtung ist plan wie die Linie eines Herzmonitors bei jemandem, der den Löffel abgegeben hat: *flatline.* Die Hose, die ich mir hatte enger machen lassen, sitzt wieder sehr stramm.

Was mich so frustriert: Mein Übergewicht ist eine Fehlentwicklung, die sich nicht durch EINE Kraftanstrengung aus der Welt schaffen lässt, eine gigantische Anstrengung, sicherlich, und dann ist erst mal wieder Ruhe. Nein, es ist ein ständiges

Ziehen und Strampeln, in fast jeder Minute des Tages. Und um das zu korrigieren, was du an einem Tag durch Nachlässigkeit versaut hast, brauchst du drei, vier, fünf Tage.

Dass ich häufig mit dem Rad ins Büro fahre, hat mein Hunger, dieser verschlagene Begleiter, inzwischen eingepreist: Er meldet sich heftiger. Wenigstens schmerzt mein Hintern jetzt nicht mehr so, wenn ich ihn am Ende der Fahrt vom Sattel hebe. Aber gilt das schon als Trainingseffekt?

In meiner Abnehmgruppe: ein ähnlicher Defätismus. In der Sitzung dieser Woche erzählte Martin, der abgenommen hat, als werde er dafür bezahlt, kürzlich habe er sich zum Abendessen einen großen gemischten Salat mit Putenbruststreifen zubereitet. (Klassisches Gericht der Gebremst-Esser; achten Sie in Restaurants mal drauf.) Nach dem Salat, so Martin, habe er, ach, ach, ein Joghurt gegessen, ein kleines. Er klang frustriert. Wir schauten ihn an, recht entgeistert: ein Salat und ein kleines Joghurt? Für ihn schmeckte das nach Niederlage.

Für Frauen ist die Stagnation ein noch härterer Schlag. Sicher, wir sind in den vergangenen Jahrzehnten bei der Geschlechtergerechtigkeit auch in Sachen Körpergewicht ein Stück vorangekommen. Das heißt aber nur, dass jetzt auch Männer unter Druck kommen, wenn sie zu viel wiegen – oder jemand der Ansicht ist, sie täten es. Bei Frauen aber ist die Frage »Findest du mich zu dick?« niemals, NIEMALS leichtfertig gestellt, sondern weiterhin existenziell.

Das Punktezählen, mit dem in der Abnehmgruppe das Essverhalten gesteuert werden soll, ist inzwischen zu einer kleinen Wissenschaft geworden. Die schnuckelige Ernährungsberaterin bringt uns jetzt bei, wie wir zum Beispiel mithilfe der auf der Packung angegebenen Inhaltsstoffe den Punktwert von »Iglo Schlemmer-Filet« und anderen Fertiggerichten berechnen. Sie macht das toll – 4,8 Gramm Fett auf 100 Gramm, macht nach der »Quotientenregel« ... Aber ich bin jemand, der im Abitur fast alle Naturwissenschaften abgewählt hat. 3 grüne, 14 gelbe, 6 rote Punkte. Stimmt das, ja? Oder sind es 12 grüne, 5 gelbe, 18 rote?

In diesen Zeiten der Diätkrise behelfe ich mich bisweilen mit Symbolpolitik; so jedenfalls würde Sigmar Gabriel es nennen, wenn Angela Merkel täte, was ich tue. Bei ebay habe ich ein Paar Sportschuhe ersteigert, Adidas Marathon TR in Blau mit silbernen Streifen, wie ich sie vor vielen Jahren trug, während meiner Zeit als passionierter, schlanker Läufer. Die werden heute in dieser Farbe offenbar nicht mehr hergestellt, die Dämpfung ist rudimentär, aber sie sind praktisch unkaputtbar. Hundert Euro haben sie mich gekostet; eine Kollegin sieht mich damit auf der Straße und sagt als Allererstes: »Was für retrocoole Schuhe.« Ja, danke, aber das Fitnessstudio haben sie noch nicht gesehen.

Woche 25:

Kirschtorte. Von der Mitschuld der Mütter

STATUS-REPORT:
Gewicht in Vorwoche: 159,4 kg
Aktuelles Gewicht: (liegt nicht vor)
Veränderung: (liegt nicht vor)

In der vergangenen Woche war ich bei einer Familienfeier, habe
einiges gelernt, bin an manches erinnert worden. Zum Beispiel
daran, dass die Küche in Deutschlands Landgastwirtschaften
sich so langsam wandelt wie die ewigen Wälder, in denen sie
stehen. Habe ich Rumpsteak mit Pommes oder Lende »Jäger
Art« mit Spätzle nicht genau so schon vor über dreißig Jahren
gegessen, als Kind?

Dieses Mal war mir das selbstverständlich verboten. In solchen Situationen denke ich immer an die ersten Zeilen von
Howard Jones' Song *No One Is to Blame*: »*You can look at the
menu, / But you just can't eat.*« — Anschauen, aber nicht essen.
Also blieb mir nur ein Salat mit ein wenig Schinken – und der
Verwandtschaft beim Kauen zuzusehen. Gott sei Dank fiel mir
das nicht so schwer, wie ich vermutet hatte. (In Ordnung, der
Thunfischsalat, den ich mir am Abend zu Hause genehmigen
sollte, fiel drei Nummern größer aus als erlaubt.)

Dann kam dieses Mädchen an unseren Tisch. Sie gehörte
zu einer Tischgesellschaft im Nebenzimmer und war fünf oder
sechs Jahre alt. Niedlich, aber still. Eine meiner Tanten, bemüht,
die Kleine anzusprechen, versuchte es über die Kuchen und Tor-

ten, die gerade zum Nachmittagskaffee serviert wurden (und für mich, klar, tabu waren).

»Willst du auch ein Stück Bienenstich?« Die Kleine schien unbeteiligt.

»Oder«, so fuhr meine Tante fort, »wollen wir uns ein Stück Kirschtorte teilen? Schau, da ist auch ein eigener Löffel für dich.«

Das klingt wie eine Nebensächlichkeit, führt aber in die Mitte unseres Wesens. Ich habe mich bisweilen gefragt, ob es ein historischer Zufall ist, dass ich ausgerechnet zum exzessiven Esser geworden bin statt zum exzessiven, obsessiven Hände-Wascher, Rasen-Mäher oder Autoscooter-Fahrer. Doch schon kleine Kinder lernen: Essen ist mehr als nur Essen. Es kommt so simpel daher, aber es ist eine zentrale Kategorie dessen, was wir sind.

Wenn es stimmt, dass der Mensch erst durch andere Menschen zum Menschen wird, weil sie ihm wie im Spiegel zeigen, was er ist, dann ist das Essen nicht nur wegen der Nährstoffe ein Lebens- und Überlebensmittel. Das Essen ist eine der wichtigsten Methoden, mit anderen diese unerlässliche Verbindung herzustellen; es ist ein Medium, mit dem wir miteinander kommunizieren: »Lass uns einen Happen essen gehen und reden.« Die gemeinsame Mahlzeit in der Familie. Mindestens eine Religion hat um das gemeinsame (Abend-)Mahl ihr wichtigstes Ritual gebaut.

Man kann häufig den Vorwurf hören, Mütter, die ihren Nachwuchs im Säuglingsalter falsch versorgt oder ihm als Teenager zu viel aufgetischt hätten, seien an dessen späterer Essstörung schuld. Das ist grob ungerecht, denn so haben sie selbst es doch ebenfalls gelernt; so ist es in unserer mental-kulturellen Festplatte verlötet. In der ersten Beziehung des Menschen, der zu seinen Eltern, lernt er: Wer für dich sorgt, wer dich liebt, der gibt dir zu essen. Für viele Mütter, die für ihre erwachsenen Kinder kochen, ist das einer der wenigen verbliebenen Wege, diesen ihre Liebe zu vermitteln. Deshalb ist Essen ein so gefährlich naheliegender Ersatz für Gefühle und manches andere, was man womöglich im Leben vermisst.

Auf die enge Verbindung von Emotion und Nahrung stützt sich eine der möglichen Erklärungen für Übergewicht und Adipositas, die auch wieder die Mütter ins Spiel bringt. Sie geht auf Sigmund Freuds Triebtheorie zurück und verweist auf die »orale Phase« in der frühkindlichen Entwicklung – jene Zeit im ersten Lebensjahr, »in der Ihr Baby alles in den Mund nimmt«, wie die Elternratgeber es formulieren. Der Mechanismus kann gleich in zwei Richtungen funktionieren, wie der Ernährungspsychologe Christoph Klotter in der Einführung zu seinem Forschungsgebiet erläutert: »Eine Überversorgung in dieser Phase veranlasst einen Menschen ein Leben lang, diese Phase quasi nicht zu verlassen. Er beharrt darauf, ewiglich versorgt zu werden ... Dieser Mensch ist diesbezüglich nicht erwachsen geworden. Eine Unterversorgung in der oralen Phase kann ebenfalls zu einer Fixierung führen: Ein Mensch versucht sozusagen lebenslänglich, die in dieser Phase erlebten Defizite zu kompensieren, indem er übermäßig isst, auch wenn er eigentlich Zuneigung und Wärme sucht.«

Bei aller trendigen Skepsis gegenüber Freud hat für mich vor allem die Idee mit der Überversorgung eine gewisse Plausibilität. Ich gebe zu, das hängt zum einen mit meiner Vermutung zusammen, dass insbesondere meine Mutter unbewusst eher des Guten zu viel als zu wenig täte. Zum anderen hat jede Theorie, die davon ausgeht, dass Essen viel mehr ist als reine Physiologie, mal zumindest die geballte Erfahrung meiner fast fünf Lebensjahrzehnte auf ihrer Seite.

Um derartige Fragen kreisen auch die Gespräche in der Abnehmgruppe. Dort reden wir dieser Tage vor allem darüber, dass die meisten noch immer und immer wieder Heißhungeranfällen wie ohnmächtig ausgeliefert sind. Ob sie nicht praktische Strategien dagegen habe, flehen wir die Therapeutin an. Wir hoffen auf einen Trick, einen Psychokniff. Zählen Sie bis hundert und denken Sie sich an einen Ort, der Sie glücklich macht. Irgend so was.

Doch der Hunger, an dem wir leiden, ist eben eine Emotion,

besser: ein Symptom für eine Emotion. An die muss man ran. Manchmal ist offensichtlich, was der Schmerz ist, der betäubt werden muss. Aber selbst das hilft nicht unbedingt.

Kürzlich war ich mit einer Frau zum Abendessen aus, berichte ich in der Gruppe. Ich hatte ihr von der Diät erzählt. Sie lobte mich dafür, sie kennt mein Problem. Ich holte sie im Auto ab, wir fuhren ins Restaurant, sie sah, wie ich mich beherrschte, wir unterhielten uns angeregt. Anschließend fuhr ich sie nach Hause. Wir verabschiedeten uns, sie stieg aus, ich fuhr weiter, in Richtung meiner Wohnung. Und dann konnte ich fast mitschreiben, wie mein typisches Essverhalten einsetzte. Ich sah mich wie ein Strichmännchen im Daumenkino, wo man jedes Bildchen auch einzeln anschauen kann. Ich hielt bei »McDonald's« – eine Filiale liegt auf dem Weg – und bestellte: zwei Filet-o-Fish, einen McRib, eine große Cola.

Ich sagte mir: Du hast eben gegessen, was soll das? Die Schlange war lang, ich konnte überlegen, warum ich glaubte, essen zu müssen, aber ich hielt mich nicht auf: Ich war frustriert, weil mit der Frau nicht mehr passiert war. Ich war verwirrt, weil ich nicht wusste, ob ich wollte, dass mehr passiert wäre. Ich war wütend auf mich selbst, weil es unerheblich ist, was ich wollte, denn als Dicker hätte ich ohnehin kaum eine Chance gehabt.

Als ich die Anekdote fertig erzählt habe, fragt die Therapeutin: »Und, fühlten Sie sich anschließend besser?«

»Ja«, sage ich.

Vielleicht muss man ergänzen: Natürlich fühlt man sich anschließend besser. Das ist das Muster: Essen ist wie Medizin. Wie Aspirin bei Kopfschmerzen. Wenigstens erlebe ich das bei mir selbst immer wieder so, und viele Leute in meiner Abnehmgruppe auch. Essen ist – nach einer Formel von Herbert Grönemeyer aus dem Song *Alkohol* – »dein Sanitäter in der Not«. Ist doch egal, dass die Hilfe nicht sehr lange vorhält. Der Druckverband soll einfach rasch die Blutung stoppen. Andere Leute benutzen für das gleiche Bedürfnis nur andere Substanzen, andere

Routinen. Einen Knacks aber, der nach der Medizin verlangt, den haben sie ebenfalls. Wie ist das bei Ihnen? Überlegen Sie mal.

Ein Mann aus einer der Abnehmgruppen, wie sie im Zentrum alle drei Monate starten, berichtet von einer bemerkenswerten Episode über den Einsatz von Essen als emotionalem Surrogat:

Als ich um die zwanzig war, war ich auch schon dick, aber ich hatte über lange Zeit eine Freundin. Sex hatten wir nicht oft; zumindest hätte ich mir mehr gewünscht. Aber ich fand mich auch nicht sehr sexy oder streichelbar, ich dachte bei meiner Freundin oft: Tut mir leid, dass ich für dich als Mann nicht ansehnlicher bin. Ich hatte außerdem das Gefühl, ich müsste mir ihre Lust besonders verdienen, indem ich mich besonders bemühte, wie soll ich sagen, indem ich besonders niedlich war oder so.

Es gab immer wieder die Situation, dass ich den Sex initiierte, sie ihn aber abbrach. Dann gab es Streit, den ich meistens löste, indem ich ging. Oft sagte ich, ich müsse Luft schnappen und käme wieder. Dann ging ich zu einer Gaststätte ganz in der Nähe, wo es einen Wurstsalat gab, den ich mochte. Wenn ich den gegessen hatte, war ich erst mal beruhigt. Anschließend konnte ich zurückgehen in ihre Wohnung.

Ich fand auch, es geschehe ihr ganz recht, wenn ich wegen ihr noch dicker würde. Natürlich war aber ich derjenige, der bestraft wurde.

Andererseits gibt es in solchen Fällen, wo ein schneller Trost gebraucht wird, jedenfalls bei mir nicht immer ein unmittelbares Reiz-Reaktions-Schema: Irgendwas macht mich traurig, also suche ich was zu essen. Nein, ich bin schon eine Stufe weiter. Ich brauche eine Arznei, die auch unerwartete Ausschläge meiner Gefühle, ob nun Richtung Freude oder Unglück, früh abfedert, so wenigstens die Theorie. Wie jeder gute Arzt arbeite ich präventiv. Ich esse schon vor.

Woche 26:

War das alles? Zur Halbzeit

STATUS-REPORT:
Gewicht beim letzten Wiegen (vor zwei Wochen):
159,4 kg
Aktuelles Gewicht: 160,0 kg
Veränderung: +0,6 kg

Das erste halbe Jahr der Mission »Unser Fetter soll schlanker werden (oder zumindest weniger fett)« ist vorbei. Im Adipositas-Zentrum haben sie mich deshalb abermals genau vermessen. Körperwasser, Muskelmasse, Körperfett, Leukozyten, Erythrozyten, ALT, GGT, Glucose, Cholesterin und so fort, zudem Body-Mass-Index, Grundumsatz, Hüftumfang, Taille. Bei der Taille bestand ich auf einer Nachmessung, nachdem das erste Anlegen des Maßbands drei Zentimeter mehr als vor drei Monaten ergeben hatte, und tatsächlich, es waren fünf weniger. Taille: 146 statt 151 cm wie noch vor drei Monaten. Hüfte: 136 statt 138 cm.

Ich weiß, ich habe schon behauptet, mich erst mal nicht um einzelne Körperregionen kümmern zu wollen; mein Körper ist eine einzige große Problemzone. Aber dass ich bei einem hart verdienten Verlust von fünfundzwanzig Kilo ausgerechnet am Bauch zugelegt hätte – das wäre ein Schlag gewesen.

Drei aus meiner Abnehmgruppe, darunter Jochen, haben beim City-Triathlon nach monatelangem Training kürzlich die »Jedermann«-Strecke absolviert: fünfhundert Meter Schwimmen, vierzehn Kilometer auf dem Rad, fünf Kilometer Laufen.

Als unser expertenbeaufsichtigtes Programm startete, wäre das undenkbar gewesen. Hundertzwanzig Fotos hatte eine der Triathletinnen auf dem Laptop mitgebracht und kopierte sie für die anderen auf USB-Sticks. Aufschlussreich zu sehen: der Stolz. Der Stolz von Exdicken.

Eine andere Teilnehmerin aus der Gruppe, die vierundzwanzigjährige Susan, sah sich selbst zusammen mit Freunden in einem Bericht des Regionalfernsehens über das Event. Dass die Reporterin von einer »molligen Hobbysportlerin« sprach, während Susan im Bild war, ärgerte sie mehr, als sie zuerst zuzugeben bereit war; beim Treffen der Gruppe erwähnte sie es mehrmals. Und wahrlich, bei ihr kann von »mollig« nicht mehr die Rede sein. Vor sechs Monaten war sie ein kräftiges Mädel; inzwischen, achtundzwanzig Kilo leichter, hat sie, wenn sie mit den von ihr bevorzugten ungeschnürten Turnschuhen und den Cargoshorts auf dem Gang herumläuft, etwas Tigersprunghaftes.

Für mich wird ein Triathlon noch eine ganze Weile undenkbar bleiben. Ich bin trotz reduzierten Gewichts fürs Laufen zu schwer. Gut, auch das groß annoncierte Radfahren zwischen Wohnung und Büro habe ich in den letzten Tagen zurückgestellt, wegen Gluthitze und Apokalypsenregen.

Kürzlich war ich auf der Geburtstagsgrillparty eines Kollegen eingeladen. Er hatte seiner Familie, die mich kennt, von meiner Diät erzählt. Nachdem die Verwandtschaft mich dann gesehen hatte, so berichtete er später, sei ihre Reaktion gewesen: »War das schon alles?«

Blöd nur, sie haben recht. Fünfundzwanzig Kilo weniger, das ist – wohlgemerkt: in meinem Fall – anständig, aber allenfalls ein guter Anfang. Wenigstens habe ich meine Zielvereinbarung mit dem Zentrum eingehalten: Ich komme die vier Stockwerke zu meiner Wohnung jetzt ohne Pause hoch. Und meine gerade wieder erhobenen Blutwerte sind so gut, dass sich die Programmärztin weiter wundert. Ich hätte sie beinahe gefragt, ob sie nicht einen wissenschaftlichen Aufsatz über mich verfassen will, über den Adipösen mit den unglaublichen 1a-Blutwerten. Das »Eisenhauer-Syndrom« im *Pschyrembel*, der Medizinerbibel – wäre gar nicht übel.

Das Lebensgefühl der Anderen – Saskia

STATUS-REPORT:
Gewicht in Vorwoche: 160,0 kg
Aktuelles Gewicht: (liegt nicht vor)
Veränderung: (liegt nicht vor)

Saskia ist fünfzig, ausgebildete Krankenschwester und heute Angestellte im öffentlichen Dienst. Sie hat ein neues Körpergefühl, und das gefällt ihr. Das gefällt ihr sehr.

Damit man sie richtig versteht, muss man einen kurzen Blick auf ihre Körperbiografie werfen. Bis sie achtzehn war, war Saskia schlank, »mit einer Sechsunddreißiger-Figur«, vor allem, weil sie viel Sport machte: Tanzen, Rhönrad, Schwimmen sogar auf Leistungssportniveau. Nur einmal, aber da war sie noch im Kindergarten, verbrachte sie den Sommer bei der Großmutter, »da bin ich gemästet worden, und anschließend haben die Nachbarn mich nicht mehr erkannt«.

Nachdem sie achtzehn geworden war, kamen ein Freund, dann die Pille, »die hat mich mit einem Schlag zehn Kilo gekostet«. Die Gewichtszunahme setzte sich mit dem ersten Kind ebenso fort wie mit dem zweiten und dem dritten. Saskia war mit den Kindern auf sich allein gestellt, ihr Mann berufsbedingt ständig unterwegs, die beiden führten eine Wochenendehe, und die Aufmerksamkeit an ebendiesen Wochenenden gehörte bald vorzugsweise dem Haus, das sie bauten: »Es wäre gemein, alles auf Kinder und Ehemann zu schieben, es liegt ja an mir, was ich in mich hineinstopfe. Ich war viel alleine, es war viel Frustessen. Es war bequem. Man hatte mit den Kindern gegessen, dann saß man auf der Couch und schob sich noch mal alleine eine Fertigpizza in den Backofen.«

Da sie zusätzlich zum Übergewicht noch ein Problem mit der Hüfte hatte, konnte sie nur unter Schmerzen gehen, wie sie sich erinnert. »Das Bücken, das Heben, das Schnaufen wie ein Ackergaul – es war einfach nicht schön.« Hinzu kam die Scham, obwohl sie diese immer verbarg: »Über das Dick-Sein lasse ich mich nicht definieren, das war immer mein Anspruch.« Auch bei der Arbeit trat sie nach außen hin selbstbewusst auf: »Ob du vor deinen Chefs stehst oder die Schlanke aus dem Nachbarbüro, das ist schon noch mal ein Unterschied. Trotzdem habe ich mir durch das Dick-Sein nicht die Butter vom Brot nehmen lassen, zumindest nicht nach außen. Innerlich war ich sicher gehemmter.«

Mit ihrer Schwester, die noch dicker war als sie und schon viele Diäten unternommen hatte, ging sie eine Weile zu den »Weight Watchers«. Ihr Gewicht spielte Jo-Jo. Als bei ihr eine OP an der Hüfte anstand, wollte sie sich jedes Pfund zu viel ersparen. Jemand, der im Adipositas-Zentrum »wahnsinnig abgenommen« hatte, erzählte ihr davon, das flößte ihr Respekt ein. Sie meldete sich an, machte das Programm ein erstes Mal, zunächst »unter der Prämisse, bestimmt bald wieder aufzuhören« – und zog es dann doch durch, zu ihrer eigenen Verblüffung.

Das war vor zwei Jahren. Wie viel sie damals ursprünglich gewogen habe, frage ich sie.

»Muss ich das sagen?«, erwidert sie ein bisschen kokett.

Ja, bitte.

»125.«

Bei einer Körpergröße von ...?

»1,63 Meter.«

Und am Ende des Jahres, wie viel sie da gewogen habe, will ich wissen.

»90.«

Nach einem Jahr Pause ist Saskia jetzt zum zweiten Mal dabei. Dieses Mal ist sie mit 95 Kilo eingestiegen.

»Und was war bisher dein niedrigstes Gewicht?«

»79.«

Mit dem geballten Selbstbewusstsein dieser neu erreichten Gewichtsklasse im Rücken hat sie in der Gruppe kürzlich den City-Triathlon absolviert, Version »Jedermann«, obgleich sie ursprünglich nicht erwartet hatte, es ins Ziel zu schaffen. Das trug zu ihrem allgemeinen Hochgefühl bei: »Ich sah besser aus, ich war agil, konnte ganz andere Klamotten anziehen, die Lust war mehr da. Es war, als ob ich gedopt wäre.«

Grundlage von Saskias Erfolg: Entschlossenheit. Der Zieleinlauf beim Triathlon beispielsweise war hart erarbeitet: Drei oder vier Mal die Woche lief sie, ging zum Schwimmen, fuhr Rad, immer in Begleitung ihres Mannes übrigens, der sie coachte. In der Fastenphase leistete sie sich keinen einzigen Aussetzer, nicht eine Episode, wie ich sie mit meinen Rollmöpsen hatte: »Ich war knallhart.« Sie wusste, ein einziger Fehltritt, dann »wäre es gekippt, dann wären die Schleusen offen gewesen«.

Jetzt, wo wir uns im Programm an eine gesunde Ernährung gewöhnen sollen und mehr Freiheiten genießen, hat auch Saskia bezeichnenderweise Schwierigkeiten mit der Disziplin: »Mir sind die Mengen, die wir im Programm essen sollen, zu klein. Ich habe nie das Gefühl, satt zu werden.« Die kalorische Droge ihrer Wahl: herzhaftes Essen. »Kuchen brauche ich nicht. Ich bin ein Brot-Junkie.« Ihr Mann sagt ihr, sie kompensiere alles mit Essen – Freude, Frust, Langeweile, alles. Aber sie kann es wenigstens auch als Erlebnis genießen: »Ich liebe es, wenn wir essen gehen, wenn mir im Restaurant ein liebevoll hergerichtetes Essen hingestellt wird. Wenn ich einen Big Mac esse, bin ich enttäuscht. Fast Food esse ich nicht.«

Ihre Tricks, um den Verlockungen aus dem Weg zu gehen: Sie legt sich in die Wanne. Sie geht früh ins Bett, schon gegen neun. Sie sieht nicht im Wohnzimmer fern, sondern im Schlafzimmer einen Stock höher – um den Weg zum Kühlschrank zu verlängern.

Ihren Bekannten, Freunden und den meisten Verwandten verheimlicht sie bis heute, wie genau sie all das Gewicht verloren hat: »Wenn es jemandem auffällt, sage ich, ich sei auf Diät.« Außer ihrem Mann, ihren Kindern und ihrer Schwester weiß niemand, dass sie im Adipositas-Zentrum ist. In den zwölf Wochen der Ernährung aus dem Beutel zum Beispiel »hatte ich kein soziales Leben, ich habe mich zurückgezogen«.

Warum?

Ihre Freundinnen sind alle schlank, so erklärt sie. Sie habe nicht gewollt, »dass sie mich anschauen und denken: Schafft sie es oder nicht? Wenn ich es nämlich nicht schaffe, stehe ich blöd da.« Bis heute wissen sie nicht Bescheid.

Ihre Eltern, so erzählt Saskia, hätten oft auf ihrer noch dickeren Schwester herumgehackt. »Ich habe mich geschämt, in ein Adipositas-Zentrum zu gehen. Ich bin da paranoid, ich stehe dazu nicht. Ich bin dick, aber so dick nicht.«

Woche 28:

Wrap. Ich und der Tofu

STATUS-REPORT:
Gewicht beim letzten Wiegen (vor zwei Wochen):
160,0 kg
Aktuelles Gewicht: (liegt nicht vor)
Veränderung: (liegt nicht vor)

Wenn ich es recht überblicke, habe ich bisher nur ein einziges Mal zur Avantgarde gehört: als ich – es ist eine ganze Weile her, und ich war an der Uni – einem entzückenden norwegischen Au-pair-Mädchen am Ende eines bittersüßen Sommers zum Abschied auf dem Bahnsteig einen großen Plüsch-Dinosaurier schenkte. Nicht ganz in Lebensgröße, aber die Hälfte meines Monatsverdienstes als Wissenschaftliche Hilfskraft ging drauf dafür. Kurz darauf kam *Jurassic Park* ins Kino, und plötzlich waren Dinosaurier total angesagt. Ich aber konnte den Marktkräften ins Gesicht lachen: Erster! Ihr kriegt mich nicht!

Ansonsten geht es mir wie uns allen: Ich bin überzeugt, ich sei in meinem Tun einigermaßen originell, nur um plötzlich festzustellen, dass Millionen seit Langem dasselbe machen. Ein Jahr nicht aufgepasst, und schon bist du nur noch Teil eines soziologischen Trends: »Immer mehr Deutsche ...« Es beleidigt die eigene Vorstellung von sich selbst als Einzelstück.

Beim Essen: dasselbe Bild. Sieht man von der multikulturellen Erweiterung der Gastronomie ab, sind größere Teile der Veränderungen in den Essgewohnheiten der vergangenen Jahrzehnte an mir vorbeigegangen. Das mag ein Grund dafür sein, warum ich an einem Abnehmprogramm teilnehmen muss. Aber ich bin das Kind von Kriegskindern, die den Hunger noch als etwas Unfreiwilliges erfahren haben, nicht als Begleiterscheinung einer Diät. Meine formativen Jahre, auch was den Geschmack angeht, waren die Siebziger und Achtziger, während deren das bundesrepublikanische Modell im vollen Saft stand. Warum siegte der Westen im Kalten Krieg über den Osten? Auch weil er seine Bevölkerung satt machte. (Was im Übrigen nicht gering zu achten ist.) Was ich damals lernte – dass eine Mahlzeit aus einem Stück Fleisch plus Kartoffeln, Nudeln oder Reis plus ein wenig Salat oder Gemüse besteht –, prägt mich bis heute.

Historiker behaupten, Teile unserer Zivilisation, bestimmte Mentalitäten etwa, zählten zu einer »longue durée«, zu einer »langen Dauer«, weil sie sich während ebendieser kaum veränderten; dazu gehören für mich auch die Ernährungsgewohnheiten. Unwissenschaftlich gesprochen: Das »Schnitzel Robert«, das heute in der Firmenkantine angeboten wird, gab es dort schon, als ich noch nicht geboren war.

Dass die schnuckelige Ernährungsberaterin es beim Treffen der Abnehmgruppe in dieser Woche unternahm, mich an die vegetarische Ernährung heranzuführen, ist deshalb nichts weniger als heroisch. (Ob sie im Geheimen als Superheldin »Veggiegirl« arbeitet?) Bereits zum zweiten Mal versammelte sie mich und vier andere aus der Gruppe zum Kochabend. In der Lehrküche des Krankenhauses, in der sonst Diabetiker geschult werden, bereiteten wir »Vietnamesische Sommerrollen im Thai-Stil« zu – nachdem sie das Hühnchen im Originalrezept von chefkoch.de durch Tofu ersetzt hatte. Außerdem in der Füllung: Glasnudeln, Möhren, Eisbergsalat, Sojasprossen, allerlei Gewürze; drum herum gewickelt: Reispapier.

Während wir so vor uns hin schnippelten, fragte ich mich im Stillen, ob das jetzt wohl mein Schicksal sein wird: das Fleisch durch Tofu ersetzen.

»Geben Sie der Sache eine Chance«, sagte die Ernährungsberaterin. »Es gibt marinierten Tofu in ganz unterschiedlichen Geschmacksrichtungen, der sehr lecker sein kann.« Dass die Rollen nicht frittiert wurden, wie es meiner Neigung entsprochen hätte, ließ sich sogar verschmerzen. Ob ich aber zum Vegetarismus übertreten werde – eher nicht. Ein Freund des Tofu, ob geräuchert oder mariniert, werde ich nicht mehr. Wir hätten stattdessen ebenso gut Pappe mit einwrappen können.

Nachdem wir mit Kochen und Essen fertig waren, sagte Jochen: »Wisst ihr, ich bin satt, aber ich könnte noch essen.« Die schnuckelige Ernährungsberaterin räumte gerade die Pfannen ein, also konnte ich nicht sehen, wie sie diesen Kommentar aufnahm.

Eine andere Teilnehmerin, die als Kurswiederholerin sozusagen zu den Stammesältesten der Gruppe gehört, beugte sich zu mir und flüsterte, als enthülle sie mir den Aufbewahrungsort des Heiligen Grals: »Wahrscheinlich musst du das Kochen anfangen. Alles, was man halb fertig oder fertig kauft, ist einfach zu fett.«

Vielleicht habe ich eine Zukunft als »Flexitarier«. Zu diesen Leuten, die bewusst weniger Fleisch essen, zählen sich zwölf Prozent der Deutschen. Damit wäre ich abermals nicht bei der Avantgarde, aber bei der Verfolgergruppe.

Woche 29:

Der Mann im Bett neben mir.
Flüchtige Gedanken über das Sterben

```
STATUS-REPORT:
Gewicht beim letzten Wiegen (vor drei Wochen):
160,0 kg
Aktuelles Gewicht: (liegt nicht vor)
Veränderung: (liegt nicht vor)
```

Gelegentlich, besonders wenn ich an einem Krankenhaus vorbeigehe, wo man noch draußen auf der Straße die Mischung aus Linoleum, Desinfektionsmittel und Agonie zu riechen meint, erinnere ich mich an den Mann, der mich dem Tod ein gutes Stück näherbrachte.

Ich erinnere mich, wenn er sich schlafen legte, drehte er sich erst mal auf die Seite – auf die linke oder die rechte, da hatte er keine Vorliebe, glaubte ich nach den sechs gemeinsamen Nächten beobachtet zu haben. War er eingeschlafen, verschränkte er die Arme vor der Brust, so als umarme oder umklammere er vorsichtig etwas, das ganz klein war oder worauf er sich sehr konzentrieren musste. Aber vielleicht bildete ich mir das auch nur ein.

Hatte er dann eine Weile geschlafen, das kann ich nun gewiss sagen, drehte er sich bisweilen auf den Rücken und begann leise zu schnarchen. Am Morgen nach mancher Nacht sprach er davon, dass er lange wach gelegen habe. Mir war in der Dunkelheit freilich nur sein Atem geblieben, und der hatte ihn nicht eindeutig verraten. Vielleicht dachte er in den schlaflosen Stunden an den Krebs, der in seinem Körper arbeitete. Das hat er aber so nicht gesagt.

Wir waren zu dritt auf dem Zimmer der chirurgischen Station: Er im mittleren Bett, ich am Fenster, unser dritter Mann gleich neben dem kleinen Bad mit Waschbecken und Toilette, in der Nähe der breiten, wuchtigen Tür. Es war das übliche Triptychon der gesetzlich Krankenversicherten ohne Einzelzimmerzusatzversicherung. Wir waren Fremde, die einander plötzlich nahe auf den Leib rückten, weil der Zufall es so wollte; Verwandte auf Zeit. Wir teilten miteinander das Extreme der Situation: die Nähe zum Schmerz, die Möglichkeit des Todes. Wir teilten ein Stück Zeit.

Es war vor ein paar Jahren, ich war in der Klinik einer nahen Stadt, um mir die Bauchdecke flicken zu lassen, die einige Zeit zuvor aufgeplatzt war. Nachdem ich mich in der Chirurgie vorgestellt hatte, schockierte mich, was der stellvertretende Chefarzt »nebenbefundlich« in seinen Arztbrief schrieb: »Adipositas permagna extrema.« Es war das erste Mal, dass mir das bescheinigt wurde. Es besiegelte den Aufstieg in eine Klasse, in der ich nicht spielen wollte. Der Arzt und ich hatten vereinbart, ich solle vor dem Eingriff etwa drei Monate später noch fünfundzwanzig Kilo abnehmen, um das Risiko bei der OP zu verringern, und das hatte auch halbwegs geklappt. Dass mein Bauch mich buchstäblich umbringen könnte, blieb als Gedanke nach dem ersten Schrecken erst einmal noch Koketterie. Das sollte sich während des Aufenthalts in der Klinik dann ändern.

Was ich an dem Mann neben mir als Erstes bemerkte, wie er da auf seinem Bett saß, waren zwei kinderfaustgroße durchsichtige Plastikkugeln, die in Hüfthöhe an seinem hellblauen Trainingsanzug baumelten. In ihnen schwappte etwas herum, was aussah wie eine unappetitliche Tomatensauce. »Redonflaschen«, so würde mir eine Schwester später erklären, sind dazu da, nach Operationen Blut und Sekrete aus dem Wundgebiet abzusaugen. Man hatte ihn erst wenige Tage zuvor operiert.

Er war in einem Alter, in dem ich meine Großväter in Erinnerung habe, auch wenn die bereits seit mehr als zwanzig Jahren tot sind: alt, aber rüstig, wie man so sagt. Fast siebzig, eine Generation älter als ich. 1,75 Meter groß vielleicht, kurze graue Haare, kräftige Nase. Seine Augen waren so wässrig blau, wie ich es zuletzt bei Götz George gesehen hatte.

Zunächst nahmen mich die Körpersäfte, die er mit sich herumtrug, nicht gerade für ihn ein. Aber an diesem Morgen gehörte ich ja auch noch nicht dazu, wenngleich meine eigene Operation nur Stunden entfernt war. Ich kam an diesem Herbstmontagmorgen gerade erst von DRAUSSEN. Ich legte Jacke, Hose und Hemd ab, zog das weiße langärmelige Flügelhemdchen über, das vorne geschlossen und hinten offen ist, was für die asexuellste Nacktheit sorgt, die sich denken lässt. Es war der Grenzübertritt in ein Zwischenreich, in dem alles einem einzigen Zweck unterworfen ist, in dem es Uniformen, Rituale, ja eine eigene Zeit gibt. Wo sonst isst man um 16.30 Uhr zu Abend? Ich war angekommen in dieser existenziellen Parallelgesellschaft, in der das reguläre Leben suspendiert ist, als habe jemand die Pause-Taste gedrückt.

Man kann eine Menge Dinge machen mit einem Körper – Dinge, die einigen Spaß machen. Im Krankenhaus aber ist man zuvörderst einer, mit dem etwas nicht stimmt, an dem herumgemessen, herumgedrückt, herumgeschnitten wird. Man wird Kreatur. Es ist wie ein Aufenthalt auf der Insel des Dr. Moreau. Man kann es nur noch aushalten.

Es kommt mir noch immer seltsam vor, mit welcher Gelassenheit ich im OP die Instrumente betrachten konnte, mit denen man mir gleich den Bauch aufschneiden würde. Medikamente helfen da natürlich sehr. Nach der Operation dauerte es anderthalb Tage, bis die Zeit und der Rest der Welt für mich wieder deutliche Konturen angenommen hatten.

Zerschnitten wie ein Stück rohes Fleisch und verklebt sollte ich mir noch lange vorkommen. Wenn die Pfleger meinen Verband wechselten, traute ich mich nie, auch nur in die Nähe meines Bauches zu sehen, den ich mir wie ein Schlachtfeld nach dem Kampf vorstellte. Getrocknetes Blut. Während des gesamten Aufenthalts hatte ich die eigentümliche Vorstellung, jenseits des Zimmers, im Operationssaal ein Stockwerk tiefer, würden stündlich Neue wie ich produziert, Geschöpfe eigenen Zuschnitts, von chirurgischen Magiern.

Wie genau es anfing, dass der Mann im Bett neben mir zum Verbündeten wurde, weiß ich nicht mehr. Ich erinnere mich an den Anblick meiner Füße in weißen Anti-Thrombose-Strümpfen, die ich unsicher zum ersten Mal wieder auf den Boden setzte, und da wird er eben gesessen haben, gegenüber auf seinem Bett. Wir teilten nicht nur die Erfahrung des Eingriffs, noch so ein Krankenhauswort, in die Integrität unserer Körper. Wir wurden gegenseitig Zeugen unserer Demütigung, Schwäche, Scham. Es ist ja auch unpraktisch im Mehrbettzimmer: Wo soll man hin?

Wir richteten uns ein. Er und ich brauchten vielleicht weitere zwei Tage, da waren wir wie ein altes Ehepaar. Die Situationen und Fragen waren oft die gleichen: Wer geht zuerst ins Bad (er), kann das Licht noch an bleiben (bitte nicht zu lange), wie ist das Mittagessen heute (sehr ordentlich), zum Dessert lieber Milchreis oder Schokoladenpudding (Schokopudding; den mochte er besonders).

Irgendwann während der Woche meiner Bekanntschaft mit ihm fiel mir ein, was in Shakespeares *Heinrich V.* der König vor der entscheidenden Schlacht zu seinen entmutigten Männern sagt: »Denn welcher heut' sein Blut mit mir vergießt, / Der wird mein Bruder.« Das klingt auf dem Papier ganz schön pathetisch, Krieg und so, darüber müssen wir nicht reden. Aber wer im Krankenhaus liegt, dessen Gefühle sind wie aufgeraut, und da wird man empfänglich für solche Fraternisierung.

Nicht dass wir über profunde Dinge gesprochen hätten oder gar über die letzten. Wir redeten, wie man so redet. Eine unvollständige Liste der Dinge, die ich von ihm weiß: Um mit den Nazis was zu tun zu haben, dazu war er zu jung gewesen. In den

Fünfzigerjahren verließ er die DDR und ging in den Westen. Er arbeitete in einer Fabrik, die Holz verarbeitete, und in einer, die dasselbe mit Gummi tat. Von einem seiner Arbeitgeber, einem Mittelständler, erzählte er, da sei er gerne gewesen; im Frühjahr lud der Besitzer zum Ausflug ein, die Belegschaft im firmeneigenen Bus, der Chef im offenen Wagen hinterher. Er klang wie der werktätige Jedermann des alten Westdeutschland.

Bücher hatte er keine mitgebracht ins Krankenhaus. Er bevorzugte Kreuzworträtsel. Lustiger Unfug? Ulk. Arabischer Fürstentitel? Emir. Verheiratet war er nicht, schäkerte rührend unbeholfen mit der griechischen Nachtschwester, wenn sie ihren ersten Kontrollgang machte, in dem diffusen Licht, das vom Gang ins Zimmer fiel. Der dritte Mann und ich zogen ihn auf deswegen, waren aber auch irgendwie stolz auf ihn. Besuch bekam er von einer Schwester und einem Neffen. Einmal kam auch der Schwager mit, ein unangenehmer Typ mit rotem Haar und Bart, der breitbeinig dasaß und große Reden schwang, die ihn, den Kranken, irgendwie klein machten.

Über seine Krankheit klagte er nicht; soweit ich mitbekam, auch gegenüber seinen Verwandten nicht. Dabei war nach der ersten Operation jetzt die Frage: Hatten sie alles erfolgreich herausgekratzt aus ihm, oder steckte der Krebs noch in seinen Lymphknoten? Tag um Tag wartete er. Langeweile und Angst, eine eigenartige Mischung muss das sein, dachte ich. Schrecklich.

Wie viel von diesem Mitleid tatsächlich ihm galt und wie viel mir selbst – schwer zu sagen. Ob es echtes Mitleid war oder nur eine billige Sentimentalität – dito. Mitgefühl hat ja eine Wurzel im Selbstmitleid: dem Schauder angesichts der Vorstellung, ein ähnliches Leid könnte einen selbst treffen. Aber da war noch mehr: eine Erleichterung. Es gab keine ursächliche Verbindung zwischen ihm und mir. Dass er litt, hieß für mich erst mal gar nichts, und doch bin ich nicht sicher, dass ich mir nicht dachte: Wenn er das Leiden übernimmt, bleibt es mir vielleicht erspart. Hatte ich Mitleid am Ende auch, weil es mich entlastete von dem Gedanken, dass ich ihn so benutzte?

Und er? Als unten am Fluss ein Feuerwerk abgebrannt wurde, lehnte er im offenen Fenster und schaute hinaus. Als ich ihn so sah, dachte ich: Man weiß nie, wie das Innenleben von Leuten aussieht. Ob er gelegentlich umgekehrt dachte: Wieso muss es mich so hart treffen und nicht den Kerl im Bett neben mir? Vielleicht waren es wirklich die Augen mit ihrem Blau, aber er kam mir vor wie einer, der kein Arg kennt, und solche Menschen sind selten.

Unser dritter Mann rückte bei alldem zumeist an den Rand. Als er dem Zimmer zugeteilt worden war, hatte er sich vorgestellt: Nachname, Heimatort. Er lachte selbst darüber, wie er das so sagte, womöglich, weil es so nach Militär klang. Händeschütteln, Verlegenheit. Bei ihm, Anfang sechzig, wurde ein Leistenbruch operiert – Routine heutzutage. Drei Tage, dann nach Hause. Ihm fielen nach der Operation das Aufstehen und Gehen, das die Pfleger und Schwestern mit forschen osteuropäischen Akzenten anmahnten, leichter. Für Stunden verschwand er aus dem Zimmer, streifte im Haus umher, ging mit seinen Besuchern spazieren. Krankenhausaufenthalte sind die Stunde der Ehepartner; seine verschüchterte Frau umsorgte ihn wuselnd. Marmorkuchen in Alufolie.

Amerikanische Sanitäter im Vietnamkrieg, so erinnerte ich mich irgendwo gelesen zu haben, hatten ein System zur Klassifikation verwundeter Soldaten, »Triage« genannt. Gerieten die Ärzte unter Druck, verwendeten sie auf die rettungslos Zerfetzten keine Zeit mehr – damit sie sich auf jene Männer konzentrieren konnten, die eine realistische Aussicht aufs Überleben hatten.

Solche Klassen der Lebenschancen, dachte ich, während ich uns drei im Zimmer betrachtete, gibt es auch unter den Patienten im Krankenhaus. Da sind jene, die weitgehend wiederhergestellt werden können; diejenigen, die das Krankenhaus mehr oder weniger beschädigt verlassen werden, mit einem geschärften Sinn für die eigene Zerbrechlichkeit; und jene, die nicht mehr wirklich zu reparieren sind.

Der Stationsarzt kam herein, suchte den Mann im Bett neben mir. Vielleicht ist er in der Cafeteria, sagte der dritte Mann. Der Arzt ging wieder. Anderthalb Stunden später kam eine Anästhesistin vorbei. Sie suchte ihn auch. Da war klar: Es würde eine weitere Operation geben. Der Krebs war noch nicht raus. Die Ärztin verabschiedete sich.

Der dritte Mann und ich lagen auf unseren Betten, auf dem Rücken, schauten die Decke an, und das nicht nur, weil das weniger Druck auf die Operationsnarben brachte. Es macht es auch leichter, eine bestimmte Art von Gespräch zu führen. Die Sonne schien ins Zimmer, durch die orangefarbenen Vorhänge und Markisen und die hellgelben Wände schien der Raum sanft zu glühen.

Das gibt einem schon zu denken, sagte der dritte Mann.

Was meinen Sie? fragte ich.

Ob man alles richtig gemacht hat im Leben, sagte er.

Vermutlich, so denke ich heute, funktioniert so die Annäherung an den Tod, an den eigenen und an den von Menschen, die man liebt, bevor er tatsächlich zuschlägt: Man sieht ihn bei denen, die einem nahekommen, und sei es, weil ein Bettenbelegungsplan es so gewollt hat. Es ist, als schaue man sich das Sterben schon mal an, probeweise und ganz unverbindlich, Gott sei Dank.

Es dauert eben, bis man sich an den Gedanken der eigenen Endlichkeit gewöhnt; das braucht viele Stationen. Als ich mit ungefähr sechzehn ein paar Wochen auf einer Kinderstation im Krankenhaus verbrachte, um mich dem dick machenden Essen zu entwöhnen, war im selben Zimmer eine Zeit lang ein weiterer Junge in meinem Alter untergebracht; hieß er Ralf? An sein Gesicht erinnere ich mich ebenfalls nicht mehr genau, nur an den weißen elastischen Kopfverband, den er ständig trug und der ein wenig wie eine Mütze aussah, mit einem Zipfel oben, der aber eben unmissverständlich ein Verband war.

Mich nervte die tägliche Dreiviertelstunde Gymnastik, die ich in einer kleinen Sporthalle auf muffigen blauen Turnmatten absolvieren musste; dass ich die Spiele im Gemeinschaftsraum nach wenigen Tagen durch hatte; und dass die Schwestern selbst in das Glas mit der Light-Limonade noch Mineralwasser schütteten, damit ich mir ja keine Kalorie zu viel einverleibte. Was dagegen Ralf genau beschäftigte, weiß ich nicht. Ich erinnere mich nicht, mit ihm jemals eingehend über seine Krankheit oder seine Ängste gesprochen zu haben. Ich wusste, dass er am Gehirn operiert worden war, und ich dachte: Das ist nicht gut; und: Da habe ich noch mal Glück gehabt.

Ein paar Tage lang lebte auch ein Kleinkind von etwa anderthalb Jahren und mit türkischen Eltern auf der Station. Es solle bald operiert werden, weil es etwas mit dem Herzen habe, hieß es; deshalb habe es auch diese immer blauen Lippen.

Ralf und ich verkürzten uns die Zeit damit, das Kleine zu unterhalten. Wir schoben es im Kinderwagen den langen Gang vor den Zimmern rauf und runter, und immer spielten wir dasselbe kleine Spiel: Man ging ein paar Schritte, bis der Wagen ein wenig Fahrt aufgenommen hatte, und blieb dann plötzlich stehen. Der Wagen rollte selbstständig weiter, man winkte dem Kleinen mit demonstrativ verdutztem Gesicht zu, hu-hu, hu-hu, und es lachte, als gäbe es kein größeres Glück auf Erden. Dann lief man hinterher und fing den Wagen ein.

Wir dachten, irgendwann würde das Kleine es spitzkriegen und sich nicht mehr ganz so einfach amüsieren lassen, aber es klappte immer, ausnahmslos: anschieben, stehen bleiben, hu-hu, das Lachen als Belohnung.

Eines Tages stand dann ein türkisches Paar auf dem Gang, noch in Straßenmänteln, vorne am Arztzimmer. Einer der Ärzte sprach mit den beiden. Was gesagt wurde, konnten wir nicht hören. Ich sehe nur in meiner Erinnerung dieses Paar im Gegenlicht auf dem Krankenhausflur stehen. Der gleißend helle Resopalboden. Die Frau begann mit einem Mal zu weinen; ihr Mann schaute sie an. Das Kleine haben wir danach nicht mehr gesehen, und ich denke, wir trauten uns nicht, nach ihm zu fragen.

Aber für Ralf muss es ungleich beängstigender gewesen sein

als für mich zu erleben, dass jemand plötzlich einfach nicht mehr da ist. Richtig bewusst wurde mir das jedoch erst all diese Jahre später. Und mit dem Mann im Bett neben mir fing es an. Da wurde der Tod ernster für mich.

Gelegentlich geschieht es, dass man die Welt durch die Augen eines Anderen sieht, und sei es nur für kurze Zeit, und sei selbst das nur eine Illusion. Denn im Leid der Anderen sieht man stets das eigene. Ihr Schmerz wird ein Maßstab, an dem man den eigenen misst. Wie das wohl erst auf Krebs- und Sterbestationen ist?»Man wünscht es nicht, aber man zieht es immer vor, dass derjenige stirbt, der neben einem ist«, heißt es gleich zu Beginn von Javier Marías' Roman *Gift und Schatten und Abschied.*

Später, wieder draußen, ist man glücklich, die Erfahrung der eigenen Stofflichkeit hinter sich gelassen zu haben. Man schüttelt sie ab. Es ist eine Frage der Selbstbehauptung: Noch kriegst du mich nicht.

Entlassen werde ich an einem Sonntag; zu diesem Zeitpunkt sind wir nur noch zu zweit auf dem Zimmer, den dritten Mann hatten sie am Freitag zuvor entlassen. Es ist später Vormittag. Er begleitet mich nach unten in die Lobby, wo ich darauf warten soll, abgeholt zu werden. Am Kiosk kauft jeder eine Sonntagszeitung. Er hat seine Brille oben vergessen, geht sie aber nicht holen. Hat er Angst, dass ich gehe, während er es tut?

Wir sitzen auf zwei der schwarzen Ledersessel der Sitzgruppe zwischen Empfang und Ausgang. Hin und wieder kommt ein Besucher herein, im Sonntagsstaat, einen Blumenstrauß oder eine Flasche»Hohes C« in der Hand, oder eine ganze Familie, mit widerwilligen Kindern. Wir reden wenig.

Ich weiß genau, was er machen wird, wenn er wieder hochkommt ins Zimmer. Vermutlich steht das Tablett mit dem Mittagessen schon da, es ist noch nicht mal zwölf. Ich sehe, wie er den Deckel auf dem Teller hochhebt und erfährt, was er bekommt. Ich sehe die Tropfen des Kondenswassers auf dem Plastik. Ob er sich zum Essen an den kleinen quadratischen Tisch setzt oder aufs Bett? Wieso denke ich, dass er da essen wird, wo der Pfleger ihm das Tablett hingestellt hat? Nach dem Essen hat er noch den ganzen Sonntagnachmittag vor sich, dann den Montag. Vielleicht kommen am Montagmorgen neue Patienten, das bringt ein wenig Abwechslung, na ja. Da wird er aber wahrscheinlich schon das Flügelhemd tragen und darauf warten, dass die Pfleger kommen, um ihn zu holen für die Operation.

Als wir uns verabschieden, sage ich, ich müsse demnächst zum Ziehen der OP-Klammern noch mal vorbeikommen und würde ihn bei dieser Gelegenheit besuchen, falls er dann überhaupt noch da sei. Ja, wenn es sich ergibt, sagt er.

Wir haben uns danach noch einmal gesehen, aber für mich war dieser Sonntagmorgen unser Abschied. Als ich eine starke Woche später zum Klammernziehen in die chirurgische Sprechstunde ging, schaute ich vorher in unserem ehemals gemeinsamen Zimmer vorbei. Er saß auf dem Bett und blickte vor sich hin. Wieder mal wartete er auf Untersuchungsergebnisse. Krebs, fortgeschrittenes Stadium, so viel war klar.

Auf dem Gang erzählte er mir, mit dem Nachbarn zur Rechten komme er nicht aus, und der Nachbar zur Linken, in meinem früheren Bett, sei ein Türke, der kaum ein Wort Deutsch verstehe. In der Sprechstunde dann empfahl mir die Schwester, die einen netten skandinavischen Akzent hatte, die Klammern zur Sicherheit doch noch ein paar Tage drin zu lassen. Als ich ins Zimmer zurückkehrte, war er nicht da. Die Klammern zog mir dann meine Hausärztin.

Woche 30:

Tag 1. Beschwichtigungen und Ausreden

STATUS-REPORT:
Gewicht beim letzten Wiegen (vor vier Wochen):
160,0 kg
Aktuelles Gewicht: (liegt nicht vor)
Veränderung: (liegt nicht vor)

Im Frühstücksraum eines Berliner Hotels, halb neun, Rushhour am Büfett. Ein anderer Hotelgast fragt mich, ob er sich zu mir an den Tisch setzen dürfe. Auf seinem Teller das Gleiche wie auf meinem: Rührei mit gebratenem Speck und Würstchen. Weil ich das zu Hause ja kaum koche, wie ich die Einwände des kleinen Aufpassers in meinem Kopf beruhigt habe. Während der andere dasitzt und kaut, schaue ich verstohlen zu ihm hinüber und bin versucht zu sagen: »Achten Sie darauf, dass diese Art Essen die Ausnahme bleibt.«

Aber ehrlich gesagt, wer im Moment wirklich Ermahnung nötig hat, das bin ich. Von den fünfundzwanzig Kilo, die ich an meinem besten Tag hinter mir gelassen hatte, sind bestimmt drei wieder da. Oder vier. Genau kann ich es nicht sagen, weil ich seit ein paar Wochen die Waage – sowie die Gruppe und die Betreuer im Adipositas-Zentrum – meide. Aber ich habe genug Erfahrung, um zu spüren, was los ist. Ich fliege auf Sicht, zähle Punkte nur noch sehr nachlässig.

Zu oft habe ich außerdem Ausflüge in mein altes Leben unternommen, in dem gegen Kummer eine Salamipizza half und ein geglückter Tag durch eine Packung »Riesen«-Schokoladen-

Karamell-Bonbons noch süßer wurde – und mein Körper, den ich monatelang kurzgehalten hatte, hat die Gelegenheit ergriffen.

Leider habe ich außerdem ganz neue *guilty pleasures* kennen- und lieben gelernt, Pläsiers mit mitgeliefertem schlechtem Gewissen. Dank einer Kollegin habe ich mit Vollmilchschokolade überzogene Reiswaffeln für mich entdeckt, »Bio« und »glutenfrei«. Wenigstens weiß ich dank meiner neu erworbenen ernährungswissenschaftlichen Bildung, dass beim Verzehr solcher Verlockungen der Blick auf die Kalorien gar nicht das Entscheidende ist (499/100 g), sondern vor allem Fett (25,8 g) und Zucker (26,8 g). In meinem Stammsupermarkt gibt es jetzt zudem Cookies von »Pepperidge Farm«, die ich aus meinen College-Zeiten in Amerika kenne: 535 Kalorien/100 g; Fett 29,1 g, Zucker 31,2 g.

So außer Tritt geraten, suche ich wieder den Hebelpunkt, um neu anzufangen, wie der Stabhochspringer, der bei jedem Versuch den Einstichkasten verfehlt und nur einen kleinen Verlegenheitssatz macht. Ich denke immer, entscheidend sei die Überwindung des allerersten Widerstands. Dieser erste Moment sei der archimedische Punkt, an dem ich ansetzen muss, und alles Weitere sei *smooth sailing*. Das aber ist ein Trugschluss.

Unter den Lieblingssätzen des Dicken liegt an erster Stelle ja: »Ab morgen bin ich auf Diät.« Auf dem zweiten Platz landet: »Ist von der Torte noch was da?«, doch das ist ein anderes Thema.

»Ab morgen« also soll es wieder gelten. Er ist magisch, der erste Tag. Ich weiß das, weil ich schon so viele erste Tage hatte. Mehr noch, ich hatte lange Phasen im Leben, da habe ich mehrmals täglich eine Diät begonnen. Ich nahm mir morgens fest vor, künftig allem fetten, zuckrigen, ungesunden, übermäßigen Essen zu widerstehen. Endlich. Das ging etwa drei Stunden lang gut, da geriet ein Hotdog in mein Gesichtsfeld. Verdammt. Den aß ich dann doch. Zur Sicherheit gönnte ich mir gleich drei, es war ja das letzte Mal. Na gut, »ab jetzt aber«. Zweieinhalb Stunden später passierte ein ähnliches Malheur, und dann noch eins. Schließlich dachte ich: Vielleicht lieber »ab morgen«? Heute ist ohnehin nichts mehr zu retten.

Ich würde Sie an diesem Punkt gerne warnen: Tun Sie nicht so, als sei Ihnen diese Art der Verlogenheit vor sich selbst fremd. Zur Überheblichkeit besteht kein Anlass, Sie kennen diese Erledigungsblockaden ebenfalls; der aus dem Amerikanischen stammende Begriff der *procrastination*, der in den letzten Jahren hierzulande gebräuchlich geworden ist, kam uns gerade recht, so klingt unsere College-Kid-Faulheit jugendlich und cool. Der Unterschied zwischen uns beiden, Ihnen und mir, ist: Ich schob vor mir her, gescheit zu essen; Sie können sich einfach nicht überwinden, endlich das Bad zu fliesen, das Buch zurückzugeben, das Sie 1975 in der Stadtbibliothek entliehen haben, oder mit Waldemar Schluss zu machen, aber der Sex ist halt so gut.

Vor einigen Jahren hatte ich mich schon einmal entschlossen, wieder einmal entschlossen, ab jetzt sei Schluss mit dem Zuviel-Essen, und wollte das auch dokumentieren. Vielleicht ließen sich daraus ja ein Buch und eine Dokumentation machen, stellte ich mir vor. Ich setzte mich an den Schreibtisch, stellte meine Videokamera vor mich, achtete darauf, dass hinter mir auch meine Bücherwand im Bild war, und sprach: »Tag 1. Mein Gewicht ist inzwischen grotesk geworden ...«

Ich habe die Videoschnipsel von damals noch auf meinem Computer, gut zwei Dutzend davon. So viele wurden es nicht nur, weil ich mich hin und wieder verhaspelte beim Aufsagen meines Textes, sondern weil ich im Lauf von sechs Monaten bei insgesamt vier Gelegenheiten neu ansetzte: »Tag 1 ...«

Ein ums andere Mal jedoch wurde meine Entschlossenheit gebrochen. Immer aus gutem Grund, oh, ganz bestimmt. Die Leute in meiner Abnehmgruppe finden ja, ich sei ein Meister des Ausweichmanövers. Jochen sagte einmal zu mir: »Seit ich dich kenne, machst du ein Geheimnis um dein Gewicht. Du sagst, wie viel du prozentual abgenommen hast, aber du sagst nie: So und so viele Kilo wiege ich.«

Vielleicht brauchen Sie ja auch mal die eine oder andere Ausrede dafür, warum es noch dauert mit dem Start der Diät, warum Sie doch wieder mehr gegessen haben als erlaubt, warum Sie keinen Sport machen und dergleichen Szenarien mehr. Deshalb hier ein paar Handreichungen:

- Warum denn abnehmen? Ich fühle mich gut so.
- Ich will nicht wegen meines Körpers geliebt werden, sondern wegen meiner Persönlichkeit.
- Ich weiß ja selber.
- Okay, ich fange an – ab Montag. Wer beginnt eine Diät denn VOR dem Wochenende?
- Gleich nach dem Urlaub.
- Am 1. Januar.
- Am 2. Januar, am 1. war ich noch zu müde.
- Wenn es wieder wärmer wird.
- Sobald es nicht mehr so heiß ist.
- Ein einziges Mal will ich mich noch richtig satt essen.
- Ich bin gestern nicht dazu gekommen, den Kühlschrank leer zu machen.
- Es hätte Tante Agathe beleidigt, wenn ich nicht zum Essen geblieben wäre.
- Was ist dir lieber: ein schlanker Mann oder ein gut gelaunter?
- Kannst du beweisen, dass ICH das gegessen habe?
- Das ist zur Belohnung dafür, dass ich gestern gehungert habe.
- Dafür esse ich morgen weniger.
- Die Tüte war schon offen.
- Es war kein kaltes Mineralwasser da.
- Dafür gehe ich morgen Laufen UND Schwimmen.
- Dafür gehe ich den Rest der Woche jeden Tag ins Fitnessstudio. Morgens UND abends.
- Im Studio ist es samstags so voll.
- Was man vom Teller anderer Leute isst, zählt nicht.
- Was man außerhalb der EU isst, zählt nicht.

- Was man im Dunkeln isst, zählt nur zur Hälfte.
- Was einem nicht schmeckt, zählt gar nicht.
- Was sonst ein anderer Dicker gegessen hätte, zählt nicht.

Woche 31:

Intervention. Über falsche Rücksicht

STATUS-REPORT:
Gewicht beim letzten Wiegen (vor fünf Wochen):
160,0 kg
Aktuelles Gewicht: (liegt nicht vor)
Veränderung: (liegt nicht vor)

Vor einiger Zeit war ich beim Abendessen mit einer Bekannten, deren genauer Status in meinem Beziehungsleben *complicated* ist; fest steht nur, sie will nichts von mir. Am Ende eines langen Gesprächs gestand sie mir, erst zögerlich und nur durch mein Insistieren schließlich überzeugt, ein Detail ihres allerersten Treffens mit mir. Ich hatte ihr vorgeschlagen, sie solle das Restaurant aussuchen, in das wir gehen wollten, und das hatte sie getan – aber erst nachdem sie, wie sie erst jetzt berichtete, dort nachgesehen hatte, ob die Stühle wohl stabil genug sein würden, um mein Gewicht zu tragen.

Die Scham, die viele Dicke wegen ihrer Konstitution und Kondition empfinden, entspricht auf seltsame Weise jener Verschämtheit, mit der viele in unserer weiteren oder näheren Umgebung es vermeiden, mit uns über unseren Exzess an Lebendgewicht zu sprechen. Selbst gute Freunde, so meine Erfahrung, erwähnen das Problem einem Übergewichtigen gegenüber fast nie – zumindest nicht, solange er selbst es nicht tut. Es ist eine Scheu, eine Form des Beschweigens, die vermutlich der Ahnung entstammt, dass man damit an einen höchst privaten und schmerzhaften Bereich rühren würde – dass man sein dickes Gegenüber damit beschämen würde und sich selbst irgendwie gleich mit. Nur: Ich weiß nicht genau, ob ich das richtig oder falsch finden soll.

Ich muss nicht eigens erwähnen, dass ich Takt und Rücksichtnahme schätze, gerade von Fremden. Auffällig aber ist schon, dass selbst Leute, die einen besser kennen, das Thema Fettleibigkeit anscheinend oft als *too hot to handle* betrachten. Da herrscht ein zuvorkommendes, vorbeugendes, heimliches Fremdschämen, und es muss schon einiges passieren, bevor Leute ihr Schweigen brechen. Vor ein paar Jahren gab es an meinem Arbeitsplatz eine, ich sage mal, krisenhafte Entwicklung, und einige Kollegen befürchteten schon, wir Redakteure müssten uns womöglich neue Jobs suchen. Ein paar von uns saßen also in einer Kneipe zusammen und besprachen unsere Optionen auf dem Arbeitsmarkt, als einer, dessen Nerven besonders flatterten, zu mir sagte:»Du, Bertram, bist zu fett, um was anderes zu finden.«

Als ich kürzlich in der Abnehmgruppe in die Runde fragte, ob man es als Dicker als hilfreich erlebt hätte, wenn beispielsweise Lebenspartner einen auf das Problem mit dem Gewicht angesprochen und dazu ermutigt hätten, dagegen anzugehen, waren vor allem die Frauen fast ausnahmslos der Meinung: auf keinen Fall. Das wäre total kontraproduktiv gewesen. Das muss einem keiner sagen. Das wäre verletzend gewesen, enorm verletzend. Saskia berichtete über die Zeit vor ihren Abnehmanstrengungen:»Im Familien- und Freundeskreis war klar – wenn einer gesagt hätte, die Mama ist zu dick, wäre ich explodiert. Das hat sich niemand getraut.«

Mich selbst konfrontierte vor ein paar Jahren, ich war schon seit geraumer Zeit vom Status des Dicken in jenen des Fetten gewechselt, eine gute Freundin mit der Feststellung:»Von deinen anderen Freunden sagt dir das keiner, aber du musst echt was unternehmen mit deinem Gewicht. Das geht so nicht mehr.« Ich empfand das als Grenzverletzung, so gut ich auch mit ihr befreundet war.

Aber: Die gesellschaftliche Konvention, die sie damit gebrochen hatte, hatte mich bloß vordergründig geschützt, mit einem Kokon des Respekts umgeben. Sie war nur scheinbar zu meinem Besten gewesen. Sie hatte mich in die Lage versetzt, der Realität noch eine weitere Weile auszuweichen. Letztlich war diese Intervention einer der Momente, die mich bei allen inneren Widerständen dazu brachten, mit dem Abnehmprogramm anzufangen.

Wohlgemerkt: Ich musste selbst so weit kommen. Ich würde mal schätzen, ich musste den Akku meiner eigenen Entschlossenheit zu mindestens siebzig Prozent aufladen. Gezielte Unverschämtheiten von außen können dabei helfen. Ich weiß aber nicht, ob ich sie wirklich empfehlen würde.

Ich erinnere mich an das Weihnachtsfest vor drei oder vier Jahren, an dem meine Schwester bei mir intervenierte. Auch sie war lange ein Musterbeispiel der Zurückhaltung gewesen. Selbst jetzt, wo ich das Abnehmen angepackt habe, zögere ich bemerkenswerterweise, sie danach zu fragen, was sie all die Jahre empfunden hat, in denen sie meinen Marsch in die Adipositas mit ansehen musste. Bin ich für sie am Ende der ältere Problembruder, wo eigentlich sie, drei Jahre jünger als ich, meine kleine Schwester sein sollte?

An jenem Weihnachtsabend also hatten wir gesungen, Geschenke ausgepackt, gegessen und saßen nun im Wohnzimmer zusammen, im Licht der Kerzen einer Weihnachtspyramide aus der ehemaligen DDR, die schon lange im Familienbesitz ist, sich aber ebenso lange auch weigert, sich ordnungsgemäß zu drehen. Da sagte meine Schwester: »Hör mal.«

Man muss wissen, wenn meine Schwester mit »Hör mal« anfängt, wird es ernst. Vielleicht ist das eine sprachliche Interferenz aus dem Italienischen, welches das »Senti!« kennt und das sie sehr gut spricht. Schließlich hat sie es studiert, und ihr Mann ist Italiener.

»Hör mal«, hob meine Schwester an und erklärte, sie sei es

leid, gute Miene zum bösen Spiel machen. An den Ausdruck erinnere ich mich genau: »gute Miene zum bösen Spiel«. Ich sei, so fuhr sie sinngemäß fort, unerträglich dick geworden, und nun müsse etwas passieren.

Ich versuchte die üblichen Schlupflöcher: Ich wisse es ja selbst. Ich sei eben ein schwacher Mensch. Im Moment absorbiere die Arbeit all meine Energie. Aber im Frühjahr ...

Meine Eltern waren zu diesem Zeitpunkt schon ins Bett gegangen, aber meine Nichte und mein Neffe waren noch da, ebenso wie mein Schwager, und als er ins Gespräch einstieg, war mir klar: Ich war zuvor Gegenstand von Beratungen gewesen. Da er kein Deutsch spricht, führten wir die weiteren Verhandlungen auf Englisch, was ihnen einen kosmopolitischen Touch, aber auch einen Stich ins Absurd-Komödiantische verlieh.

Was denn mein Hauptproblem beim Essen sei, fragte er.

Ich wand mich eine Weile und bot ihm schließlich an, ich trinke eben zu oft süße Limonaden, ganz besonders Fruchtsaft und Schorle.

Ob ich mich denn darauf einlassen könne, einfach mal auf Saft, *juice*, zu verzichten, wollte er von mir wissen; damit wäre kalorientechnisch doch sicher schon einiges gewonnen.

Nach einigem weiteren Hin und Her, in das sich schlaftrunken auch meine Nichte und mein Neffe kurz einschalteten, sagte ich schließlich: »Okay, ab jetzt eben keinen ›juice‹ mehr.«

Gut, das sei doch was, sagte mein Schwager, kein »juice« mehr.

Meine Schwester schien nicht ganz zufrieden mit diesem Schlusskommuniqué, und ich wusste auch, warum. Sie muss sich vorgekommen sein wie westliche Diplomaten, die mit Kim Jong-un oder den Mullahs des Iran verhandeln: Man muss sich über winzigste Konzessionen freuen, wird aber das Gefühl nicht los, über den Tisch gezogen worden zu sein. Doch gegen das

Beharrungsvermögen des Dicken kommt man eben kaum an, solange er selbst es nicht zulässt.

Eine andere Einsicht meine ich inzwischen ebenfalls gewonnen zu haben: Sobald Freunde oder Verwandte sehen, dass der mit Übergewicht geschlagene Mensch etwas gegen sein Schicksal unternimmt, schwindet bei ihnen die Scheu, das Thema von sich aus anzusprechen, beträchtlich. Jetzt kann man ja darüber reden wie über die Bundesliga: Ist das Team raus aus der Formkrise? Wie ist der Tabellenstand?

Bemerkt das Umfeld dann allerdings nach einer Weile, dass weitere Erfolge ausbleiben und/oder dass der Dicke selbst sein Bemühen nicht mehr erwähnt, gewinnt der Takt abermals die Oberhand, und die Sache wird wieder beschwiegen. Solange die Mission aber offiziell dauert, darf darüber geredet werden. Einer meiner Kollegen zum Beispiel, in meinem Alter und dank »Power-Yoga« ausgesprochen fit, kommt gelegentlich in mein Büro und fragt ab, ob ich am Tag zuvor denn beim Sport war. Er macht einen Witz daraus, aber er meint es ernst. Angefangen hat seine Wacht, als er mir sagte, er müsse ein ernstes Wort mit mir reden:»Ich habe keinen Bock auf Beerdigungen in den nächsten Jahren.«

Meine Schwester, ohnehin eine entschlossene Person, schaut jetzt gleichfalls aggressiver hin. Als ich ihr jüngst gestand, dass die Kilo sich seit ein paar Wochen nicht mehr so von mir verabschieden wie im Plan vorgesehen, unter anderem, weil ich seltener ins Fitnessstudio gehe, erklärte sie mir in einer Mischung aus Angebot und Drohung, sie könne mir ein paar Stunden mit einem Personal Trainer zum Geburtstag schenken. Mein hinhaltender Widerstand stoppte sie nur kurz. Kurzerhand hat sie für mich einen Kandidaten für die Coach-Position in meiner Nähe per Mail kontaktiert. Er heißt mit Vornamen Igor, wenn ich mich recht erinnere; die Firma, für die er arbeitet, nennt sich »Kraftprotz«, »Stahlwerk« oder so ähnlich.

Als ich mich weiter gegen ihre Idee sträubte, sagte meine Schwester, Igor sei doch genau der Mann für schwierige Fälle wie den meinen. Er habe schon Josef Stalin fit gemacht für den Zweiten Weltkrieg damals. Okay, meinte sie nach einer Pause, Letzteres habe sie sich gerade ausgedacht, aber ich wisse, was sie meine.

Woche 32:

»Wenn ein Leben in Zeitlupe kollabiert.«
Ein Gespräch über Familie, Opfer und
einen toten dicken Bruder

STATUS-REPORT:
Gewicht beim letzten Wiegen (vor sechs Wochen):
160,0 kg
Aktuelles Gewicht: (liegt nicht vor)
Veränderung: (liegt nicht vor)

Lionel Shriver sieht aus wie eine Frau, die nun wirklich kein Problem mit ihrem Gewicht hat. Kleingewachsen, drahtig, schmal, mit ausgeprägtem Profil sitzt die amerikanische Schriftstellerin auf dem Sessel in einem leeren Konferenzraum eines Berliner Hotels, ganz in Schwarz, die Haare straff aus dem Gesicht zurückgenommen, vor sich ein Mineralwasser. Im Gespräch ist sie abwechselnd heiter und intensiv. Sie kann einen anschauen, als habe sie Röntgenaugen für die Seele.

Das passt zu ihrem Ruf als Meisterin des »emotionalen Noir«, wie der britische *Observer* ihre Sorte Literatur nannte; der *New Yorker* sprach von ihrer »illusionslosen Offenheit«. Bekannt geworden ist Shriver, 1957 in North Carolina geboren, die als Teenager ihre ursprünglichen Vornamen Margaret Ann ablegte, weil ein männlicher besser zu ihr passe, vor allem mit dem Buch *Wir müssen über Kevin reden* von 2003, der (fiktiven) Geschichte einer Schießerei an einer Highschool.

Diese Spezialistin für ungeschminkte Wahrheiten hat nun einen Roman über einen Fettleibigen verfasst. Und wie der

Titel *Großer Bruder* andeutet, ist es nicht irgendein Fettleibiger: Das Buch ist durch den Fall von Shrivers Bruder inspiriert. Mit gerade mal fünfundfünfzig war er 2009 an den Folgen seines Übergewichts gestorben – kurz nachdem sie in einer Zeitungskolumne über ihn geschrieben hatte: »Jedes Mal, wenn ich mit ihm rede, frage ich mich, ob es das letzte Mal ist … Mein Bruder isst sich zu Tode.«

Ein einfacher Charakter kann er, der als Toningenieur arbeitete, zwar nicht gewesen sein; in einem Interview sollte sie ihn später »eine wunderbare Persönlichkeit mit einem guten Herzen, nie bösartig, aber nicht gerade ein guter Zuhörer« nennen. In der Kolumne jedoch verteidigte sie ihn – »Dass er dick ist, ist nicht allein seine Schuld« – und ging in der ihr eigenen Entschiedenheit mit Aktivisten der *fat pride*- oder *fat acceptance*-Bewegung ins Gericht. Viele dieser Übergewichtigen nämlich wehren sich gegen Diskriminierung unter anderem, indem sie behaupten, die medizinischen Risiken der Adipositas würden übertrieben, um eigentlich kulturell und sozial begründete boshafte Vorurteile zu kaschieren.

Sie habe enormes Mitgefühl mit Übergewichtigen, die oft Ziel von Spott, Verachtung und Grausamkeit seien, schrieb Shriver dazu; Dicke seien die einzige Minderheit, über die man sich im Fernsehen lustig machen könne, ohne seinen Job zu verlieren. Doch einfach hinzunehmen, dass man eben dick sei, ein Zustand, über den man keine Kontrolle habe, wie es die *fat pride*- und *fat acceptance*-Propagandisten fordern, sei unverantwortlich, gerade auch mit Blick auf ihren eigenen Bruder: »Ich liebe ihn von Herzen, und ich kann keine politische Bewegung unterstützen, die ihn glauben machen will, er könne ›mit jedem Gewicht gesund sein‹.«

Nur Stunden nachdem sie diesen Text bei der Redaktion abgegeben hatte, klagte Shrivers Bruder während eines Besuchs bei den Eltern über Atemnot und musste ins Krankenhaus eingeliefert werden. Ein paar Tage später starb er an Herzversagen.

Hätte sie als Schwester, die ja wusste, dass er sich zu Tode aß, nicht vorher eingreifen müssen? Diese Frage war der Impuls für das Buch.

Dort beschreibt Shriver im Übrigen auch die Scheu, die selbst enge Freunde oder Verwandte davon abhält, Übergewichtige mit ihrem Problem zu konfrontieren. *I'm not supposed to say anything,* sagt sich die Hauptfigur Pandora, als sie ihren Bruder nach langer Zeit wiedersieht und er unheimlich dick geworden ist: Eigentlich darf ich es nicht ansprechen. Lustigerweise gibt es im Englischen einen Ausdruck, den auch Shriver in ihrem Roman benutzt, für Dinge, die offensichtlich sind, über die man aus Scham, Höflichkeit oder ähnlichen Motiven aber nicht redet: *The elephant in the room* – der Elefant im Zimmer.

Zu unserem Gespräch habe ich ihr einen meiner Shake-Beutel mitgebracht und erzähle ihr, dass ich ähnlich wie die übergewichtige Hauptfigur in ihrem Roman mit einer Formula-Diät Erfahrungen habe. (Achtung: Das Gespräch schlägt an zwei Stellen Spoiler-Alarm, weil dort Ereignisse aus dem Buch verraten werden.)

Mrs. Shriver, Sie gelten als eine Schriftstellerin, die keine falschen Rücksichten nimmt. Welche unbequemen Wahrheiten wollen Sie über extremes Übergewicht vermitteln?

Was meine eigene Familie betrifft, meinen Bruder, so kann ich sagen: Sein Gewicht hing mit dem zusammen, was im Rest seines Lebens geschah. Mit Unzufriedenheit, mit Enttäuschungen. Das Problem war komplizierter, als dass er nur mehr Vollkornprodukte und weniger Zucker hätte essen und auf süße Limonaden verzichten müssen. Ich verzweifle ein wenig an klinischen Beschreibungen für etwas, das oft ein emotionales, sehr subtil und schwer freizulegendes Problem ist. Die ganzen Hochglanzmagazine, die einem beibringen, Hüttenkäse zu essen oder dergleichen, helfen genauso wenig gegen das Übergewicht, wie ungezielte Chemotherapie gegen den Krebs hilft. Deshalb soll es in Zukunft ja diese individualisierten Chemotherapien gegen den Krebs geben. Ich denke, jeder hat seinen eigenen kleinen Gewichtskrebs.

Der auch sehr hartnäckig ist.

Ja. Und was es noch schlimmer macht: Das Übergewicht ist eine sich ständig selbst fütternde Spirale. Wenn man erst mal übergewichtig ist, bekommt man mehr Probleme – und das verstärkt nur das Elend, das einen ursprünglich übergewichtig gemacht hat. Manche Menschen nehmen auch zu, weil sie nach Schutz suchen. Das Übergewicht hält einem andere Leute buchstäblich vom Leib. Im Buch heißt es über den übergewichtigen Bruder: Er beerdigt sich selbst in sich selbst.

Dieser Bruder hat natürlich ein Problem. Aber in Ihrem Buch gibt es auch sonst niemanden, der hat, was man ein entspanntes Verhältnis zum Essen nennen könnte.

Das stimmt, und ich wollte das als typisch für unsere Zeit verstanden wissen. Kaum jemand heutzutage hat ein normales Verhältnis zum Essen.

Haben Sie eine Erklärung dafür?

Im Verhältnis zum Essen treiben wir unsere Beschäftigung mit unserem Äußeren, unserem Gewicht, aber auch mit unserer Gesundheit auf die Spitze. Wir sind unsicher, was beides betrifft: Wie sehen wir aus? Und: Ist unser Essen gesund? Ist es gut für uns? Macht es uns nicht krank? Vor allem: Macht es uns dick? Das ist die ganz große Obsession. Viele Leute, die vom gesunden Essen reden, wollen in Wahrheit nur vermeiden, zu viel zu essen. Wir haben beim Essen unsere Unschuld verloren. Und wie jede andere Art von Unschuld lässt sich auch diese nicht wiederherstellen, wenn man sie erst einmal verloren hat.

Ihr Roman handelt von ebenjenem Bruder und seiner Schwester, die schockiert ist, wie unheimlich dick er geworden ist. Sie steht vor der Frage, ob sie ihn nicht retten muss, ob sie ihm eine Diät verordnen und ihn viele Monate lang beaufsichtigen soll, auch wenn sie das ihre Ehe und ihre Familie kostet. Vor solch einer Entscheidung standen Sie auch, mit ihrem Bruder Greg. Sie bekamen in London, wo Sie lebten, einen Anruf von einem Arzt aus Amerika, der Ihnen sagte: »*Ihr schwer übergewichtiger Bruder braucht einen chirurgischen Eingriff – und jemanden, der sich danach für längere Zeit um ihn kümmert.*«

Ja, und ich musste nie entscheiden, ob ich das für ihn tun würde.

Weil er bald darauf starb. Sie haben gesagt, dass Sie vorher dachten: Lass diesen Kelch an mir vorübergehen. Sind Sie erleichtert, dass Sie die Entscheidung nicht treffen mussten?

Oh ja, ungeheuer erleichtert. Ich weiß nicht, ob ich das gekonnt hätte.

Sie haben gesagt, das Buch sei eine Art Fantasie: »*Wenn ich meinen Bruder im echten Leben schon nicht retten konnte, dann konnte ich ihn wenigstens auf dem Papier retten.*«

Und das habe ich dann nicht getan. *(Sie lacht.)*

Genau. Im Buch – Achtung, Spoiler-Alarm! – retten Sie den Bruder auch nicht.

Mache ich mir wirklich Vorwürfe, dass ich meinen Bruder nicht eingeladen habe, bei mir zu leben? – Nein. Aber: Habe ich mir Vorwürfe gemacht, dass ich bei bescheideneren Dingen versagt habe? Ja. Ich wünschte, ich hätte ihn häufiger besucht, ich hätte häufiger das Telefon in die Hand genommen. Das sind kleinere Dinge, aber wichtig. Wenn ich die Chance hätte, alles noch mal zu machen – ich würde versuchen, ihm eine bessere Schwester zu sein. Würde das bedeuten, dass er dann weniger wiegt? Vermutlich nicht. Im Rückblick ist für mich nicht entscheidend, dass ich keine Intervention unternommen habe, aber an solche Interventionen glaube ich nicht, die funktionieren nicht. Bei mir selbst würde das auch nicht funktionieren. Ich mag es nicht, wenn Leute mir sagen, was ich zu tun habe, besonders nicht Leute, die mir sehr nahestehen.

Sie glauben also, wenn Sie ihm gesagt hätten: Hör zu, du musst was tun, sonst bist du bald tot...?

... das hätte keinen Unterschied gemacht. Als ob er das nicht selbst gewusst hätte.

Man muss selbst die Entscheidung treffen, etwas zu unternehmen. Das kann einem kein anderer sagen.

Richtig. Wenn mein Bruder zu mir gesagt hätte: Ich will auf Diät gehen, und es wird ein ganzes Jahr dauern, ich brauche Unterstützung und ein bisschen Gesellschaft, denn es wird echt langweilig – das hätte ich mir vorstellen können.

Stellt sich da die prinzipielle Frage danach, welche Opfer wir für andere zu bringen bereit sind?

Sicher. Mit dieser Frage werden wir vor allem in der Familie konfrontiert.

Zwischendurch schien es mir, als handle das Buch weniger vom Übergewicht als von all den emotionalen Verhandlungen innerhalb einer Familie. Geschwister sind da noch mal eine ganz besondere Kategorie, oder?

Ich bin meinen Eltern dankbar, dass sie mehrere Kinder haben. Ich habe ein gewisses Mitgefühl mit Einzelkindern, weil sie diese Erfahrung nicht haben. Geschwister sind die einzigen Menschen, die wirklich wissen, wie es war, in deiner Familie aufzuwachsen. Die Frage, wie viel Geschwister einander schulden, ist eine echte Grauzone.

Inwiefern?

Jedes Geschwisterpaar muss für sich selbst aushandeln, wie man im Erwachsenenalter miteinander umgeht. Es gibt Geschwister, die sehen sich nach der Kindheit kaum wieder. Als Kinder war man sich nahe, aber dann – man hat nichts miteinander gemein, lebt an entgegengesetzten Enden des Landes, sieht sich allenfalls zu Beerdigungen ...

Am Ende des Buches – noch ein Spoiler-Alarm – stellt sich heraus, dass all die Abnehmerfolge, die Schwester und Bruder gemeinsam gefeiert haben, eine Erfindung sind. Das kommt mir hoffnungslos vor.

Es ist traurig, aber realistisch.

Für mich klingt es nach: Es gibt keinen Ausweg aus dem Übergewicht.

Das wollte ich nicht sagen. Ein Ende, das ich hatte, war: Der Bruder macht die Diät, nimmt ab – und nimmt wieder zu. Denn das passiert meistens. Ich kenne die Statistiken, und ich finde sie entmutigend. Aber dieses Ende machte mich sehr unglücklich. Denn es hätte gesagt: Man kann nichts machen, also bemühen Sie sich erst gar nicht. Das Ende, so, wie es jetzt ist, lässt das wenigstens in der Schwebe.

Wie ist eigentlich Ihr eigenes Verhältnis zum Essen?

Das würde ich als »bedächtig« beschreiben: Ich esse eine Mahlzeit am Tag. Daran halte ich nicht militant oder religiös fest; es heißt nicht, dass mir während der restlichen Zeit des Tages kein Krümel über die Lippen käme. Tatsächlich hatte ich heute morgen ein Stück Gebäck zum Kaffee. *(Sie lächelt.)* Es war ganz besonders gut. Frühstück im Hotel! Mohngebäck! Oh, Mann!

Hm, Mohn.

Ich sehe, Sie sind wirklich auf Diät – Sie haben ein leicht voyeuristisches Verhältnis zum Essen.

Nun, das ist alles, was ich im Moment habe.

Ja: Sie können nur den anderen beim Essen zusehen.

Mit einer Mahlzeit am Tag ernähren Sie sich aber auch nicht üppig.

Das stimmt, aber es ist eine herzhafte Mahlzeit. Meistens am Abend. Kalorien zähle ich nie. Ich habe ein paar grobe Parameter: viel Gemüse, Fisch und Hühnchen statt dunkles Fleisch. Und ich habe Regeln. Zum Beispiel treibe ich jeden Tag Sport, gehe laufen, spiele Tennis.

Sie sehen nicht aus wie jemand, der jemals ein Gewichtsproblem hatte.

Hatte ich auch nicht. Das Gewicht, das ich jetzt habe, halte ich seit vielen Jahren – weil ich diese Regeln befolge. Die Gefahr bei Regeln ist allerdings, dass sie zu einer Zwangsvorstellung werden oder einem auf den Geist gehen. Es ist zum Beispiel schwer, mich zum Abendessen einzuladen.

Aber eine entspannte Beziehung zum Essen ist das nicht.

Deswegen sage ich ja: »bedächtig«. Ich habe den ganzen Tag lang wenig gegessen, also kann ich abends mit Genuss und Appetit eine Mahlzeit zu mir nehmen, ohne dass ich ängstlich sein müsste.

Tagsüber haben Sie keine Gelüste?

Schon. Dann esse ich ein bisschen Käse, der übrig ist, oder Brokkoli. Ich kenne das: Da bin ich in der Mitte eines Kapitels, der letzte Absatz, den ich geschrieben habe, ist grässlich – und prompt starre ich in den Kühlschrank.

Aber Sie geben der Versuchung nicht nach.

Oh, ich nehme mir schon das Stück Käse oder zwei Stück vom Apfelkuchen.

Zwei Stück!

Und ich sitze da und weiß: Dadurch wird der letzte Absatz auch nicht besser.

Aber es sind wenigstens nur zwei Stück, nicht viel, viel mehr, wie bei mir.

In Ordnung, vielleicht stoppe ich mich früher.

Gibt es Dinge, die Sie in Versuchung führen?

Ich liebe Popcorn, davon kann ich eine halbe Schüssel essen. Und ich mache hin und wieder einen Apfelkuchen als Dessert. Ich liebe es, andere Leute zu füttern. Ich bin keine Asketin. Meine größten Schwächen sind Rotwein und Brot. Das ist meine christliche Erziehung.

*Ihr Vater war Pfarrer bei den Presbyterianern, und ich habe ge-
lesen, dass Sie zu Hause im Familienkreis »Hunger-Abendessen«
hatten, wegen des Elends in der Dritten Welt.*

Manche Leute missverstehen das und glauben, wir hätten einfach gehungert. Aber meine Eltern wollten uns darauf aufmerksam machen, dass es in der Welt Menschen gibt, denen es nicht
so gut geht wie uns. Mein Vater pflegte in ein Konservenglas in
der Mitte des Tisches einen Dollar – das war damals noch Geld –
zu stecken. Das Geld wurde gespendet, um den Hunger in der
Welt zu mindern.

*Sie hatten ein einziges Mal eine Erfahrung mit für Sie extremem
Essen – als Sie achtzehn waren und durch England reisten.*

Einen Sommer lang, ja. Es war ein kleines Experiment, um zu
sehen, wie die andere Hälfte der Menschheit lebt. Meine Reise-
begleitung aß viel mehr als ich und saß gerne. Also kauften wir
viel Gebäck und saßen viel in Cafés und Parks. Am Ende der
sechs Wochen wog ich zwanzig oder fünfundzwanzig Pfund
mehr. Damals habe ich sozusagen meine Unschuld verloren.
Vorher hatte ich einfach gegessen, was ich wollte. Jetzt musste
ich eine Diät machen, zum ersten Mal überhaupt. Das kam mir
später zugute, als ich das Buch schrieb – und es hat mir ein Mitgefühl mitgegeben für Menschen, die Diät halten müssen. Das
ruiniert alles! Und es zwingt einen, ständig über das Essen nachzudenken.

*Man sollte eigentlich weg vom Essen, aber man denkt ständig da-
ran.*

Natürlich!

Was ist Ihrer Meinung nach eigentlich das Bild, das sich die Gesellschaft von Dicken macht?

Viele schreiben Leuten, die mit ihrem Gewicht kämpfen, ganz ungeniert Charaktereigenschaften zu, ohne sie und ihre Geschichte zu kennen: Sie sind angeblich faul, maßlos und dergleichen. Das ist nicht fair und nicht notwendigerweise wahr.

Andererseits: Der Körper ist eben unsere Schnittstelle zur Welt. Im Buch lassen Sie die Schwester erkennen, dass man für sich selbst ein »Wer« ist, eine Persönlichkeit – für andere Leute aber ein »Was«, eben das Äußere. Die Leute wissen nicht unbedingt, wer man im Inneren ist, sondern sehen erst mal nur, was man ihnen zeigt: den Körper.

Mich interessiert diese Schnittstelle zwischen der Person und dem Rest der Welt – der Körper. Diese eigentümliche Interaktion zwischen dem Selbst und dem Körper. Das ist komplizierter als: Dein Körper, das bist du nicht. Und du bist es ja auch nicht.

Aber andererseits: Du bist es.

Richtig, du bist es. Ich sage ja: Es ist so kompliziert. Auch das Altern stellt diese Frage: Bist du das, dein Körper? Bis zu welchem Grad bist das du? Ich bin noch nicht ganz so alt, aber ich kann schon ahnen: Je älter man wird, umso mehr muss man sich Stück um Stück von seinem Körper trennen – oder man muss sich damit abfinden, dass das, was dem eigenen Körper zustößt, auch dem innersten Selbst zustößt. Denn dieses Objekt, dieser Körper, stirbt allmählich – stirbt man selbst dann auch auf diese Weise?

Was ist so verlockend am Essen, dass einige sich in Lebensgefahr bringen, nur damit sie zu viel davon konsumieren können? Sie haben diese Frage selbst in einem Artikel gestellt – haben Sie eine Antwort?

Ich bin nicht sicher. Am nächsten bin ich einer Antwort im ersten Kapitel meines Buches, wo es heißt:»Es liegt an der flüchtigen Natur der Nahrung. Sie ist mehr Konzept als Substanz, sie ist die Idee von Befriedigung und damit wesentlich eindrücklicher als die Befriedigung selbst.« Essen ist ein Versprechen, das nie ganz eingelöst wird. Das macht es so verführerisch. Es ist nie ganz so gut, wie es einem vorher erscheint. Man nimmt noch einen Bissen, weil der letzte auf unerklärliche Weise nicht befriedigend war – aber vielleicht ist es der Bissen danach.

Essen ist außerdem überall verfügbar.

Ja, und es ist eine faule Art, eine Befriedigung zu bekommen – viel einfacher, als zum Beispiel ein Buch zu lesen.

Am Ende Ihres Romans sagt die Schwester:»We are meant to be hungry.« In der deutschen Übersetzung ist daraus geworden:»Es tut uns gut, hungrig zu sein.« Das verstehe ich in keiner der beiden Sprachen.

Eine andere Art, diesen Gedanken auszudrücken, wäre: Es tut uns gut zu begehren. Das ist etwas anderes, als zu sagen: Es tut uns gut, dass unser Begehren befriedigt wird. Aber Appetit zu haben ist eine gute Sache.

Es sei denn, man hat zu viel davon.

Der Appetit als solcher, ob er sich nun im Essen ausdrückt oder in anderen Dingen, ist eine gute Sache; seine übermäßige Befriedigung ist es nicht. Auch wenn es sich anhört wie ein

Widerspruch in sich: Der Zustand des Begehrens ist befriedigend.

Weil er einem das Gefühl gibt, am Leben zu sein. – Oh, das hätten Sie sagen sollen.

(Sie lächelt.) Sie haben es gesagt, und ich bin damit einverstanden.

Ungut ist aber, wenn man etwas begehrt – Essen –, aber in Wahrheit begehrt man etwas ganz anderes.

Ja, da ersetzt man ein Begehren durch ein anderes. Das ist eines der Probleme beim übermäßigen Essen: Eigentlich fehlt etwas anderes. Und wie Sie sagen: Das Essen ist einfach zu haben. Was man wirklich will, ist schwerer zu kriegen. Das Einfache tut es fürs Erste, aber weil man etwas ganz anderes will, isst man immer mehr.

Was mir von Ihrem Buch sehr in Erinnerung geblieben ist: der Moment, in dem die Schwester die Lebensumstände ihres übergewichtigen Bruders entdeckt – als mietfreier Untermieter im Apartment eines Kumpels, auf einem ausklappbaren Fernsehsessel, mit einem traurigen Häufchen an Besitztümern: einer Flasche seiner Lieblingsbarbecuesauce und der Korrespondenz mit dem Finanzamt.

Ja, das waren Details aus dem Leben meines eigenen Bruders.

Beim Lesen dachte ich: Diese Art Existenz führst du, wenn dein ganzes Leben aus den Fugen ist, und das Essen und das Übergewicht sind nur ein Symptom.

Natürlich. Da geht es nicht nur ums Essen. Es geht um ein Leben, das in Zeitlupe kollabiert. Das ist das Traurige – nicht das Gewicht.

Woche 33:

Ein ziemlich guter Freund.
Der Mensch vor dem Kühlschrank

STATUS-REPORT:
Gewicht beim letzten Wiegen (vor sieben Wochen):
160,0 kg
Aktuelles Gewicht: (liegt nicht vor)
Veränderung: (liegt nicht vor)

Es gibt natürlich einen verdammt guten Grund dafür, dass ich, die Leute in meiner Abnehmgruppe und all jene, die so ihre Schwierigkeiten haben mit dem Gewicht, derart heftig mit sich ringen. Machen wir uns nichts vor: Essen ist ein Freund, und zwar ein großartiger. Jedenfalls bis er einem das Leben schwermacht.

Aber vorher: Er ist immer da, er freut sich mit dir, und er ist mit dir traurig. Er ist ständig und überall in deiner Nähe; du brauchst ihn, er ist da. Er gibt dir das Gefühl, er könne alles für dich sein, dir alles ersetzen, was dir fehlt. Neben ihm brauchst du keinen anderen.

Du kannst dich ihm zudem ganz widmen oder nur nebenher. Er beklagt sich nie, wenn ihr immer das Gleiche miteinander unternehmt. Er ist dir sehr vertraut. Und er scheint dich ja so gut zu kennen. Wenn andere dich nicht verstehen: Er tut es immer.

Dann wieder kann er ganz anders sein. Aufregend und neu. Spannend. Dennoch ist er immer der gleiche wohltuend alte Bekannte.

Er widerspricht dir nie. Er stellt keine Ansprüche. Er beklagt sich nie, dass du keine Zeit für ihn hast. Er nimmt es dir nicht übel, wenn du ihn eine Weile links liegen lässt, weil jemand behauptet hat, er sei kein guter Umgang für dich. Du kommst einfach zu ihm zurück, und alles ist wieder gut.

Sicher, nach einer Weile merkst du, dass er sich dir doch aufdrängt. Dass er nur dasitzt und darauf spekuliert, dass du ihn brauchen könntest. Schon meldet er sich. Dann kann er sein wie der gespenstische Nachbar, der hinter seiner Tür wartet, bis er hört, wie sich in deinem Schloss der Schlüssel dreht, um dich dann wie zufällig zu treffen.

Du merkst: Du kannst nicht ohne ihn. Und dann macht er sich auch noch daran, dein Leben zu ruinieren.

Mich sucht er meistens am Abend heim. Tagsüber komme ich nicht immer dazu, nach Punkten und regelmäßig zu essen; dafür wird das Verlangen nach alten Sünden umso größer, sobald ich am Abend die Haustür aufschließe: »Fress-Flash«, wie eine aus meiner Abnehmgruppe schon während der Fastenphase sagte.

Eigentlich bräuchte mein Leben einen Soundtrack, und jedes Mal, wenn die Dämmerung hereinbricht oder wenn ich mich dem Kühlschrank auf weniger als drei Schritte nähere, müsste das Schramm-schramm-Ostinato aus dem Soundtrack zum Film *Der Weiße Hai* ertönen. *Snack attack!*

Woche 34:

Begehren. Über Männer und Frauen

STATUS-REPORT:
Gewicht beim letzten Wiegen (vor acht Wochen):
160,0 kg
Aktuelles Gewicht: (liegt nicht vor)
Veränderung: (liegt nicht vor)

Zum Beispiel, dass der Dicke dort
Mit Postbeamtenblick
Die Frau anschaut und wissen muss:
Die Frau schaut nie zurück.

– Heinz Rudolf Kunze,
Noch hab' ich mich an nichts gewöhnt

Hin und wieder sehe ich am Nebentisch in einem Restaurant oder in der Sitzreihe hinter mir im Kino ein ungleiches Paar. Sie ist hübsch, er ist dick; er bringt sie zum Lachen, das Date scheint gut zu laufen. Und doch bin ich jedes Mal versucht, hinüberzugehen und ihm wie unter Verschwörern zuzuflüstern: »Lass es. Erspar dir den Schmerz. Sie wird niemals mit dir schlafen. Nie.«

Ich glaube, ich kann das so sagen – weil ich schon häufig dieser Dicke war.

Reden wir also über Sex. Was Sie verstehen sollten: Es geht mir dabei nicht nur um den Sex als solchen, obgleich das schon ein gewaltiger Gegenstand wäre. Es geht um vieles, was dranhängt am Sex – um Anziehung, Liebe, Gemeinsamkeit, Vertrautheit, um Ehe, Kinder, ein Familienleben, ums Erwachsenwerden, um viele Dinge, die ein gelungenes Leben ausmachen.

Wenn ich mir die Frauen in meiner Abnehmgruppe so ansehe im Gruppenraum, denke ich: Ein paar von denen, Saskia und Tessa zum Beispiel, sehen jetzt eigentlich ziemlich scharf aus. Ich habe lange gezögert, das so hinzuschreiben, nicht weil sie selbst oft mit ihren Erfolgen beim Abnehmen hadern, nein, weil es krass und grob zu klingen schien, herablassend und vage sexistisch. Ich bin nun wirklich völlig ungeeignet dafür, die Heidi Klum zu machen und Körper danach zu sortieren, ob sie irgendeinem Ideal entsprechen oder nicht.

Und überhaupt – müsste ich als Dicker nicht darauf bestehen, dass es ganz egal ist, ob Menschen dick sind oder dünn? Nun, wie ich immer sage: Nein.

Natürlich wäre die Welt irgendwie gerechter und flauschiger, wenn es gar keine Rolle spielen würde, wie viel ein Mensch auf die Waage bringt, wenn es zum Beispiel für das Liebes- und Geschlechtsleben ohne Bedeutung wäre, ob man in Bikini oder Badehose eine super Figur macht – oder besser gar keine, weil man sich in Bademode lieber nicht öffentlich sehen lässt. Aber ich vermute mal, auch die Frauen in meiner Abnehmgruppe wissen, dass die Verhältnisse so nicht sind. Das ist ja einer der Gründe, warum manche bereits zum wiederholten Mal an dem Einjahresprogramm teilnehmen, warum sie vor dem Kühlschrank, auf dem Crosstrainer kämpfen – und an sich verzweifeln, wenn sie sich von einer Tüte Gummibären bezwingen lassen: Sie wollen, dass Männer, ob sie nun mit ihnen verheiratet sind oder nicht, sie anders sehen und ansehen.

Liebe ist ohnehin ein Spiel, bei dem der Einsatz hoch und der mögliche Gewinn großartig ist, die Chancen aber gegen den Spieler stehen. »Alle Teile des Körpers müssen für den anderen bereit sein«, schreibt Michael Ondaatje in seinem Roman *Der englische Patient*, »alle Atome müssen in eine Richtung drängen, damit Begehren entsteht.« Liebe ist ein Ding der Unwahrscheinlichkeit, das macht ihren Reiz aus wie den Schmerz, den sie uns zufügt. Unsere Schnittstelle zur Welt aber, zu Liebe und Glück allemal, ist der Körper, auch in unserem digitalisierten Universum. Und ich weiß, ja, die Liebe besiegt alles, angeblich. Aber ein dicker Körper ist einer, an dem sich Begehren ungleich schwerer entzündet. Das ist einer der unbarmherzigsten Mechanismen, wie das Dick-Sein einem das Leben verengt.

Kürzlich erzählte mir Susan, die Mittzwanzigerin aus meiner Abnehmgruppe, als sie und ihr Kollege Udo sich zum Programm angemeldet hätten, habe er zu ihr gesagt:»Pass auf, wenn wir abgenommen haben, wollen sie alle mit uns ins Bett.« Susan, die lesbisch ist, lebt mit ihrer Freundin zusammen. Nur hat sie sich gerade in eine andere Frau verliebt. Die weiß, dass Susan abgenommen hat, gut fünfundzwanzig Kilo inzwischen. Sie hat Fotos von Susan gesehen, als die noch dicker war. Und mit welchen Worten kommentiert sie wohl diese Bilder? –»So hätte ich dich nicht genommen.«

Nun werden Sie sagen, das sei eine ganz und gar materialistische Sicht auf die Dinge. Aber das ist das Material, aus dem unsere Welt gebaut ist. Wir geben es nur ungern zu, und ich persönlich bemühe mich sehr, ein Romantiker zu bleiben. Aber ich fürchte, so ist es.

Dass die Frauen, die Peter Paul Rubens malte, zu seiner Zeit als sexy galten, nützt den Frauen von heute ebenso wenig, wie mir der Umstand hilft, dass Beleibtheit bei Männern in gewissen Südseekulturen angeblich als Zeichen von Wohlstand und deshalb als attraktiv gilt. Und wenn sich die Körperkultur während meiner bisherigen Lebenszeit in irgendeine Richtung verändert hat, dann scheint mir, sie verlangt noch unbedingtere Erfüllung der Schlankheitsnorm. Dagegen anzugehen ist, als wolle man einen Gletscher aufhalten, der unaufhaltsam ins Tal rutscht.

Glauben Sie nicht mir, glauben Sie den Leuten, die solche Dinge erforschen. Besonders Frauen, so finden Psychologen und

Soziologen in Befragungen und Experimenten immer wieder heraus, sind sehr anfällig für Nachteile im Liebesleben, wenn sie sehr dick sind. »Insgesamt«, so stellte der Soziologe Jeffery Sobal von der Cornell University 2005 in einem Überblick über die Forschungslage fest, »macht das Vorurteil gegen adipöse Mädchen und Frauen (und, in geringerem Ausmaß, adipöse Jungs und Männer) es diesen schwer, romantische Beziehungen und Ehen einzugehen.«

Anders ausgedrückt: »Friss nicht so viel, oder willst du als Jungfrau sterben?«, fragt Aushilfslehrer Zeki Müller alias Elyas M'Barek im ersten *Fack ju Göthe*-Film die dicke Schülerin in der ersten Reihe grob.

Tatsächlich macht sich das hässliche Phänomen schon sehr früh in der Lebensbahn bemerkbar. In einer Untersuchung mit 416 Schülern der Klassen 9 bis 12 in einer Highschool in einem kleinen Ort in Neu-England zum Beispiel gab die Hälfte aller adipösen Mädchen an, sie hätten noch nie ein Date gehabt – im Gegensatz zu einem bloßen Fünftel jener Mädchen, die ein durchschnittliches Gewicht auf die Waage brachten. Die superdicken Jungs hatten es besser, sie gingen ähnlich häufig zum Rendezvous wie ihre leichteren Geschlechtsgenossen; ihre Zufriedenheit mit ihrer Dating-Situation war aber ähnlich gering wie jene der superdicken Mädchen.

Dieses Muster der Zurücksetzung der Dicken wächst sich aus, wenn die potenziellen Partner älter werden, hoffen Sie? Nun, zwei Forscherinnen der St. Edward's University im texanischen Austin wollten genau das testen. 1995 gaben sie in zwei städtischen Zeitungen zwei Kontaktanzeigen auf, die sich an einer entscheidenden Stelle unterschieden. Die eine las sich so: »Attraktive Frau, Single, weiß, Nichtraucherin, drogenfrei, gesund, 44 Jahre alt, rothaarig, fürsorglich, liebevoll, intelligent, mit 50 Pfund Übergewicht, mit Sinn für Humor und einem liebenden Herzen, sucht Mann, 40 bis 50, für Kameradschaft, Liebe und eine mögliche Heirat.«

Bei der zweiten Anzeige hatten die Forscherinnen die Formulierung »mit 50 Pfund Übergewicht« (was etwa zweiundzwanzig Kilo entspricht) durch die Angabe »ehemalige Alkoholikerin, seit 11 Monaten trocken« ersetzt. Machte dieser kleine Unterschied einen Unterschied bei der Reaktion der Männer auf die Anzeige? Schon. Die (erfundene) Dicke erhielt acht Antworten, die Exalkoholikerin zweiunddreißig.

Diese Untersuchung bestätigt viele andere zur sexuellen Attraktivität von uns Fettleibigen. Und kein Zweifel: Frauen trifft diese Art der sexuellen Negativauslese viel härter, superdicke Männer werden davon aber nicht verschont. Das beweisen ausgerechnet 486 599 Schweden: Männer, die zwischen 1951 und 1961 geboren worden waren. In einer Langzeitstudie wurde untersucht, ob sie mit achtzehn übergewichtig oder gar adipös gewesen – und ob sie später, mit vierzig, verheiratet waren. Waren sie fettleibig gewesen (was sich anhand ihrer Akten bei der Musterung feststellen ließ), so war ihre Chance auf eine Ehe im Vergleich zu Normalgewichtigen um die Hälfte reduziert; waren sie in der Adoleszenz übergewichtig gewesen, so reduzierte sich der Effekt um die Hälfte, blieb aber immer noch deutlich. »Unsere Resultate fügen sich in eine wachsende Zahl an Beweisen, die nahelegen, dass die Lebenschancen Fettleibiger nicht so gut sind wie jene Normalgewichtiger«, schrieben die Autoren der Erhebung.

Bei Männern scheint das Körpergewicht bei der Partnersuche von deutlich geringerer Bedeutung zu sein, behaupten die Wissenschaftler. Ich glaube ihnen das, diese Entlastung ist bei mir aber noch nicht so recht angekommen. Und ich schaudere gleichzeitig ein wenig bei dem Gedanken, wie es wäre, wenn ich als Frau geboren worden wäre.

Spielt sich auch dieses Drama vor allem in meinem Kopf ab? Bin ich für die Statistik, nein: Bin ich in Wahrheit verhaltenspsychologisch eine Frau? Vertraue ich zu sehr auf Ondaatje, warte ich zu sehr darauf, dass alle Atome in eine Richtung drängen und Begehren sich einstellt? Müsste ich mehr mit meinem sozioökonomischen Status arbeiten, der das Übergewicht vielen Forschern zufolge ausgleichen könnte?

Einer meiner Kollegen aus der *F.A.Z.*, der in meinem Alter ist, hat vor einiger Zeit noch mal die (jüngere) Liebe gefunden. Nachdem er seine zukünftige Frau in einer Bar kennengelernt hatte, überreichte er ihr am Ende des Abends seine Visitenkarte mit den Worten, wenn sie interessiert sei, würde er sich freuen, sie meldete sich. Okay, das habe ich gerade erfunden, aber Sie verstehen schon.

Während jener kostbaren Jahre, in denen ich dank viel Sport und gezügelten Essens ein Schlanker war, ein sehr Schlanker sogar, habe ich ja mein eigenes kleines sozialwissenschaftliches Experiment unternommen, noch ohne es zu wissen. Damals lernte ich auf einer Uni-Party das entzückende Mädchen aus Norwegen kennen, das als Au-pair bei einer deutschen Familie arbeitete. Ich weiß noch bestimmt, wie ich bei mir dachte: Dieses Mal passiert es nicht. Dieses Mal wird dein Gewicht es nicht ruinieren.

Einer ebenfalls norwegischen Freundin von ihr, die mit mir studierte, gestand ich, welch unauslöschlichen Eindruck die Entzückende bei mir hinterlassen hatte; ich bekam ihre Nummer. Wir trafen uns in einem Altstadt-Café und redeten stundenlang. Drei Tage später klingelte abends das Telefon: SIE war dran. Ich sehe, wenn ich die Augen schließe, noch das grüne Tastentelefon, das unsere WG für ein paar Mark von der Post leaste, weil es einen Zähler hatte und wir so unsere Einheiten leichter abrechnen konnten. Für den Exdicken war es eine neue Erfahrung: Ruft die mich an. Sie MICH. Unglaublich.

Die Kontrollgruppe hatte ich zuvor schon oft genug in der Feldstudie meines Lebens beobachtet: Den Dicken hatte keine angerufen. Jetzt der zweite Teil der Studie: Beim Schlanken meldet sich die Entzückende.

Vielleicht fällt es mir als einem Dicken ein bisschen leichter, bei anderen Menschen über das Übergewicht hinwegzusehen auf das, was sie im Kern ausmacht. Sicher bin ich nicht, dass ich so edel bin, gerade, wenn es um Frauen geht. Auch die meisten dicken Männer stehen, so mein entschiedener Eindruck, eher auf schlanke Frauen. Noch so ein Geständnis: Die meisten Frauen, in die ich mich in meinem Leben verliebt habe, hatten kein Problem mit ihrem Gewicht. (Jedenfalls nicht nach außen; dass fast jede Frau das Gefühl hat, sie habe ein Problem mit ihrem Gewicht, steht auf einem anderen Blatt.)

Da gab es zum Beispiel, ich war noch Student, eine Frau, Ulrike soll sie heißen, die in meiner Familie nur als »die Schwäbin« bekannt war. Ich lernte sie zu einer Zeit kennen, als ich das Lauftraining schon seit Längerem betrieb; sie war Turnerin, und ich müsste lügen, wenn ich sagen würde, dass mir ihr langer, biegsamer Körper nicht enorm gefallen hätte.

Was in unserer Beziehung für einiges Drama sorgte, war der Umstand, dass sie erzählte, sie sei eigentlich in einen Anderen verliebt. Wenn sie mich besuchte, küsste sie mich heftig – nur um am nächsten Tag wieder in Zweifel zu verfallen. »Was machen wir denn, was machen wir denn?«, seufzte sie dann. Ironischerweise war mein Rivale ebenfalls Turner; sie sah ihn zwei Mal die Woche beim Uni-Sport. Ich, gerade mühsam, aber erfolgreich mit dem Abnehmen beschäftigt, dachte mir: Verdammt, irgendeiner ist immer noch schlanker als du.

Hin und wieder bin aber auch ich in dieser Art Wettbewerb nicht als Zweitbester vom Platz gegangen. Einige Jahre nach meinem Abitur feierte meine alte Schule ein Jubiläum; unsere Abschlussklasse hatte sich noch nicht in alle Winde zerstreut, und so waren viele von uns gekommen. Darunter auch Hanna, wie sie hätte heißen können. In Hanna war ich in der Oberstufe mit jener Heftigkeit verliebt gewesen, von der man in jungen Jahren annimmt, dass sie keine weitere Steigerung kennt. Hanna war die ingeniöseste Mischung aus Niedlichkeit und *sexiness*, die man sich vorstellen kann, und sie war, wo wir gerade Englisch reden, *out of my league* – jenseits meiner Möglichkeiten. Das lag nur zum Teil daran, dass ich ein pummeliger Teenager war; sie stand, glaube ich, einfach mehr auf Jungs, die –

ich würde gerne sagen: nicht gut genug für sie waren, doch wer kennt schon das Herz der Frauen? Hannas Männergeschmack sprach in meinen Augen aber keineswegs gegen Hanna, nur gegen die Kerle, logischerweise. Wenn ich Kontakt mit ihr hatte, hielt ich das Erlebnis regelmäßig in meinem Tagebuch fest. So auch am Freitag, dem 9. März 1984. Wir waren im selben Leistungskurs, wo sie in der Bank direkt hinter mir und meinem breiten Rücken saß. Gleich zu Beginn der Stunde, ich war noch mit dem Putzen der Tafel beschäftigt, wollte unser Lehrer, dass einer von uns den Stoff der letzten Stunde wiederholte. Nachdem ein Mitschüler aufgerufen war und ich mich wieder gesetzt hatte, steckte Hanna mir einen Zettel zu, »was mich«, ich zitiere meine Aufzeichnungen, »ziemlich überraschte – eine Reaktion, der ich beredten Ausdruck gab in der Frage, was das sei, und Hanna meinte, ein Zettel«. Ich las die kleinen Bleistiftbuchstaben: »Lieber Bertram. Ich kann Dir nicht beschreiben, wie froh ich bin, daß Du wieder Deinen Platz vor mir eingenommen hast. Ich fühle mich beschützt und sicherer. Danke, Gruß Hanna.«

Nun also, Jahre später, war Hanna ebenfalls beim Schuljubiläum. Ich hatte in den Monaten vorher kräftig abgenommen. Ein paar Leute standen plaudernd und lachend zusammen, sie kam dazu und staunte ebenfalls über mich. Dann sagte sie: »Darf ich mal anfassen?« Ich muss wohl Ja gesagt haben, denn sie streckte ihre Hand aus und strich mir über Hemd und Bauch. Ich habe keinerlei Erinnerung daran, was danach geschah.

Doch nun, da ich wieder ein Dicker bin, nein: ein Fetter, sieht meine Normalität anders aus. Denn als Fetter, so jedenfalls habe ich es über lange Strecken erlebt, bist du für Frauen unsichtbar. Bestenfalls darfst du darauf hoffen, ihnen eine Art heterosexueller Schwuler-bester-Freund zu sein. Ein Vertrauter, den zu küssen ihnen niemals einfallen würde.

Die typischen Situationen: Du sitzt mit der Frau am Tresen, starrst in den Spiegel hinter der Bar und hörst dir an, dass die-

221

ser Knilch, den sie kaum kennt, sie nicht zurückgerufen hat. Ja, schlimme Sache. Mit einer anderen Frau nimmst du über viele Monde an den Hochs und Tiefs ihres gerade dramatischen Lebens teil; du hättest durchaus mal einen Vorstoß unternehmen können, traust dich aber nicht. Schließlich hörst du drei Monate lang gar nichts von ihr; so lange braucht sie, um den Mut zusammenzunehmen, es dir schließlich zu sagen: Sie ist mit einem Anderen zusammen. Ich kenne ihn sogar, sehr hübscher Mann übrigens. Inzwischen haben sie ein Haus und Kinder.

Einer aus meiner Abnehmgruppe hat sich deshalb abgewöhnt, Frauen offen oder zu lange anzublicken:»Ich will nicht, dass sie denken: Was will der Freak von mir?«

Mein Lieblingsmoment: Ich bin bei irgendeiner Party, in irgendeinem Club. Ich rede mit einer Frau, die jemand mir vorgestellt hat, es gelingt mir, ihre Aufmerksamkeit zu halten. Sie lacht ihr perlendstes Lachen und sagt schließlich:»Du bist süß. Du musst meinen Freund kennenlernen. Ihr habt denselben Humor.«

Und so hast du Beinahe-Beziehungen, Verhältnisse, aus denen was hätte werden können, oder auch nicht, die aber nie eine Chance kriegen. Mit der Bitte um Entschuldigung an Klaus Lage: Auch in der tausendundersten Nacht keine Spur von»Zoom«. Andere Leute haben Beziehungen, du bist ein Zuschauer. Ein Schaufensterbummler, dem nur bleibt, die Nase an die Scheibe zu drücken. Oder du erlebst Liebe, wie sie *Der englische Patient* in Buch und Film erlebt: als ein Versehrter, den eine ferne Erinnerung überkommt. Als wäre deine große Liebesgeschichte im Leben schon vorbei – und du kannst von Glück sagen, wenn du überhaupt schon so eine hattest, die sich für in Sepia getunkte Rückblenden mit Juliette Binoche und Ralph Fiennes in den Hauptrollen eignet.

Aber eigentlich bist du ohnehin meistens gehemmt. Im Hintergrund steht immer: Falls sich jemals doch etwas ergeben sollte in diesem Spiel, musst du dich ausziehen, du Dicker. Und bevor jemand das aushält, muss die Anziehung schon groß sein. Da überlegst du dir drei Mal, ob du mit deinem Herzen derartig va banque spielen willst. So bist du auch von gewissen Spielen unter Erwachsenen ausgeschlossen, das Flirten hat unter solchen Umständen nichts Spielerisches mehr. Es ist immer *the full monty*, ganz oder gar nicht, alles oder nichts.

Was die Sache noch ein Stück grausamer macht: Ich kann es Frauen gar nicht mal verdenken, wenn ihr romantisches und/ oder sexuelles Interesse an den Dicken sich in engen Grenzen hält. Ich selbst wäre auf mich ebenfalls nicht sonderlich scharf. Ich kann das Dick-Sein selbst kaum ertragen; wie soll ich es da jemand anderem zumuten?

Bei der bislang letzten Frau, bei der ich die romantischen Hoffnungen fahren lassen musste, kann ich sogar den Moment isolieren, in dem das endgültig geschah. Sie war eine Nachbarin; wir wollen sie Emma nennen. Was ich besonders an ihr mochte, war, dass ich ihr nie etwas erklären musste. Ich spielte auf ein Buch oder einen Film an – sie wusste, wovon ich redete. Sie war klug, gebildet, gewitzt. Hübscher, als sie selbst annahm, nebenbei gesagt, aber derlei schien bei ihr eine Gewohnheit zu sein: Sie war brillant und doch immer von der Furcht beherrscht, dieses Mal ganz gewiss versagt zu haben.

Wir hatten immer wieder Phasen, während denen wir lange miteinander telefonierten, und bisweilen spürte ich eine große Vertrautheit. Während eben einer dieser Phasen feierte sie Geburtstag, und als sie mich auf der Party zur Begrüßung umarmte, dachte ich mir: Wenn ich nicht so fett wäre, würde spätestens jetzt etwas passieren; wenigstens würden wir mal ausprobieren, ob zwischen uns mehr ist. Für einen Moment spürte ich unter dem dünnen Stoff ihrer Bluse ihren Körper. Mehr gestattete ich mir nicht; ich wollte am Ende nicht auch noch der Dicke sein, der seine Hände nicht bei sich behalten kann.

Eines Tages kam sie wieder mal bei mir vorbei, wie so oft. Ob ich sie zum Bankautomaten und zur Pizzeria begleiten wolle, wo sie zum Abholen einen Salat bestellt hatte. Wir gingen los zum Automaten, der einen Häuserblock entfernt war; schon als wir dort ankamen, war ich schweißüberströmt. Sie zog Geld; wir gingen weiter zur Pizzeria, zwei Blocks in die Gegenrichtung. Als wir dort ankamen, war ich völlig erschöpft. Sie, die das bemerkte, bot an, den Salat statt zu Hause an Ort und Stelle zu essen. Ich saß da, konnte Atem holen und ihr beim Kauen zusehen. So endete, mit einem Wimmern, das nur ich hören konnte, meine Hoffnung, jemals herauszufinden, ob ihre Lippen zu meinen passten.

Meine Schwester ermuntert mich hin und wieder, diese oder jene Frau aus meiner Umgebung, die sie zufällig kennengelernt hat und für den Bruder als tauglich einschätzt, anzusprechen. Dass so was nur Erfolg verspräche, wenn ich viel weniger wiegen würde, verschweigt sie taktvollerweise, wofür ich ihr dankbar bin. Vielleicht will sie mich auch nur daran erinnern, die Möglichkeit nicht gänzlich aus dem Blick zu verlieren.

Als wir beide wieder mal am Telefon über eine Kandidatin für mich reden, ruft meine kleine Nichte »Heiraten, heiraten!« ins Telefon. Sie will, so teilt sie mit, Cousins und Cousinen. Ihr Rat, mit der geballten Erfahrung der Zwölfjährigen: Ich solle ins Kino gehen »mit ihr«. »Dann mag sie dich. Oder ins Restaurant, dann mag sie dich noch mehr.«

Woche 35:

Nachtgedanken

STATUS-REPORT:
Gewicht beim letzten Wiegen (vor neun Wochen):
160,0 kg
Aktuelles Gewicht: (liegt nicht vor)
Veränderung: (liegt nicht vor)

Es ist furchtbar leicht, am Tag über alles erhaben zu sein,
aber nachts, mein Gott, ist es was ganz anderes.

– Ernest Hemingway, *Fiesta*

Nehmen wir zum Beispiel diesen Dönerteller. Auch wenn ich
es besser weiß, ich verschlinge ihn jetzt. Das Fleisch, das Gott
weiß woher kommt, aber ganz bestimmt nicht von einem Dreh-
spieß. Die Fritten, von denen die oberste Lage leicht zerquetscht
wurde, als der sicher angelernte Koch beim Lieferdienst mit
Wucht die Alufolie auf den Teller schweißte. Der Kraut-Karot-
ten-Salat, ein Alibiklecks. Es ist die Mahlzeit kurz vor Mitternacht, die mich wesentlich zu dem gemacht hat, was ich bin.

Die alten Gewohnheiten, sie sind zurückgekehrt und haben
meine mühsam in der Spur gehaltene Bestimmtheit im Adipositas-Programm entgleisen lassen. Gewogen habe ich mich ewig
nicht mehr. Fressattacken fühlen sich jetzt manchmal anders an,
wie sisyphoshafte Momente des Aufbäumens. Dann wieder sind
sie vorüber, noch bevor ich sie registriert habe. Aber eigentlich
kommt mir jede Ausrede zupass, wenn ich nur essen kann. Immer zu viel, das ist Bestandteil des Handels: Das Körpergefühl,

sich kaum mehr regen zu können, dieses Wohlige, Pappsatte, wird für eine gewisse Weile zu einer Lebenszufriedenheit. Was ausgerechnet die Nacht für Fresser wie mich so verführerisch macht, kann ich nur vermuten. Vielleicht ist die Erklärung eine einfache physiologische: Wer tagsüber nicht regelmäßig isst, den überkommt am Abend unweigerlich der Hunger, Punkt. Außerdem lässt sich am Abend leichter ungestört essen, ob man nun alleine lebt oder Familienvater ist, da alle Anderen ja schlafen. Vielleicht ist es auch komplizierter. Der Hunger kommt, wie mein bester Kumpel mir mal schrieb, »wenn es still wird und dunkel und von der Leere der Welt mehr erahnbar ist«. »Jetzt scheint die eine Erdenhälfte tot«, sagt Shakespeares Königsmörder Macbeth, der sich mit der Düsternis und ihren Gesetzen auskannte, über die Nacht. In dieser schrumpft um dich herum der Kreis des Lebendigen zusammen, bis nur noch du selbst bleibst mit deinen einsamen Gedanken. Zugleich vermutest du, dass in den Wohnungen um dich herum selbst Eheleute, die einander wenig zu sagen haben, wenigstens in den letzten Momenten des Tages die Nähe des anderen ertasten, dass Eltern noch mal nach ihren Kindern schauen, dass die Studentin zu dem Mediengestalter auf der Couch unter die Decke schlüpft, bevor sie die dritte Episode von *Downton Abbey* einschaltet, aber echt, das ist die allerletzte für heute.

Und du sitzt da, siehst auf deinen halb leeren Dönerteller und denkst dir: »This is what I get instead of a hug.« – Das also kriege ich statt einer Umarmung. Ich schwöre, der Gedanke kam auf Englisch zu mir, vielleicht klingt er ja deswegen wie aus einem schlecht imitierten Leonard-Cohen-Song. Das Dunkel fördert zugleich den Hunger und die Ehrlichkeit.

Wie der Lateiner sagt: *Post coitum omne animal triste*, nach dem Geschlechtsverkehr ist jedes Tier traurig. Man möchte hinzufügen: Und nach dem nächtlichen Essen erst recht. Denn die Nacht bringt etwas in dir zum Vorschein. Du kannst Hemingways in Paris gestrandeter Emigrant Jake Barnes aus dem Roman *Fiesta* sein, der immer so hartgesotten tut: Wenn du über die Frau nachdenkst, die du gerade noch geküsst hast, bevor sie die Straße hinuntergegangen und in das Auto eines Anderen gestiegen ist, geht selbst dir nachts die Lakonie aus.

Die echten Nachtgedanken kommen ja auch noch nicht um Mitternacht, sondern später, gegen drei vielleicht, wenn du aufwachst, weil dein Körper spürbar gegen seine Außengrenzen drückt, wenn er am Limit, am Maximum dessen ist, was er erträgt, buchstäblich ERTRAGEN kann. Dann kommt eine Atemlosigkeit, eine brutalstmögliche Aufrichtigkeit gegenüber dir selbst hoch, dass du gerade dabei bist, es dir komplett zu versauen. Dass du dich in ein Loch hineingegraben hast, das zu tief ist, als dass du dich selbst noch herausgraben könntest. Du kannst gerade so über den Rand sehen. Wärst du nicht so ein Fleischklops von einem Menschen, kämst du heraus, aber deine Hände krallen sich vergebens in den Boden.

Wenn du wenigstens komplizierte psychologische Prozesse für dich in Anspruch nehmen könntest, etwas Kafkaeskes, fast Nobles, wenn du einen Vater töten müsstest, den du in dir spürst, indem du dich selbst zu Tode frisst, irgend so was. Womöglich ist es aber nur Faulheit, Bequemlichkeit. Du musst nicht den Krebstod eines Angehörigen oder den Tod eines Kindes verkraften; das sind Seelennöte, die du dir kaum vorstellen kannst. Nein, du bist nur jemand, der gar nicht mehr aufhören will zu essen und der diese Sabotage seiner selbst nicht verhindert.

So ist es, wenn du echt abgewirtschaftet hast und dir nur noch das Essen einen Anschein von Glück beschert.

227

Woche 36:

Verdammt!

STATUS-REPORT:
Gewicht beim letzten Wiegen (vor zehn
Wochen): 160,0 kg
Aktuelles Gewicht: (liegt nicht vor)
Veränderung: (liegt nicht vor)

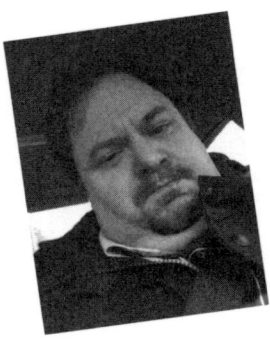

Woche 37:

Verdammt noch mal!

```
STATUS-REPORT:
Gewicht beim letzten Wiegen (vor elf
Wochen): 160,0 kg
Aktuelles Gewicht: (liegt nicht vor)
Veränderung: (liegt nicht vor)
```

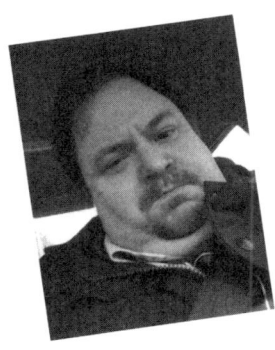

Woche 38:

Aaaargh!

STATUS-REPORT:
Gewicht beim letzten Wiegen (vor zwölf Wochen):
160,0 kg
Aktuelles Gewicht: (liegt nicht vor)
Veränderung: (liegt nicht vor)

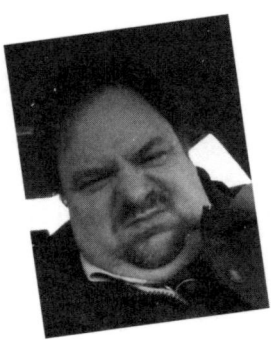

Woche 39:
Seelen-Selfie. Ein Versuch über mein Gesicht

STATUS-REPORT:
Gewicht beim letzten Wiegen (vor dreizehn Wochen):
160,0 kg
Aktuelles Gewicht: 167,4 kg
Veränderung: +7,4 kg

Oje, jetzt habe sogar ich angefangen mit diesen Selfies. Eigentlich bin ich sicher, dass unsere von Ego-Praktiken saturierte Welt DAS nicht auch noch braucht: einen Dicken, der die Handykamera auf sich selbst richtet. Auch mein seelisches Gleichgewicht fördert das nicht, führt es doch direkt hinein ins dunkle Herz meines Daseins als Übergewichtiger: zu dem Bild, das ich mir selbst von mir machen möchte – und dem Umstand, dass dieses Bild anders ist als jenes, welches nicht nur das Smartphone von mir zeichnet.

Auf die Idee mit den Selfies hat mich meine Nichte gebracht. Sie ist jetzt zwölf, ein höchst lebhaftes Kind und eine Enthusiastin des Selbstporträts. Ich würde wetten, inzwischen produziert sie mehr Selfies am Tag als Miley Cyrus. Wenn ich sie besuchen komme, fragt sie immer: »Krieg ich dein iPhone?« Dann macht sie Schnappschuss um Schnappschuss von sich, jeden in einer anderen Pose, mal mit Kussmund, mal mit weit aufgerissenen Augen, und jeden aus einer anderen Perspektive. Auch kleine Videos, angeblich, »damit deine Kollegen mich kennenlernen«, hat sie schon aufgenommen.

Ich nehme an, sie sucht auf diese Weise die vorteilhafteste Darbietung ihrer eigenen Person, testet die besten Looks durch – und nimmt mit dem Blick auf sich selbst ja doch nur den Blick von Jungs voraus, selbst wenn ihr dieser momentan Gott sei Dank noch gleichgültig ist. In der Tat sieht sie auf vielen Bildern recht entzückend aus, und nun, da sie selbst einen iPod besitzt, kann sie ihr Spiegelbildnis auch über vierhundert Kilometer hinweg mit mir teilen.

Ich nun wieder schicke ihr Selfies zurück, die mich am Big Ben zeigen oder im Taxi oder in einem Hotelzimmer (»Rate, wo ich bin!«). Es ist nicht ganz einfach, mich so zu fotografieren, dass auf dem Bild möglichst wenig von mir zu sehen ist. Denn inzwischen gibt es ja wieder mehr von mir.

Oh, sicher, noch vor einem halben Jahr, während der erfolgreichsten Tage im Abnehmkurs, sagte ein Kollege eines Tages zu mir: »Sie sehen wieder aus wie ein Mensch. Sie haben jetzt wieder einen Kopf.« (Er ist mit den feineren Gepflogenheiten des gesellschaftlichen Umgangs nicht recht vertraut, darf aber so mit mir reden.) Etwa zu jener Zeit erklärte auch meine Nichte, die zur Abwechslung mal ein Handyfoto von MIR gemacht hatte, überrascht: »Du kriegst richtig Falten.«

Meine Erklärung für den Effekt: Vorher hatte das Fett mein Gesicht optisch sozusagen aufgebügelt; die Haut straffte sich, die Furchen verschwanden. Der Vorgang dreht sich um, wenn man Gewicht verliert. Erinnern Sie sich, wie Joschka Fischer vom Moppel zum sorgenfaltigen Außenminister wurde?

In den vergangenen Wochen aber habe ich mir im Badezimmerspiegel dabei zusehen können, wie ich wieder fetter wurde. Es war wie eine Live-Übertragung auf *Phoenix*. Normalerweise vollzieht sich der Prozess schleichend, jetzt sah ich: Uh-oh, der Kieferknochen macht sich allmählich davon. Einbildung? Möglich. Um die Waage zu befragen, war ich aber zu feige.

Nun jedoch habe ich die offizielle Bestätigung: insgesamt sieben Kilo mehr. Es ist, als hätte ich sie mir angefressen, um mich auf meine eigene Fernseh-Sitcom vorzubereiten, mit dem Titel:

How I met your mother but she thought I was so hideously fat that she called the whole thing off.

In meinen schlimmsten Momenten – aber so weit sind wir noch nicht wieder – kommt es mir vor, als wäre mein wahres Gesicht verschütt gegangen. Unter Fett begraben. Als sei es eine Maske, aus der Augen hervorschauen. Ich bezweifle dann beinahe, dass andere Leute mich wirklich sehen können.

Man hat ja, so vermute ich stark, für sein eigenes Gesicht und dafür, wie es auf die Umwelt wirkt, keinen zuverlässigen Sinn, es sei denn, man ist Cate Blanchett, aber die weiß es so ganz sicher wahrscheinlich ebenfalls nicht. Trotzdem, wenn ich mein richtig dickes Gesicht betrachte, als betrachtete ich das eines Fremden, würde ich im einen Moment sagen, es zeige einen verrohten, verschlagenen Charakter. Schon der nächste Blick jedoch findet in meiner Physiognomie eine blöd-naive Leutseligkeit, die mir noch unangenehmer ist. Die Verweichlichung, die das Auslaserde meiner Züge suggeriert, lässt mich für manche Leute jünger erscheinen, als ich bin, so puppenhaft alterslos; das mag aber mit dem Bügeleffekt des Übergewichts zusammenhängen. Form muss sich dieses Gesichtsensemble ohnehin von meinem Bart leihen.

Da die wenigsten von Ihnen mein Schlafzimmer kennen dürften, will ich Ihnen verraten, was dort über dem Bett hängt: die Vergrößerung eines Fotos, das meine Schwester auf der oberen Balustrade der Kathedrale Notre-Dame in Paris aufnahm, als sie dort Au-pair war und ich sie besuchte. Es ist ein großartiges Bild: ein weiter Blick über die Stadt, ein expressionistischer Herbsthimmel, ein Paar der grotesken Fantasiefiguren aus der berühmten »Galerie der Chimären«, die auf Straßen und Dächer hinabschauen. In die linke untere Ecke des Motivs hatte meine Schwester mich platziert, damals dreiundzwanzig und recht schlank, wie die beiden Fabelwesen im Profil.

Als ich ihr irgendwann erzählte, dass ich ihr Foto hatte vergrößern lassen, lachte sie und sagte, ich wisse doch sicherlich, was mir daran so besonders gefalle.

233

»Dass einen die Ahnung überkommt, Victor Hugo und sein bedauernswerter Glöckner Quasimodo wären darauf irgendwie gegenwärtig?«, fragte ich zurück.

»Nein«, entgegnete sie. »Dass du darauf so ein schmales Gesicht hast.«

Woche 40:

Unabhängigkeitserklärung.
Eine Botschaft an den Lieferdienst

```
STATUS-REPORT:
Gewicht in Vorwoche: 167,4 kg
Aktuelles Gewicht: (liegt nicht vor)
Veränderung: (liegt nicht vor)
```

Ideell bin ich Amerikaner. Zugegeben, wenn ich heutzutage am Flughafen vor einem Beamten der amerikanischen Einwanderungsbehörde stehe, der mich mustert, als sei ich Muhammed Attas Fluglehrer gewesen, fällt es schwer, mir diese Zuneigung zu erhalten. Aber schon lange bevor Gerhard Schröder nach »9/11« verkündete, jetzt seien wir alle Amerikaner, hatte das Land mich sehr für sich eingenommen.

Daran hat auch das Essen seinen Anteil. Ein Land, das mit der Prämisse lebt, dass es keine Speise gibt, die durch die Dreingabe von gebratenem Speck NICHT noch gewinnen würde, muss *God's own country* sein. Da gibt es kein Hin oder Her, auch wenn jeder meiner zwei Studienaufenthalte an der Ostküste einen ordentlichen Schub an Gewichtszunahme mit sich brachte.

Besonders verbunden fühle ich mich dieser Tage einer Gruppe von Amerikanern, die nachweislich nicht für das Abhören unserer Kanzlerin und ähnliche Schweinereien verantwortlich sein können, weil sie vor rund zweihundert Jahren verstorben sind: den Autoren der Unabhängigkeitserklärung von

1776, den Erfindern jener berühmten Sätze über die Wahrheiten, die offensichtlich seien, und über das Recht auf Leben, Freiheit und das Streben nach Glück.

Noch bevor Thomas Jefferson und seine Mitrebellen auf diese Prinzipien zu sprechen kamen, hielten sie in ihrem revolutionären Schreiben nüchtern fest, bisweilen werde es »im Laufe menschlicher Begebenheiten« notwendig, dass Leute sich trennen, und in solchen Augenblicken gehöre es sich, die Gründe darzulegen, »welche jene Trennung veranlassen«. Nur dass ich für meinen Teil mich hier und heute nicht von König George III. und Großbritannien lossage, sondern von den Jungs vom Lieferdienst: Männer, es ist aus mit uns.

Obwohl, eigentlich ist es unfair, die Zusteller von »Joey's«, »Bollywood Curryhaus« und »Sushi King« so hervorzuheben; das hätte selbst Jefferson so empfunden, sofern man ihm hätte erklären können, was Kalorien sind. Die Zusteller sind eigentlich treue Gesellen, junge Kerls oft, mit Gel im Haar, schicker Windjacke und genau der richtigen Portion von Devotheit. Bisweilen ist es auch ein älterer Herr, ein Ruheständler mit kleiner Rente, nehme ich an, wenn ich ihn leise fluchend die Treppe heraufkommen höre.

Vor meiner Tür stand schon das gesamte Global Village: Italiener, die mich mit »Tag, Herr Eisenhauer, wie geht's Ihnen?« begrüßten, sehr höfliche Chinesen, große schweigsame Russen, picklige deutschstämmige Teenager. Sie alle kennen mich genau. Als ich mal krank war, stellten die Anlieferer die Styropor-Fressnäpfe wie gewünscht auf die »Willkommen«-Fußmatte vor meiner Tür, damit ich sie reinholen konnte, nachdem ich mich gesammelt hatte; ein paar von ihnen tun das diskret bis heute. Die Sushi-Lieferer geben mir zu meinen Bestellungen typischerweise drei Paar Stäbchen mit, was nicht als ein gutes Zeichen gelten kann. Aber ohnehin ist das jetzt ja vorbei. Leute, falls ihr dies hier lest, wir können uns nicht mehr sehen.

Dabei gilt meine Unabhängigkeitserklärung nicht allein den Lieferdiensten. Ebenfalls gemeint sind beispielsweise die Leute, die den »Fruchtigen Knusper-Puffreis« herstellen. Mit gemeint ist »McDonald's«. Oh, »McDonald's«. Gerade der Fast-Food-Gigant hat wirklich darum gekämpft, mich an sich zu binden. Jedes Mal wenn ich in den letzten Jahren hinkam, schien eine andere Fressneuheit auf mich zu warten, als wäre sie allein für mich gemacht. »McBaguette«. »Big Tasty«. »McWrap«.

Doch wenn ich ehrlich bin, kann ich meinen Food-Providern schwer einen Vorwurf machen. Mein Problem ist ja nicht das Chicken Curry, wie Sie längst wissen – sondern dass es nicht bei einem davon bleibt. In meinem Abnehmprogramm stecke ich nicht zuletzt deshalb fest, weil es mich doch wieder zu pizza.de oder lieferheld.de zog.

Gerade die Lieferdienste haben, sicher ungewollt, etwas Gemeines: Du musst dich nicht mal mehr bewegen, um dir Nahrung in beliebiger Menge zu besorgen. Das Essen, also die einzige Sache, die du wie unter Zwang machst und die dich wenigstens hin und wieder dazu treiben könnte, dich zu bewegen – die kriegst du jetzt geboten, selbst wenn du völlig regungslos bleibst. Es ist, als habe deine Wohnung einen Zimmerservice – einen, den der Teufel betreibt.

Denn was sie dir an die Tür bringen, ist nicht irgendein Stoff, sondern einer mit einem gewissen Suchtpotenzial. Essen ist das einzige starke Medikament, für das du dir selbst ein Rezept ausstellen kannst. Ja, das Essen ist die einzige Suchtsubstanz, von der man sich nicht *cold turkey* und vollständig verabschieden kann. Wer vom Alkohol nicht lassen kann, meidet Bars; wem eine bestimmte Frau oder ein bestimmter Mann nicht zuträglich ist, der meidet diesen Menschen. Um das Essen aber kommt man nicht herum. Essen braucht man schlicht zum Leben. Du nimmst ein bisschen mehr? Halb so schlimm.

Deshalb ist nun, wie es im Laufe menschlicher Begebenheiten so geschieht, der Moment gekommen, da ich mich von den freundlichen Dealern dieser Droge trennen muss. Den lennyhaften Russen vom »Imbiss Fortuna« traf ich vor ein paar Tagen mit seinem Moped auf der Straße und ignorierte ihn geflissentlich; mir wollte scheinen, als schössen ihm Tränen in die Augen. Okay, das habe ich mir ausgedacht, aber Sie wissen, was ich meine.

Was ich hinzufügen muss: Nicht nur, dass die Jungs von den Lieferdiensten mir nun Fremde sind. Beim Einkaufen landen in meinem Wagen auch keine Cookies mehr, sondern Grapefruit. Mein Hintern hat seine erste Verabredung mit dem Ergometer im Fitnessclub eingehalten. Willkommen in der Neuen Welt. Ich muss diese Jahresmission so zu Ende bringen, dass ich mich mit halbwegs erhobenem Haupt verabschieden kann.

Eines aber frage ich mich schon noch: Wieso sind Boten von Lieferdiensten beinahe immer Männer? Das wäre mal eine Romanze: ich und die Botin von »Joey's«. Soll ich nicht doch noch mal anrufen?

Woche 41:

Das Lebensgefühl der Anderen – Tessa

STATUS-REPORT:
Gewicht beim letzten Wiegen (vor zwei Wochen):
167,4 kg
Aktuelles Gewicht: (liegt nicht vor)
Veränderung: (liegt nicht vor)

Frag Tessa, wie sie sich auch jetzt im Abnehmprogramm motiviert, und sie erzählt dir vielleicht von dem Buch, das sie führt. Es hat zwei Teile: einen für Dinge, die sie gerne hätte, einen für solche, die sie schaffen oder erlernen möchte.

Was in dem Buch so alles steht, will ich wissen. Einen Halbmarathon schaffen, zählt sie auf. Den Rettungsschwimmer machen. Den »Angels Landing Trail« laufen, einen sehr anspruchsvollen Wanderweg im Zion-Nationalpark in Utah: 8,7 Kilometer lang hin und zurück, 453 Meter Höhendifferenz, spektakuläre Aussicht.

So tickt Tessa, Mitte vierzig, die im mittleren Management bei einer Bank arbeitet. Wie sie selbst es beschreibt: »Ich funktioniere einfach. Ich bin so groß geworden. Ich habe mit fünf mit dem Sport angefangen. Mein Vater hat mich sehr geprägt. Er musste gar nichts sagen, da hat ein Blick schon gereicht. Da war sehr viel Disziplin. Und ich begeistere mich gerne für Dinge.«

Der Sport, mit dem Tessa so früh begann, waren das Schwimmen und der Kanu-Rennsport. In der damaligen DDR ging sie auf eine Kinder- und Jugendsportschule, lebte in einem Internat weg von zu Hause, nahm an nationalen Meisterschaften teil. Schwimmen und Paddeln, das sind Sportarten, für die man auch als Mädchen ein kräftiges Kreuz und einige Muskelmasse gut gebrauchen kann. Tessa, 1,70 Meter groß, wog um die siebzig Kilo, aber dafür schaffte sie auch hundert beim Bankdrücken.

Die Neigung zum strukturierten Leben, an die sie sich damals gewöhnt hat, begleitet sie bis heute. Im Abnehmprogramm plant sie auf der Basis des Punktesystems oft die ganze Woche vor, kocht ihre Mahlzeiten Tage im Voraus und packt sie in den Kühlschrank. Ihre Sporteinheiten leistet sie unter anderem im Wasser ab, beim Aquacycling, auf einem für den Einsatz im Wasser angepassten Fahrrad-Ergometer. Typisch für sie sind Tage wie einer, von dem sie jetzt erzählt, an dem sie überlegte, ob sie noch zum Training gehen sollte. »Eigentlich war ich total müde. Aber ich bin gegangen. Der Kompromiss war: Ich gehe, aber fahre statt neunzig nur fünfundvierzig Minuten.«

Bei mir wäre der Kompromiss gewesen: Ich gehe heute nicht, ich gehe morgen, sage ich grinsend. Sie ist da anders, die Glückliche.

Als 1989 kurz nach der Wende ihr Vater starb, musste sie sich entscheiden: Weitermachen mit dem Sport? »Meine Mutter war Witwe, ich wusste nicht, was das finanziell bedeutete.« Sie entschied sich für die Familie, zog zur Mutter.

In der Abiturklasse, in die sie kam, fühlte sie sich fremd; die Anderen waren seit zehn Jahren zusammen, sie war die Neue. Wie war das damals mit ihrem Gewicht? »Ich war nicht dick und nicht dünn, fühlte mich aber immer kräftiger als meine Mitschüler.« Nach dem Abitur hätte sie gerne Medizin studiert, hatte sehr gute Noten, hatte den Eignungstest bestanden, sie hätte sofort anfangen können. Aber das überforderte die finanziellen Möglichkeiten der Familie. Also lernte Tessa »was Grundsolides«: Bankkauffrau. Die Lehre – im Westen – finanzierte sie durch einen Nebenjob in der Disco.

Irgendwann dann fing sie, die 70-Kilo-Frau, mit den Diäten

an. Sie wollte runter auf 65. Sie ging zu den »Weight Watchers«, machte FdH, »Slimfast«. Aber: »Nach jeder Diät, die ich gemacht habe, habe ich immer zugenommen. Erst waren es über 70 Kilo, dann über 80, dann über 90, dann über 100.« In der Spitze wog sie 104.

Ihr Essmuster: Der Job macht's. »Mein Baby ist der Beruf«, sagt sie, sie und ihr Mann haben keine Kinder. »Wenn ich mich an Zeiten erinnere, in denen ich mich im Job ganz wohlgefühlt habe, hatte ich keine Gewichtsprobleme. Aber wenn ich viel Stress habe oder wenn ich mich ungerecht behandelt fühle, esse ich. Wenn die Dinge in der Schwebe sind, esse ich.«

Im Adipositas-Zentrum war sie vorher schon zwei Mal, ein Mal hat sie abgebrochen. Dieses Mal fing sie mit 92 Kilo an, war kurz bei 76; in diesen Tagen pendelt sie um die 80. Ein Grund für den neuen Versuch: »Wir haben ein Foto gemacht, auf dem ich aussah wie meine Mutter.«

Bemerkenswert ist: Eigentlich hat Tessa ein schmales Gesicht. In der Gruppe aber hat sie schon zwei Mal berichtet, sie finde, es sehe mollig aus: »Ich sehe mich immer dicker, als ich wahrscheinlich bin«, sagt sie zur Erklärung.

»Woher das wohl kommt?«, frage ich, als wir später darüber reden.

»Keine Ahnung«, meint sie. »Ich glaube, das nennt man Minderwertigkeitskomplex.« Wir lachen beide. »Mangelndes Selbstbewusstsein«, schiebt sie nach. »Wenn ich etwas tue, im Beruf zum Beispiel, weiß ich, dass ich gut bin. Ich weiß, was ich kann. Da macht mir keiner was vor. Aber wenn ich keine Aufgabe habe, hadere ich mit mir.«

Findet sie, dass man es als Dicke schwerer hat im Leben?

»Das würde ich so nicht sagen. Manchmal ist es sicherlich einfacher, schlank und blond zu sein. Ich weiß aber auch, dass man, wenn man etwas dicker ist und gut, auch etwas erreichen kann. Nur ist der Weg dahin schwerer, weil man vielleicht sich selbst noch überzeugen muss. Andere wissen es schon, während ich noch nicht glauben kann, dass ich den Zuschlag habe.«

»Weil du ein anderes Bild von dir hast«, vermute ich.

»Ja. Ich weiß, dass ich kein schlankes Mädchen bin, aber ich bin auch nicht überdimensional dick. Trotzdem gibt es Momente, in denen ich mich überhaupt nicht wohlfühle und am liebsten raus will aus meiner Haut. Ich war schon so weit, mir Fett absaugen oder mir ein Magenband setzen zu lassen, und das, obwohl ich nicht hundertachtzig Kilo wiege, wenn man das ja ernsthaft überlegen kann. Aber das Gefühl ist im Kopf.«

Ihren Mann hat sie kennengelernt, als sie »nicht gertenschlank« war. Welche Auswirkungen hat das Dick-Sein auf die Partnerschaft?

»Als ich richtig dick war ... – natürlich habe ich lieber fünfundachtzig Kilo statt hundertfünf. Das hat Folgen, weil man sich nicht wohl- und attraktiv fühlt. Wenn man mit sich selbst nicht im Reinen ist, ist es verdammt schwer, Liebe zu teilen oder zu zeigen. Wenn ich mit mir selbst nicht zufrieden bin, lasse ich keine Nähe zu. Das muss eine Partnerschaft aushalten können. Ich habe einen sehr geduldigen Mann«, sagt sie mit einem Lächeln.

Woche 42:

Ich will, dass Sie vernünftig einkaufen.
Mit der Ernährungsberaterin im Supermarkt

STATUS-REPORT:
Gewicht beim letzten Wiegen (vor drei Wochen):
167,4 kg
Aktuelles Gewicht: 164,8 kg
Veränderung: -2,6 kg

Diese Woche waren ein paar aus der Gruppe und ich in Begleitung der Ernährungsberaterin noch mal bei REWE, um einzu-
kaufen und zu lernen. Wir streiften durch die Gänge, blieben
vor Regalen und Kühltruhen stehen, studierten mit zusammen-
gekniffenen Augen die – beinahe hätte ich »Beipackzettel« gesagt – Produktinformationen auf der Rückseite der Verpackun-
gen. Wie viele Kohlenhydrate sind in dem Lebensmittel, wie
viel Fett? Welches Brot soll ich kaufen? Was ist so falsch an
Fruchtsäften?

Und ehrlich, wir müssen die Schnuckelige ganz schön stra-
paziert haben. Denn letztlich waren wir, oder doch zumindest ich, da, um zu verhandeln. Um zu schachern. Eigentlich
träumte ich davon, sie werde mich in einen der vier Gänge mit
den Süßigkeiten ziehen und mir schmutzige Dinge ins Ohr flüs-
tern. »Streng genommen«, würde sie sagen, »darf ich Ihnen das
gar nicht verraten, sonst bekomme ich Schwierigkeiten mit dem
Verband, aber wenn es wirklich nicht anders geht, diese Marke
Chips hier oder die Sorte Schokolade dort können Sie ohne
schlechtes Gewissen essen. So viel Sie wollen.«

Stattdessen lernte ich beispielsweise, dass viele der Verbesserungen im Essverhalten, die ich mir in den vergangenen Monaten halbwegs angewöhnt habe, meinem Körper bestenfalls nur noch halbe Verbrechen antun. Immerhin scheint sich meine neue Entschlossenheit in den vergangenen Wochen ausgezahlt zu haben, wenn ich auf die Waage schaue. Gut zwei Kilo weniger. Irgendwas muss ich also richtig gemacht haben. Zum Beispiel esse ich mittlerweile doch mehr Salat, auch wenn er oft aus der Salatbar gleich am Eingang meines Stammmarktes stammt, an der ich nach langen Bürotagen hängen bleibe, obwohl das ganz schön ins Geld geht.

Was hält die Expertin von fertig geschnittenen Tomaten und Paprika?

»Grundsätzlich ist dagegen nichts zu sagen«, beginnt sie zu meiner Erleichterung. »Nehmen Sie frische Produkte, solche, die nicht eingelegt sind. Achten Sie auf versteckte Fette. Alles, was glänzt« – sie deutet auf verzehrfertige Fleischbällchen in der gekühlten Salatbar –, »sollten Sie besser lassen.« Als Dressing empfiehlt sie, nicht zum ersten Mal, Öl und Essig statt einer Fertigsauce: »Da ist immer irgendein Quatsch drin.« Auf dem Etikett, das ja die Inhaltsstoffe in der Reihenfolge ihrer Anteile am Produkt angeben muss, steht an dritter Stelle schon Zucker. Der lauert übrigens auch in einem meiner Salatlieblinge, dem Mais: »Der ist heimtückisch, weil er suggeriert, er sei eine Gemüsesorte. Aber er enthält viel mehr Kohlenhydrate als etwa Tomate oder Gurke. Deswegen schmeckt er auch so süß. Das sind die Kohlenhydrate, die in kleineren Bausteinen darin enthalten sind.«

Lebensmittel, die meine Intuition spontan umarmt, haben so ihre Tücken, erfahre ich. Grüne Smoothies zum Beispiel, die in der Abteilung für Fertiggerichte wie kleine UN-Soldaten des ökologisch bewussten Lebens in Formation im Kühlregal stehen. »Kiwi, Limette, Weizengras, Leinsamen.« Sieht ansprechend aus mit all dem Grün und der Kinderhandschrift auf der Flasche. »Das«, so erläutert die Ernährungsberaterin, »entspricht von den Kohlenhydraten her ungefähr vier Äpfeln; von denen würden Sie satter werden als von den dreihundertsechzig Millilitern hiervon.« Oder die Fruchtsäfte daneben: »Man denkt, man trinkt was Gesundes aus Früchten, tatsächlich trinkt man nur den Zucker. Alles, was da mal Gutes und Gesundes drin war, Vitamine, Ballaststoffe, sekundäre Pflanzenstoffe – weg. Aber die Colas und Limonaden enthalten andererseits natürlich viel mehr Chemie als die Fruchtsäfte.«

Inzwischen sind wir vor dem Regal mit den Antipasti angelangt. Zugegeben, dass Menschen, die abnehmen wollen, sich mit Vorspeisen beschäftigen, scheint dem gesunden Menschenverstand erst mal eher zu widersprechen. Aber ich mag einfach diese grünen, mit Paprika gefüllten Oliven, die in eine Knoblauch-Zwiebel-Marinade eingelegt sind. Mal sehen, ob ich das Plazet der Ernährungsberaterin dafür bekomme.

»Wie viel essen Sie davon?«, fragt sie zurück.

»Es kommt schon vor, dass ich das ganze Schälchen esse«, sage ich. Hundertdreißig Gramm.

»Okay«, entgegnet sie, und ich sehe schon, sie läuft sich warm zum Rechnen. »Auf dem Etikett steht: 18,1 Gramm Fett pro hundert Gramm. Sie müssen überlegen, ein Mensch braucht am Tag, wenn er abnehmen möchte, fünfzig Gramm Fett; unter normalen Umständen sechzig bis achtzig Gramm. Wenn Sie die ganze Packung essen, haben Sie schon ungefähr vierundzwanzig Gramm Fett zu sich genommen.«

»Hey, dann habe ich ja noch Luft nach oben«, grinse ich, auch um sie ein wenig hochzunehmen.

»Ja, aber da haben Sie sonst noch nichts gegessen an dem Tag«, gibt sie belustigt zurück, und natürlich hat sie recht.

Hat sie denn gar keine Insidertipps für Hungrige? Ah, doch: Kartoffeln. Statt fünfzig Gramm Nudeln oder fünfzig Gramm Reis kann man, von den Nährwerten her, ohne Weiteres achtzig Gramm Kartoffeln essen. Hm.

Ansonsten kennt sie sich auch mit den Tricks der Hersteller ganz gut aus. Wenn diese zum Beispiel fettreduzierten Frischkäse in die Regale packen, *0,1 % Fett* verspricht die Verpackung in solchen Fällen gern, »dann ist dem Produkt manchmal zum Ausgleich Zucker in Form von Maltodextrin, Polyfructose oder Dextrose zugesetzt, weil man den Geschmack wieder hineinkriegen muss. Der Verbraucher denkt, er tut sich was Gutes, isst weniger Fett – aber dafür mehr Zucker.«

Ich unternehme derweil einen weiteren Versuch, die Ehre eines meiner ehemaligen Favoriten wenigstens nachträglich zu retten: asiatische, vornehmlich japanische Fertigsuppen, als »Ramen« bekannt, getrocknete Nudeln, die im Becher durch eine Würzmischung ergänzt und mit heißem Wasser übergossen werden. Schon nach drei Minuten kann mit der Mahlzeit begonnen werden; das ist *faster food.*

»Da enthält die Verpackung mehr Ballaststoffe als das Gericht«, lacht die Ernährungsberaterin. »Hat relativ wenige Kalorien.«

»Das ist doch toll«, entgegne ich.

»Es ist ja auch nichts drin.«

»Ich esse, was mir schmeckt, und das hat kaum Kalorien – in meinen Augen eine Win-win-Situation«, lasse ich nicht locker.

»Ich will, dass Sie auch vernünftig einkaufen und essen. Die Geschmacksverstärker in diesen Suppen führen dazu, dass Ihnen eine herkömmliche Kartoffel oder ein herkömmliches Gemüse ganz langweilig vorkommen.«

Na, wenn sie mir so mütterlich-vernünftig kommt, die Schnuckelige, dagegen komme ich natürlich nicht an.

Gute Nachrichten hat sie erst beim Fisch wieder für mich: Dass ich so auf Räucherlachs stehe, ist gesund. »Fisch ist ganz wichtig«, erklärt sie. »Die Empfehlung ist, ihn zwei Mal die Woche zu essen, davon ein Mal sogar einen fettreichen, der gesunden Fettsäuren wegen.« Übertreiben soll ich es aber auch nicht, zu fett darf es nicht werden. Also empfiehlt sie Wildlachs; der hat oft nur einen halb so hohen Fettgehalt wie Zuchtlachs.

Wird so eine Ernährungsberaterin eigentlich auch mal unvernünftig? Als wir vor der Wand mit Süßigkeiten stehen, die gut ein Drittel der Länge des Marktes einnimmt, frage ich sie, ob etwas davon sie jemals in Versuchung führt.

»Ja, ich mag saure Fruchtgummis und solche Sachen.«

Wie oft isst sie die? Einmal alle halbe Jahr?

»Sagen wir, einmal im Quartal. Ich darf sie nicht im Haus haben, sonst würde ich sie öfter essen. Ich esse sie, wenn ich sie geschenkt bekomme oder wenn sie bei anderen Leuten auf dem Tisch stehen.«

Aber man darf schon gelegentlich Schokolade essen, oder?

»Ja, klar. Ich würde sogar empfehlen, gelegentlich ein Stück Schokolade zu essen, damit nicht irgendwann der Heißhunger kommt und man die ganze Tafel verputzt.«

Hm, ein Stück Schokolade, ja?

Ja, sie meint EIN Stück. Es ist der letzte Rat der Schnuckeligen hier im Supermarkt: »Kaufen Sie an der Kasse ein ›Duplo‹, essen Sie es, und dann gibt es einfach nicht mehr.«

Woche 43:
Zehntausend Sieger. Über Chancen

STATUS-REPORT:
Gewicht in Vorwoche: 164,8 kg
Aktuelles Gewicht: (liegt nicht vor)
Veränderung: (liegt nicht vor)

Kennen Sie das, wenn Gedanken wie Treibgut auf Ihrem Bewusstseinsstrom schwimmen? Gerade in diesen Tagen geht mir das so. Ich meine zu spüren, dass irgendetwas in meiner Psyche arbeitet – und ich reagiere auf das vage Gefühl, in einer Warteschleife festzustecken, mit dem altbekannten Rezept: essen. Der offiziösen Gewichtsfeststellung entzog ich mich diese Woche deshalb abermals, auch wenn die zierliche, bebrillte Programmassistentin, die Blutdruckmessen, Wiegen und dergleichen überwacht und durch ihren Job zu einer gewissen Strenge gezwungen ist, mich ganz misstrauisch ansah, als ich so demonstrativ unbeteiligt auf dem Gang herumstand.

Dachte sie schon darüber nach, wie lange ich es im Kurs wohl noch machen werde? Ich wäre nicht der Erste, der aussteigt.

Lassen Sie mich für einen Moment Teufels Anwalt spielen. Auch Statistiken können eine Frage der Perspektive sein. Auf den ersten Blick scheint es klare Gewinner und Verlierer zu geben, doch das täuscht häufig. Beide werden gebraucht. So wie im Beispiel des amerikanischen Vaters, der seinen Sohn fragte, ob dieser sein teures Jurastudium mit einem Notenschnitt abgeschlossen habe, mit dem er in die obere Hälfte seines Jahrgangs gehöre. Und der Sohn antwortete:»Dad, ich bin in der Hälfte, welche die obere Hälfte überhaupt erst MÖGLICH macht.«

Ein anderes Beispiel: Ob unser Antiadipositas-Programm nachhaltig Wirkung zeigt, hat eine Forschergruppe unter Führung von Stephan Bischoff, Professor für Ernährungsmedizin an der Uni Hohenheim, begutachtet und 2012 darüber in einer internationalen Fachzeitschrift einen Aufsatz mit dem beeindruckenden Titel *Multicenter evaluation of an interdisciplinary 52-week weight loss program for obesity with regard to body weight, comorbidities and quality of life – a prospective study* veröffentlicht. Eines der Ergebnisse: Von mehr als achttausend beobachteten Teilnehmern an gut drei Dutzend Adipositas-Zentren, die nach den gleichen Prinzipien arbeiten wie auch meines, brachen 41,5 Prozent die Behandlung vor Ende der 52 Wochen ab; 22 Prozent taten es schon innerhalb der ersten 26, 19 Prozent nach Woche 42.

Sind diese Leute nun Loser? Oder ist ihr Versagen nicht vielmehr die Voraussetzung dafür, dass die restlichen Teilnehmer sich als Winner fühlen können?

Natürlich haben Sie recht, so kann man das nicht sehen. Man darf das so nicht sehen. Ich suche an dieser Stelle, wo ich mich im Kurs wieder schwertue, nachdem ich vor zwei Wochen noch Erfolge vermelden konnte, auch keine Ausreden. Ich will nur, dass wir alle wissen, wovon wir reden, wenn wir von der Adipositas reden und davon, welche realistischen Chancen man hat, sie dauerhaft loszuwerden. Ich will nur, dass wir alle wissen, wie elend schwer es ist.

Die Gründe übrigens, welche Teilnehmer für den Ausstieg aus dem Kurs angaben, waren vielfältig: Manche waren offenbar nach dem Gewichtsverlust der Fastenphase zufrieden und verabschiedeten sich deshalb frühzeitig, andere nannten »persönliche Gründe«, wieder andere finanzielle, eine recht große Gruppe erschien einfach nicht mehr zu den Terminen, ohne Gründe mitzuteilen.

Von jenen Teilnehmern jedoch, die bis zum Ende des Jahres durchhielten, verloren je zwei von drei mehr als 15 Prozent ihres Körpergewichts – Frauen im Durchschnitt 19,6 Kilo, Männer 26. Um durchschnittlich 11 Zentimeter nahm bei ihnen der Bauchumfang ab, ebenso wie die Häufigkeit so hässlicher Sachen wie Bluthochdruck, Fettleber und Diabetes. Zwei Jahre nach Ende des Programms hatten zudem gut 300 Teilnehmer, deren Daten abermals gesichtet wurden, im Durchschnitt einen Gewichtsverlust von 5,9 kg beziehungsweise 4,2 Prozent ihres Ausgangsgewichts vorzuweisen – was im Kampf gegen die Fettleibigkeit ein sehr ordentlicher Wert ist, wie Fachleute versichern.

Tatsächlich sind Adipositas-Experten sehr bescheidene Leute, notgedrungen. Von einem Erfolg bei der Behandlung sprechen sie, wenn fünf Prozent Gewichtsverlust über ein Jahr hinweg gehalten wird. Mit anderen Worten: Verliert ein Adipöser, der 100 Kilo wiegt, davon 20, nimmt aber in dem Jahr nach Ende des Kurses 15 auch wieder zu, gilt er mit seinen 95 Kilo Körpergewicht als Behandlungserfolg.

Diese professionelle Demut reagiert natürlich nur auf die Situation. Eine Metastudie von 21 überprüften Gruppen, in denen gut 3000 Patienten betreut worden waren, ergab im Jahr 2000, dass nur 15 Prozent der Adipösen eine Behandlung langfristig erfolgreich beendet hatten. Eine andere Zusammenschau amerikanischer Studien ergab, dass der durchschnittliche Teilnehmer an einem strukturierten Diätprogramm wie dem meinen nach fünf Jahren gerade mal drei Prozent vom Ausgangsgewicht reduziert hatte. Nicht nur die Bemühungen der Mediziner, auch populäre Diäten wie die von Atkins oder den »Weight Watchers« zeigen laut Studien nur moderate Erfolge.

Ernährungspsychologe Christoph Klotter zieht diese Bilanz: »Die wenigen Studien, die (dazu) vorliegen, legen nahe, dass die Behandlungseffekte bei der Adipositas gering sind.« Er zitiert sinngemäß Albert J. Stunkard, den 2014 verstorbenen Pionier der Erforschung der Essstörungen, dessen Buch *The Pain of Obesity* von 1980 als Meilenstein gilt:»Diejenigen Adipösen, die behandlungsbedürftig sind, kommen nicht in die Behandlung, diejenigen, die kommen, brechen die Behandlung häufig ab, diejenigen, die bleiben, haben häufig keinen Erfolg, diejenigen, die Erfolg haben, können den Erfolg nach Interventionsende nicht aufrechterhalten.«

Und die paar, die es packen? Was machen die richtig? Wie schafft es diese Minderheit, ihren in einer Behandlung erzielten Erfolg langfristig zu halten?

Schauen wir uns die Sieger an. Im *National Weight Control Registry* (NWCR) haben sie sich versammelt, zumindest soweit sie Amerikaner sind. Das NWCR ist eine Art MENSA, nur nicht für Hochbegabte, sondern für erfolgreiche Abnehmer, und ohne Jahrestreffen oder Silvesterparty. Okay, genauer gesagt, ist das NWCR das, was die Wissenschaft eine »prospektive Kohortenstudie« nennt, eine Untersuchung, die eine Gruppe von Leuten mit der gleichen Krankheit über einen längeren Zeitraum begleitet und immer wieder deren Status abfragt, aber das klingt so unsexy.

Im Fall des 1994 gegründeten NWCR werden etwa 10000 Menschen über 18 Jahre, die mindestens 30 Pfund (13,6 Kilo) an Gewicht abgenommen und diesen Verlust nachweislich mindestens ein Jahr lang gehalten haben, beobachtet. 80 Prozent von ihnen sind Frauen; im Durchschnitt haben sie 66 Pfund (29,9 kg) verloren und halten das seit mehr als fünf Jahren. Die Hälfte von ihnen ist auch noch nicht fertig mit dem Abnehmen.

Mithilfe der Daten dieser Freiwilligen haben die Mediziner des NWCR in mehreren Studien sechs zentrale Strategien für einen dauerhaften Gewichtsverlust isoliert: 1. viel Bewegung, die täglich einer Stunde zügigem Gehen entspricht; 2. eine kalorien- und fettarme Kost; 3. tägliches Frühstück, typischerweise Müsli mit Milch; 4. ein regelmäßiges Essverhalten, bei dem sich Wochenende und Wochentage nicht unterscheiden; 5. regelmäßiges Wiegen, mindestens ein Mal die Woche; 6. die schnelle Korrektur von Ausrutschern, bevor sie zu größeren Rückschlägen führen.

In einer Studie berichteten die Teilnehmer, sie verzehrten durchschnittlich 2,5 Mahlzeiten pro Woche in Restaurants; 0,74 Mal pro Woche äßen sie sogar in Fast-Food-Imbissen. Klingt gar nicht so schwer, Eisenhauer. Das alles predigen sie dir im Adipositas-Zentrum schon die ganze Zeit. Solltest es bei Gelegenheit mal versuchen.

Woche 44:
And now the end is near. Elvis, der Schutzheilige

STATUS-REPORT:
Gewicht beim letzten Wiegen (vor zwei Wochen):
164,8 kg
Aktuelles Gewicht: (liegt nicht vor)
Veränderung: (liegt nicht vor)

Vielleicht begründet sich mein besonderes Verhältnis zu Elvis dadurch, dass ich ihn erst kennenlernte, als er gestorben war. Als er am 16. August 1977 in seinem riesigen Badezimmer in seiner Villa »Graceland« in Memphis starb, unter elenden Bedingungen, wie man sagen muss, und die Nachricht davon um die Welt ging, fanden er und seine Musik verspätet auch mich, mit fast dreizehn, in meiner unauffälligen Kindheit. Damals gab es noch kein YouTube, also verbrachte ich fortan viele Stunden damit, darauf zu warten, dass seine Songs im Radio oder im Fernsehen gespielt wurden, und sie mit meinem Kassettenrekorder aufzunehmen. Dann fing ich an, mir seine Platten zu besorgen und Bücher über ihn zu lesen, offensichtlich hastig zusammengeschriebene Biografien oder Bekenntnisse von Leuten aus seinem inneren Zirkel, die bald auch auf Deutsch erschienen. Ich kaufte sogar eine Weile die *Bravo*, weil sie einen Starschnitt von ihm veröffentlichte.

Schnell fand ich heraus, dass es mehrere Ausfertigungen dieses Elvis gegeben hatte. Einen Jungen aus dem armen, dreckigen Süden Amerikas mit seltsam melancholisch umschatteten Augen und einem höchst sinnlichen Mund, für dessen spezifisches Auftreten ich später das Wort »androgyn« lernen würde. Ein Energiebündel, dessen Stimme mal gurrte, mal röhrte und dessen Körper sich auf der Bühne vor allem von der Hüfte an abwärts in eine Explosion aus Bewegung verwandelte, die »lasziv« zu nennen eine Untertreibung gewesen wäre – ein Wort nebenbei, das ich damals nur als Ahnung kannte.

Später war aus diesem Elvis ein gut aussehender Schnulzensänger und Schleimer geworden, der in Film um Film den immergleichen Cowboy/Rennfahrer/Boxer/Trapezkünstler spielte, der zufällig auch des Singens mächtig war, wie er in einer Reihe seichter Song bewies, und sich mit einer Reihe austauschbarer Mädchen zusammentat. Dann, nach einem letzten Zwischenspiel als ungehemmte, glaubwürdige Version seines alten, energiegeladenen Selbst, verwandelte er sich in einen Easy-Listening-Performer, der Stadien und die Ballsäle von Las Vegas mit einem Rock-'n'-Roll-Imitat zu füllen vermochte, aber den erstaunlichen Kunst- und Stilwillen seiner Anfänge gegen schlechten Geschmack eingetauscht zu haben schien.

Nach einer letzten Metamorphose schließlich war er in seinen späten Jahren eine clowneske, aufgedunsene Figur, deren Auftritte in glitzernden Overalls mit napoleonischem Stehkragen und angehängtem Cape grelle, eigentlich peinliche Inszenierungen waren, inklusive der Einleitung von Richard Strauss' *Also sprach Zarathustra* als musikalischem Protzmotiv.

Für mich, den – im Übrigen noch schlanken – Dreizehnjährigen, passten besonders die frühen und die späten Inkarnationen nicht so recht zusammen. Was war mit dem hübschen jungen Mann passiert?

Es gibt ja eine ganze Reihe öffentlicher Selbstvernichter, Menschen mit beträchtlicher Begabung, die ihren eigenen Ruin betreiben. Die das mithilfe der ganz harten Drogen tun wie Janis Joplin oder Jim Morrison, bekommen zumeist mehr Aufmerksamkeit als jene, denen es durch die kalorische Ausschweifung gelingt, diesen delikateren Killer.

Zu den Letzteren gehörte beispielsweise Orson Welles,

der Regisseur von *Citizen Kane*, gemeinhin als der beste Film aller Zeiten betrachtet. In den zwei Jahrzehnten vor seinem Tod 1985, mit siebzig, durch Herzinfarkt, konnte er kaum mehr ein eigenes Projekt realisieren und hielt sich mit Auftritten in den Werken anderer sowie mit Sprechrollen und Werbespots über Wasser. Über ihn heißt es, er habe sich, um Falstaff zu spielen – Shakespeares Figur des dicken, trink- und raufsüchtigen Solda-ten – noch einer Diät unterziehen müssen.

Auch Marlon Brando wird man zu diesen dicken tragischen Wunderknaben rechnen müssen. In den Fünfzigerjahren defi-nierte er in Filmen wie *Endstation Sehnsucht* und *Die Faust im Nacken*, was einen Schauspieler ausmacht; zwei Jahrzehnte spä-ter zeigte er einer neuen Generation in *Der Pate* und *Apocalypse Now*, dass er noch immer der Größte seines Berufsstands war. Sein Gewicht fluktuierte ausgiebig; vor Dreharbeiten nahm er oft fünfunddreißig oder vierzig Pfund ab, danach wieder zu. »Es gibt vermutlich keine Diät, die ich noch nicht ausprobiert habe«, bekannte er in einem Interview; seine Bibliothek fasste Hun-derte von Büchern zum Thema.

In seinen letzten Lebensjahren, darüber schrieb die Presse nicht erst in ihren Nachrufen auf den Achtzigjährigen im Jahr 2004 offen, war sein Übergewicht bizarr geworden; mindestens hundertdreißig Kilo wog er damals, vermutlich mehr. Seine Bio-grafin Susan L. Mizruchi hielt fest: »Das Essen war für Brando eine ähnliche Sucht, wie der Alkoholismus« – an dem sowohl seine Mutter als auch sein Vater litten – »es in seiner Familie gewesen war.«

Nur hatte Brando, ähnlich wie Welles und Elvis, das Glück, dass sein Körperfett seine Brillanz und sein Charisma niemals ganz ersticken konnte. Wir Durchschnittsmenschen können auf solche Erleichterung nicht hoffen.

Elvis aber ist noch mal ein besonderer Fall, vielleicht, weil seine Dämonen ihn so früh einholten, mit gerade mal zweiund-vierzig. Seine Freundin Ginger entdeckte ihn in den frühen Mor-genstunden in seinem Badezimmer, wo er leblos lag, das Gesicht in seinem eigenen Erbrochenen auf dem Teppichboden, die Hosen seines goldfarbenen Pyjamas um seine Fußknöchel. Nach seinem Tod zeigte die Autopsie ein vergrößertes Herz, eine signifikante Arterienverkalkung, eine beschädigte Leber und einen verstopften Darm, der auf chronische Probleme mit dem Stuhlgang hindeutete. In seinem Blut wurden vierzehn verschiedene Medikamente nachgewiesen, davon zehn in beträchtlicher Dosierung, was als die unmittelbare Todesursache gilt.

Es waren eben die zum Teil eigentlich für Krebspatienten gedachten Schmerzmittel, die Abführmittel, die Antidepressiva und Appetitzügler, die Elvis in seinen letzten Lebensjahren durch den Tag brachten, ob er nun eine anstrengende Tour oder nur einen langweiligen Morgen überstehen musste. Er besorgte sie sich selbst, oder willfährige Ärzte verschrieben und verabreichten sie ihm. Sein Privatarzt gab ihm hin und wieder Placebos, weil selbst ihm die Sucht seines hyperprominenten Patienten unheimlich wurde.

Von einem »unaufhaltsamen Niedergang – dem, was man beinahe das allmähliche *Verschwinden* des Elvis Presley nennen könnte« hat sein Biograf Peter Guralnick gesprochen. Seit etwa 1973 scheint der »King« auf eine Art angekündigten Tod zugesteuert zu haben: eine Vergeudung von eigener Hand.

Als die Boulevardzeitung *National Enquirer* zu seinem Geburtstag eine Story mit dem Titel »Elvis at 40: Paunchy, Depressed and Living in Fear« (Elvis mit 40: Dickbäuchig, deprimiert und voller Angst) veröffentlichte, ließ sich keines der niederschmetternden Details so recht dementieren. Elvis' Bühnenshows, bei denen er oft seinen Text vergaß und kaum mehr in seine Kostüme passte, waren, so Guralnick, »eine Mischung aus dem oftmals Lächerlichen und dem gelegentlich Sublimen«. Eine Freundin fragte ihn zu jener Zeit einmal, was seine größte Charakterschwäche sei, und zu ihrer Überraschung antwortete er: »Ich bin selbstzerstörerisch.« Aber dagegen könne er kaum etwas machen, fügte er hinzu, und die beiden sprachen nie wieder davon.

Als er Anfang 1976 bei einem Auftritt in Long Beach die Anfangszeile des Frank-Sinatra-Klassikers *My Way* anstimmte – »And now the end is near« (Jetzt ist das Ende nahe) –, legte sich über das Publikum eine unheimliche Stille, wie die Lokalzeitung am Tag darauf meldete.

Für die meisten in seiner Umgebung, so Biograf Guralnick, war »offensichtlich, dass es in Elvis' Leben einen gähnenden emotionalen Abgrund gab«, der sich nie würde zuschütten lassen. Es schien,»als suche er eine profunde Rastlosigkeit zu stillen, ein Verlangen zu kaschieren, das er nie ganz verstand, und für eine tiefe innere Schuld zu büßen«. Hing ihm der Tod seines Zwillingsbruders bei seiner Geburt nach? Der frühe Tod seiner Mutter, mit der er als Kind in einem fast symbiotischen Verhältnis gelebt hatte? Erdrückte ihn die maßlose Verehrung durch die Fans, die ihn zwangen, einem Bild zu entsprechen, das andere sich von ihm machten? Seine selbst gewählte Isolation als Mittelpunkt eines Zirkels von Freunden und Halbfreunden, die er für ihre Anwesenheit bezahlte und beschenkte?

Oder überwältigte den Jungen aus prekären Verhältnissen einfach eine Welt, die ihm plötzlich nichts mehr vorenthielt, zumindest nichts, was man kaufen konnte? War es ihm selbst zuwider, dass er sein Talent für ein Bling-Bling-Leben verramschte, das den Hunger in ihm dennoch niemals stillte? »There's a pretty little thing / Waiting for the King / Down in the Jungle Room«, singt Marc Cohn in *Walking in Memphis*.

Das äußere Zeichen für Elvis' inneren Verfall jedenfalls war ein fast periodisch auftretendes Übergewicht, das seine Zeitgenossen mehr schockierte und alarmierte als alles andere und zu dem die starken Medikamente sicher ebenso beitrugen wie seine Essgewohnheiten. Der Journalist David Adler hat diese in dem Buch *The Life and Cuisine of Elvis Presley* auf der Basis von Gesprächen mit Bediensteten des Sängers dokumentiert. Elvis, einer Kindheit entkommen, in der seine Familie oft nur durch die Unterstützung der Kirchengemeinde etwas auf den Tisch bekam, lebte als Superstar den Traum eines Teenagers: Nur das zu essen, was er wollte.

Er verabschiedete sich von der Idee regelmäßiger Mahlzeiten; die Erdnussbutter- und Bananen-Sandwiches, die seine Mutter für ihn in flüssiger Butter frittiert hatte, konnte er jetzt zu jeder Tages- und Nachtzeit essen, die in seinen späten Jahren ohnehin unterschiedslos aufeinanderfolgten. Es war nicht so, dass er kein Gemüse zu sich nahm; in seiner Kindheit hatte er zum Beispiel häufig Bohnen gegessen, die eine Verwandte den Presleys aus ihrem Garten mitbrachte. Jetzt aber kam das vorher seltene Fleisch dazu, und da gab es kein Halten mehr.

In »Graceland« standen vierundzwanzig Stunden am Tag Köche bereit, um jeden seiner Wünsche sofort zu erfüllen. Für Snacks gab es einen eigenen Kühlschrank in seinem Schlafzimmer. Besonders gerne aß der »King« im Bett oder vor dem Fernseher, die Köche oder Mitglieder seiner Entourage schnitten ihm das Essen in mundgerechte Stücke vor. »Man sitzt zu Hause herum. Was kann man schon groß machen?«, so erklärte sein Halbbruder Billy Stanley, Sohn der zweiten Frau von Elvis' Vater, der ihn ein paar Jahre lang bediente, das von ihm so genannte »Elvis-Presley-Syndrom«: essen aus Langeweile.

In seinen letzten Jahren gelang es Elvis immer seltener, mithilfe einer Flüssigdiät und Sport – Racquetball und Arbeit auf dem Crosstrainer – wie vom Arzt verordnet sein Gewicht zu reduzieren. 1976 versuchte er einen Chirurgen davon zu überzeugen, an ihm einen experimentellen Magen-Darm-Bypass vorzunehmen, der als letztes Mittel gegen Fettleibigkeit entwickelt worden war und von dem er gelesen hatte. Doch der Arzt lehnte es ab, den Eingriff aus rein kosmetischen Gründen zu machen.

Elvis' Sängerkollege Paul Anka, der ihn während der gemeinsamen Zeit in Las Vegas kennenlernte, sollte in seinen Memoiren schreiben: »Man musste nur ein paar Minuten mit ihm verbringen, um zu wissen, dass er außer Kontrolle war… Wenn man ein bisschen übergewichtig ist, kann man damit leben – aber Elvis war weit darüber hinaus… Manchmal saß man mit ihm zusammen und redete mit ihm, und es war, als sei er schon nicht mehr da. Er war nicht zu retten.«

Heute rankt sich um Elvis, auch dafür hat sein verfrühter Tod gesorgt, eine Art säkulare Erlösungsfantasie. In unserer weitgehend entzauberten Welt, die trotzdem sehr nach Transzendenz lechzt, ist er für viele ein Ersatz-Jesus – weniger anspruchsvoll und fordernd als das Original, dafür mit mehr Plüsch und mitgeliefertem Soundtrack. Oder mindestens mal ein Heiliger für das Junkfood-Zeitalter.

Und »Graceland«, das ihm zur Eremitage wurde, ist heute eine Pilgerstätte, wie man so sagt – eine Idee, mit der auch Paul Simons Song *Graceland* spielt, der es im Jahr 2004 als Nummer 485 unter die besten 500 Lieder aller Zeiten der Zeitschrift *Rolling Stone* schaffte. An der Oberfläche wird da die Geschichte einer Reise nach Memphis erzählt: »I'm going to Graceland, / For reasons I cannot explain / There's some part of me wants to see Graceland.« – Ich kann es nicht erklären, aber etwas in mir will »Graceland« sehen.

Dabei geht es ganz offensichtlich weniger um das Anwesen, das nach Grace Toof, der Tochter eines Besitzers aus dem späten 19. Jahrhundert, benannt ist und das Elvis im Jahr 1957 für 102 500 Dollar erwarb. Nein, im Englischen bezeichnet der *state of grace* den (christlichen) Zustand der Gnade, und diesen hat der Reisende in Simons Song recht eigentlich im Sinn. So ist der Trip nach »Graceland« ein Trip an einen Ort der Hoffnung und Erlösung: »But I've reason to believe / We all will be received / In Graceland.« – Ich habe Grund zu glauben, dass wir alle Aufnahme finden werden in »Graceland«.

Der Schriftsteller Anthony Burgess schrieb einst in einer spekulativen Biografie William Shakespeares Sätze, die man auch über Elvis sagen könnte: »Er ist, was wir sind, die einfache leidende Menschheit... Seinen Schultern war wie ein Buckel ein wunderbares, aber irgendwie irrelevantes Talent auferlegt. Ein Talent, das uns... damit versöhnt, Menschen zu sein, unzureichende hybride Wesen, nicht gut genug, Götter zu sein, nicht gut genug, Tiere zu sein... Shakespeare ist der Name eines unserer Erlöser.« Aber wie das mit vielen Erlösern so ist: Sie müssen einen Preis bezahlen, ein Opfer bringen. Und das öffentlich. Ihr Körper muss es ausdrücken, um ihren Status zu beglaubigen. Wenn man so will: Elvis war kein Gott; er war ein gefallener Gott. Und was wäre besser geeignet, die Fallhöhe zu bezeugen, als das, wie die Adipositas-Forscher sagen, »öffentliche Symptom« des Zu-dick-Seins? Vieles andere wäre für ein Passionsspiel zu undeutlich, zu wenig alltäglich. Hier schlägt das eigentliche Herz der Vorstellung vom dicken Elvis.

Es kann nicht lange nach Elvis' Tod gewesen sein, da feierte mein Heimatort Pfarrfest; jedenfalls behauptet meine Erinnerung es so. Ich weiß auch nicht mehr, wie genau es dazu kam, gedrängt habe ich mich nicht danach. Vielleicht gab es zu wenige Freiwillige fürs Unterhaltungsprogramm, und so hatte ich dort mit einem Mal einen Auftritt als Elvis-Imitator. Mit viel Gel in den blonden Haaren, die eigentlich zu kurz waren, um sie Elvis-ähnlich in einer Tolle hoch und nach hinten zu kämmen, stand ich auf einer Bühne in der Schulsporthalle, während über die Lautsprecher *Such a Night* und *C'mon Everybody* gespielt wurden, Letzteres ein Song aus *Viva Las Vegas*, Elvis' wohl bestem Film aus den ansonsten künstlerisch so fruchtlosen Sechzigerjahren. Sicher, die Handlung des Streifens war doof wie üblich, aber die Tanznummern waren mit einem gewissen Ehrgeiz produziert. Elvis war schlank und gut aufgelegt, sein weibliches Gegenüber Ann-Margret war keine der profillosen Starlets, mit denen man ihn sonst gern paarte, und die beiden hatten echte Chemie auf der Leinwand (sowie eine intensive Affäre während der Dreharbeiten).

Auf der Bühne gab ich mir alle Mühe, ein paar der Bewegungen nachzuahmen, die ich aus dem Film im Kopf behalten hatte; noch Jahre später sollte ich so tanzen, mit schnippenden Fingern und schlackernden Beinen. Das Elvis-typische Hochziehen der Oberlippe bekam ich ganz gut hin, glaube ich, selbst wenn ich es nur links konnte. »It was a night, / Ooooh what a night, / It was, it really was / Such a night!« Rufe nach einer Zugabe sind mir danach nicht erinnerlich.

In der Woche nach meinem Auftritt berichtete das Mittei-
lungsblatt der Gemeinde über das Fest und erwähnte auch
mich. Eine überzeugende Parodie auf den verstorbenen »King«
sei das gewesen, stand da sinngemäß – nur dass ich eigentlich eine Hommage an ihn im Sinn gehabt hatte, selbst wenn
ich das Wort nicht hätte buchstabieren können. Ich habe mir
damals sicher keine großen Gedanken darüber gemacht, aber
möglicherweise hatten die Zuschauer und ich einfach zwei verschiedene Versionen von Elvis vor Augen: Sie sahen den späten,
aufgeschwemmten, bemitleidenswerten, parodiefähigen Elvis,
ich den frühen, vitalen, ungebrochenen.

Vielleicht gibt es im Himmel, wie immer er aussieht, ja
einen eigenen Tisch für die ständig Hungrigen. An dem sitzen
Orson Welles, Marlon Brando und Elvis und noch ein paar andere, sie sind ganz schlank und erzählen einander Geschichten
aus ihrem Leben. Ich habe Grund zu glauben, dass wir alle dort
Aufnahme finden.

Woche 45:
Duell. Die Familie am Esstisch

STATUS-REPORT:
Gewicht beim letzten Wiegen (vor drei Wochen):
164,8 kg
Aktuelles Gewicht: (liegt nicht vor)
Veränderung: (liegt nicht vor)

Ich weiß nicht, ob je ein Vater wirklich sagte:»Solange du deine Füße unter meinen Tisch streckst, tust du, was ich sage.« Das wird in Film und Fernsehen immer behauptet, aber würde jemand wirklich so etwas Künstliches sagen?

Eines hingegen halte ich für gesichert: Was die dazugehörige Mutter AUF ebendiesen Tisch stellt, entscheidet über Schicksale. Denn um das Essen kommt wirklich keiner herum, ebenso wenig wie um die Familie, denn mit der fängt alles an. Im Guten wie im nicht ganz so Guten.

Der Moment, in dem der Mensch sich an einen Tisch setzt und mit anderen gemeinsam isst, hat etwas Magisches. Es ist der Moment, in dem er zum sozialen Wesen wird.»Gefüttert zu werden«, darauf hat Eva Barlösius in ihrer *Soziologie des Essens* hingewiesen,»ist die erste soziale Situation, die ein kleines Kind erlebt«, und diese setzt sich fort in der Tischgemeinschaft, die durch das Teilen von Nahrung Zugehörigkeit und Anerkennung signalisiert. Als Institution besitzt sie universelle Gültigkeit; jedenfalls, so Barlösius,»ist keine Gesellschaft bekannt, in der sie nicht existiert«.

Doch ist das gemeinsame Mahl keineswegs so natürlich

oder normal, wie man denken würde. In seiner tiefsten Struktur nämlich ist Essen erst einmal etwas – Einsames. »(W)as ich denke, kann ich andere wissen lassen; was ich sehe, kann ich sie sehen lassen; was ich rede, können Hunderte hören – aber was der Einzelne isst, kann unter keinen Umständen ein anderer essen«, schrieb der berühmte Soziologe Georg Simmel in seinem Essay *Soziologie der Mahlzeit* von 1910. Die Aufnahme von Nahrung, so fuhr er fort, sei eigentlich »das Egoistischste« überhaupt, was sich beispielsweise durch die »abschließendste« Rundform des Tellers zeige, der die Portion eines Essers von jener des anderen abgrenzt. Durch die Gemeinschaftlichkeit des Essvorgangs aber werde das »primitiv Physiologische« zu einer sozialen Angelegenheit von Bedeutung: die Geburt der Gemeinschaft aus der Selbstsucht, könnte man sagen.

Dass es in den mitteleuropäischen Ländern ein Standardmodell der Mahlzeiten gibt, wonach eine morgens nach dem Aufstehen, eine um die Mitte des Tages und eine letzte abends eingenommen wird, scheint uns heute selbstverständlich: Logisch, drei Mal essen. Wie denn sonst? Dieser Rhythmus hat sich jedoch erst im 19. Jahrhundert herausgebildet, wie Barlösius berichtet. Vorher benutzten Europas Aristokraten ein Nachtmahl kurz vor Mitternacht, das Souper, um zu verdeutlichen, dass sie es sich leisten konnten, sich ihre Zeit frei einzuteilen.

Sobald man einmal darüber nachzudenken beginnt, was eigentlich eine vollwertige Mahlzeit sei, hören die Fragen kaum mehr auf, wie die Soziologin Mary Douglas 1972 in einem klassischen Aufsatz, *Deciphering a meal* – Wie man eine Mahlzeit entschlüsselt –, zeigte. Zum Beispiel: Nur eine Suppe würde man (zumindest im westlichen Kulturkreis) in aller Regel nicht als Mahlzeit betrachten, oder? Wo ist da die Grenze? Oder: Gibt es außer der Natur der konsumierten Nahrung noch weitere Unterschiede zwischen Drinks in einer Bar und einem ausgewachsenen Abendessen? Zum Beispiel einen unterschiedlichen Grad an Intimität? Oder auch: Am Sonntag wird von einem Mahl etwas anderes erwartet als an einem Wochentag, nicht?

Ich frage mich ja, ob Simmel und seine Epigonen und Kollegen jemals mit einem Dicken und seiner Familie am Tisch saßen. Denn da warten noch ein paar andere Fragen.

Gerade die Beziehungen zwischen Eltern und Kindern sind oft über Nahrung vermittelt. Soziologin Barlösius konstatiert:»Gesellschaften sind so, wie sie essen.« Das gilt dann vermutlich auch für jene Kleinstgesellschaft, die Familie. Die Psychotherapie kennt verschiedene Ausprägungen der Familienaufstellung, aber ähnlich aufschlussreich wäre es, zu rekonstruieren, wer bei Tisch sitzen darf, in welcher Ordnung man dort sitzt, wer bestimmt, wann gegessen wird, wer über die Verteilung der Speisen bestimmt und wer sie übernimmt, ob die Regeln für alle gleichermaßen gelten, welchem Ziel das Tischgespräch gilt oder wann man vom Tisch aufstehen darf.

Das Verhalten während der Mahlzeiten ist eben ein aufschlussreicher Indikator für die Struktur einer Familie überhaupt. Erinnern Sie sich daran, in welchen Begriffen die Machtmenschen Gerhard Schröder und Joschka Fischer einst ihre erste rot-grüne Koalition beschrieben:»Wer ist Koch, und wer ist Kellner?« Da werden Hierarchien ausgedrückt; gerade die Rollenverteilung zwischen Mann/Vater und Frau/Mutter wird hier oft subtil enthüllt.

Und umgekehrt: Es gibt wenige Gesten, die intimer sind als die, einem anderen Esser am Tisch den Zugriff auf den eigenen Teller zu gestatten. Oder ihn gar mit der eigenen Gabel zu füttern. Eltern tun es für ihre Kinder, Liebende tun es untereinander. So vermitteln Pommes oder Pasta soziale, ach was: höchst emotionale Beziehungen.

Eine Frau aus einer Gruppe des Adipositas-Zentrums berichtet, wie in ihrer Familie die zentrale Stellung des Essens über zwei Generationen weitergereicht wurde:

Ich habe vier Geschwister, und die Küche und das Essen waren schon immer der Mittelpunkt unserer Familie. Mittags kam unser Vater vom Betrieb nach Hause, die Mutter hatte gekocht, und wir aßen gemeinsam. Wenn nötig, bekamen die Kinder ihr Essen warm gehalten. Um vier Uhr nachmittags gab es Kaffee, da waren alle da. Damals hatten meine Geschwister und ich noch keine Probleme mit dem Gewicht. Wir haben auch lange zu Hause gewohnt. Wer geht schon weg von Mama?

Selbst nachdem wir später ausgezogen waren, kamen wir oft noch zur Mutter nach Hause, zum Essen. Man kam in die Küche, ging zum Kühlschrank und aß. Dafür konnte meine Mutter gar nichts, sie sagte immer: Ihr schiebt es euch selbst in den Mund. Inzwischen sind alle Geschwister dick, mein Bruder und ich sind die Extremfälle.

Bis meine Eltern gestorben sind, war mein Lebensmittelpunkt – wie auch der meiner Kinder – bei ihnen. Oft habe ich zu Hause mit meinem Mann und meinen Kindern gegessen und bin danach zu meinen Eltern gegangen. Dort war der erste Weg: an den Kühlschrank. Das war wie: heimkommen.

Wenn heute jemand zu uns nach Hause kommt, Freunde meiner Kinder zum Beispiel, frage ich immer: Haste Hunger? Willste was zu essen? Hast du noch nichts zu trinken?

Beim Essen in der Familie lernen Kinder zudem nicht nur essen und finden geschmackliche Vorlieben und Gewohnheiten, die sie oft ihr Leben lang prägen. Am Familientisch werden außerdem wesentliche Teile der Erziehungsarbeit geleistet: »Wie sagt man?« Hier werden individuelle und gesellschaftliche Werte erlernt, zum Beispiel, wie eine gerechte Verteilung von unter Umständen knappen Ressourcen aussehen kann.

Ich werde nie vergessen, wie ein Mitbewohner in meiner Studenten-WG demonstrierte, wie er und sein Bruder sich ein Stück Kuchen oder Gebäck zu teilen pflegten: Einer durfte das Stück in zwei Teile schneiden; der andere durfte als Erster zugreifen, welches davon er haben wollte. Reine Spieltheorie: Der erste Spieler wäre doch blöd, er würde das Messer so ansetzen, dass sich zwei ungleiche Stücke ergeben, da doch der zweite Spieler die Macht über die eigentliche Verteilung hat.

»Du gehst heute ohne Nachtisch ins Bett«: Mahlzeiten mit der Familie bergen für viele Menschen ein gewisses Konfliktpotenzial; für solche, die mit dem Essen und dem Übergewicht ringen, bekommt diese soziale Konstellation ein ganz eigenes Gepräge. Einige der übergewichtigen Kinder und Jugendlichen, die Barlösius 2009 interviewte, berichteten ihr denn auch, dass sie die besonders schmerzhaften Bloßstellungen durch Eltern und/oder Geschwister nicht zuletzt am Esstisch erfuhren. Dort wurden sie typischerweise aufgefordert, sich nicht so viel auf den Teller zu häufen:»Ja, dann nimm lieber nur die Hälfte davon«, heißt es dann, wie ein deutschstämmiges Mädchen aus der Gruppe der vierzehn- bis sechzehnjährigen Befragten berichtete. Ein türkischstämmiges Mädchen aus der gleichen Altersgruppe bekam zu hören:»Oh, bist du immer noch nicht satt?«

Überhaupt berichteten vor allem Mädchen mit Migrationshintergrund Barlösius häufig von Vätern und Brüdern, die ihnen nicht nur Regeln für ihr Verhalten in der Öffentlichkeit und ihren Umgang mit Sexualität vorgeben, sondern auch ihr Ernährungsverhalten und Aussehen kommentieren und zu kontrollieren versuchen. Häufige Ermahnung: sich beim Essen zu zügeln.»Bei mir zu Hause ist es so«, erzählte ein Mädchen im Gruppeninterview,»dass, wenn ich zum Beispiel zunehme, wenn ich ein bisschen Bauch wieder kriege oder so, dann sagt mein Vater immer so: ›Ich glaube, du hast wieder ein bisschen zugenommen‹, dann sage ich: ›Ja, ich weiß‹, und dann sagt er: ›Ja, pass nur auf.‹«

Wir wollen zumindest nicht ausschließen, dass Ermahnungen dieser Art bei Tisch auch dem Zweck dienen können, die Kinder und Jugendlichen vor einem echten Problem zu bewahren, selbst wenn diese das subjektiv als belastend erleben. Seit geraumer Zeit bemüht sich die Forschung denn auch, die Wirkung der *family meals* auf das körperliche und seelische Wohl von Kindern und Heranwachsenden zu ergründen. Demnach deutet einiges darauf hin, dass Kinder, die regelmäßig mit Mama und Papa an einem Esstisch sitzen, sich seltener prügeln, seltener rauchen, trinken und Drogen benutzen, weniger zu depressiven oder suizidalen Gedanken neigen und bessere Noten haben als solche, denen diese Erfahrung fehlt.

Die Anwesenheit von Eltern führt zudem angeblich zu einem gesünderen Essverhalten, etwa einem stärkeren Konsum von Obst und Gemüse, und mindert das Risiko, übergewichtig zu werden. Heranwachsende, besonders Mädchen, die von häufigen Mahlzeiten im Kreis der Familie und einer positiven Atmosphäre dort berichteten, zeigten einer Studie zufolge seltener Essstörungen. Demnach erschienen Mahlzeiten mit der Familie als »der stabilste Schutzfaktor gegen gestörtes Essen«, hielten die Ernährungswissenschaftlerin Dianne Neumark-Sztainer von der University of Minnesota und ihre Mitautoren fest. Ob es tatsächlich das gemeinsam genossene Essen als solches ist, das diese segensreichen Folgen hat, oder ob nicht zum Beispiel Wohlhabende ohnehin eher zu beidem neigen, zur Familienmahlzeit UND zum gesunden Essen, sodass letztlich der höhere sozioökonomische Status der Esserfamilie der ausschlaggebende Faktor wäre, ist allerdings oft schwer auszumachen.

Umso bemerkenswerter ist es, dass Familien diesen Raum für ihr gemeinsames Mahl, der in unserer voll entwickelten und globalisierten Industrie- und Dienstleistungsgesellschaft unter einigen Druck geraten ist, dagegen verteidigen – indem sie sich anpassen.

Die Auflösungserscheinungen sind ja deutlich: Bereits in den Siebzigerjahren saßen keine zehn Prozent der Familien werktags mehr zu allen drei Hauptmahlzeiten zusammen; heute gibt es nur noch wenige Familien, in denen das traditionelle gemeinsame häusliche Mittagessen gepflegt wird. Gegessen wird nacheinander, nicht miteinander, »asynchron«, wie die Soziologen so hübsch sagen, »an verstreuten, wechselnden Schauplätzen«, zu dem nun auch beispielsweise das Wohnzimmer oder die

Veranda gehören, so der Franzose Jean-Claude Kaufmann. Im 19. Jahrhundert, so schreibt er, seien die Mahlzeiten als »Architekten von fruchtbareren, geordneteren Familienverhältnissen in allen Gesellschaftsschichten« geradezu erfunden worden; nun steht der Kühlschrank, an dem sich jeder einfach individuell bedient, »im Zentrum der häuslichen Nahrungsorganisation«.

Und doch zeigt sich schon seit gut zwei Jahrzehnten zugleich eine ausgleichende Tendenz: In die Position des Mittagessens als zentralem Familienmahl ist für viele das Abendbrot gerückt, in der klassischen Arbeitsteilung der Mahlzeiten ursprünglich ja nachgeordnet. Die Familien halten offenbar an dem Ideal der gemeinsamen Mahlzeit fest und suchen nach Strategien, diese eben am Abend – oder am Wochenende – zu realisieren, sofern es geht. Jene Mitglieder, die bereits gegessen haben, setzen sich nicht selten zu den übrigen an den Tisch, um ihnen Gesellschaft zu leisten. Obwohl der Ablauf weniger formalisiert und der Umfang reduziert ist: »Die Gemeinsamkeit der Mahlzeit«, so Barlösius in ihrer *Soziologie des Essens,* »besteht in diesen Fällen in der zusammen verbrachten Zeit, insbesondere dem Tischgespräch, und nicht in dem Teilen der Nahrung wie in der ursprünglichen Hausgemeinschaft.«

Ein Spezialfall dieses Willens zur Familie sind, zumindest in meiner Beobachtung, die Weihnachtstage oder sonstigen Familienzusammenführungen – Geburtstage, Hochzeiten und dergleichen. Gerade am mutmaßlichen Fest der Liebe sind die Mahlzeiten mit der Erwartung beladen, sie würden den Familiensinn zum Ausdruck bringen, gar stiften. Damit werden sie jedoch zur potenziellen emotionalen Sprengfalle, da scheinen Normalgewichtige und Dicke zur Abwechslung mal vor demselben Dilemma zu stehen.

Prinzipiell liegen ja sowohl der Charme als auch das Grauen des Festes darin, dass es uns gedanklich wieder in Kinder verwandelt. Das kann im Idealfall durchaus etwas Wunderbares sein; das Fest spricht dann zu uns von Herkunft und Heimat, von einem Urvertrauen, dessen Echo wir im Kreis der Familie einmal mehr vernehmen und doch zugleich auch von unserer Leistung, zu selbstständigen Persönlichkeiten geworden zu sein. Wir blicken um uns und wissen: Okay, das hier ist meine Mannschaft. Es mag den einen oder anderen Schwachpunkt geben, aber das sind meine Leute.

Doch da gibt es am anderen Extrem der Gefühlsskala eben jene Szenarien, bei denen sich einige der gefährlichen Energien, die man das Jahr über mit gutem Grund sorgfältig getrennt hält, auf dem engen Raum der Feiertage entladen. Und als Schlachtfeld eignet sich das Essen ganz besonders. Vieles von dem, was einen auseinandertreiben könnte – Papas neue, sehr junge Frau oder die noch nicht zurückgezahlten tausend Euro –, lässt sich mit mehr oder weniger großer Anstrengung vermutlich vermeiden. Doch Weihnachten, so wie Familien es sich in ihrer Häuslichkeit einrichten, kreist um zwei Dinge: den Komplex Kinder/ Geschenke – und eben das Fondue. (Oder die Gans oder den Karpfen, je nachdem, auf was Ihre Familie so steht.)

Für den Dicken aber ist die Beobachtung, unter der er bei Tisch ohnehin oft steht, nie so ambivalent wie an Weihnachten. Man kehrt ja gerne in den Schoß der Familie zurück, lässt sich dort an die Idylle des Kind-Seins erinnern; wird man aber beim Essen taxiert – wie oft greift er zur Sauciere? –, so degradiert einen das buchstäblich wieder zum Kind. Es ist deshalb leicht vorstellbar, dass der Dicke gegen andere auch an diesem Tisch ein Ressentiment entwickelt, ein ganz kleines, aber wirkungsvolles: weil sie ihn dazu zwingen, weniger zu essen, als er eigentlich möchte. Was fällt denen nur ein?

Meine eigene Familie übrigens war beim letzten Fest weitgehend vorbildlich. Beim Fondue wurde mein Abnehmerfolg beklatscht; es war aber klar, dass am Festtisch die Diätregeln auch mal, kurzzeitig, gelockert werden dürfen. Selbst meine Nichte, die mir sonst einen herzig-kritischen Blick zuschießt, wenn ich mir in ihren Augen zu viel genehmige, zeigte Nachsicht. Es war, was Geschenke angeht, ein guter Jahrgang.

Doch kann so ein Tisch eben auch eine Arena der Kränkung sein, einer jener Orte, an denen innerhalb einer Familie das Gift weitergegeben wird. So wie in der bedrückenden Geschichte, die ein Mann aus einer Gruppe im Adipositas-Zentrum, der anonym bleiben möchte, erzählt. Das gesamte Psychodrama um sein Übergewicht, von seiner Jugend bis heute, lässt sich im Grunde um den Tisch herum beschreiben, an dem er und seine Familie gegessen haben und essen, selbst heute noch. Seine Beschreibung klingt wie eine Urszene der Dysfunktionalität:

Bereits in meiner Kindheit war es so, dass mein Vater, aus komplizierten Bedürfnissen heraus, die sich aus seiner eigenen Familiengeschichte ergaben, unbedingt der Erste und der König am Tisch sein musste, beim Tischgespräch und überhaupt. Das zeigte sich auch daran, wie das Essen verteilt wurde: zuerst mein Vater, dann wir. Als ich älter wurde, bin ich wohl zur Bedrohung für ihn geworden, weil jetzt jemand mit am Tisch saß, der auch was Intelligentes sagen konnte. Das muss den Kampf ums Essen verschärft haben, darauf hat er jetzt noch mehr geachtet als vorher. Richtig strategisch: Wenn meine Mutter die Nudeln brachte, passte er auf, dass sie sie direkt vor ihn hinstellte, denn dann konnte er sich gleich davon nehmen und war automatisch auch Erster, wenn die Soße kam, weil ja keiner sich zuerst Soße und dann erst Nudeln auf den Teller tut. Auf die Platte mit dem Fleisch hatte er dann auch als Erster Zugriff.

Wenn vom Fleisch was übrig geblieben ist, war natürlich die Frage: Wer bekommt das, beim Abendessen oder am Tag darauf? Meine Mutter war auf Ausgleich bedacht und verzichtete immer; sie sagte: »Ich mache mir ein Würstchen warm.« Das half oft aber nicht. Sowieso glaube ich, dass die Konkurrenz ums Essen dann eine versteckte Konkurrenz um die Zuneigung meiner Mutter wurde. Sie entfernte sich zu dieser Zeit ohnehin gefühlsmäßig immer mehr von meinem

Vater, sodass das Symbolische noch extra wichtig für ihn wurde.

Ich denke, dass mein Problem mit dem Essen auch aus dieser Situation kommt. Zu essen, ob am Tisch mit der Familie oder dann sozusagen selbstständig später als Erwachsener, war jedes Mal ein kleiner Sieg über den verhassten Alten, selbst als er gar nicht mehr anwesend war: Ich habe mir genommen, was er mir eigentlich vorenthalten wollte.

Wenn ich heute bei meinen Eltern zu Besuch bin, an Weihnachten zum Beispiel, habe ich immer das Gefühl, dass mein Vater mich bei Tisch belauert, was und wie viel ich esse. Das war früher schon so, aber heute ist es die einzige Möglichkeit, die er noch hat, Kontrolle und Macht über mich zu haben. Und das funktioniert, denn ich habe da ja tatsächlich ein Problem. Ich muss ihm über den Tisch hinweg gar nicht in die Visage schauen, ich weiß genau, wie er spitzelt. Er hat dazu beigetragen, dass ich dieses Problem mit mir herumtrage, und jetzt dreht er sich um und benutzt es, um mich zu kujonieren, obwohl ich mittlerweile doch ein Erwachsener bin. Er muss gar nicht mal dabei sein, er fühlt sich ja von der ganzen Familie missverstanden und verlässt den Tisch oft vor dem Ende des Essens.

Aber er hat die Befriedigung, dass ich mit dem Essen so kämpfen muss. Manchmal sagt er Sachen wie: »Trinkst du auch genug? Du musst immer genug trinken.« Das soll wie Besorgnis klingen, aber es ist immer negativ. Es ist immer eine Waffe.

Woche 46:

Das Lebensgefühl der Anderen – Martin

STATUS-REPORT:
Gewicht beim letzten Wiegen (vor vier Wochen):
164,8 kg
Aktuelles Gewicht: (liegt nicht vor)
Veränderung: (liegt nicht vor)

Zwischen sechzehn und fünfundzwanzig: Auch Martin aus meiner Abnehmgruppe kennt eine Zeit in seinem Leben, als er in einer Verfassung war, in die er sich heute wieder hineinwünschen würde. Zwischen sechzehn und fünfundzwanzig: »Da hatte ich einen normal schlanken und sportlichen Körper.«

Vorher war er ein eher pummeliger Junge, der »auch gehänselt wurde«; und danach folgte sein Leben als dicker Erwachsener. Aber zwischen sechzehn und fünfundzwanzig, da war vieles gut in seinem Leben. Es passierte auch so viel: Er war mehrfach Klassensprecher, wechselte von der Realschule aufs Gymnasium – »ich hatte in dieser Zeit ein anderes Standing« –, er machte viel Sport, Schwimmen, Laufen, er lernte seine heutige Frau kennen. »Ich war damals sehr viel zufriedener mit mir und meiner Umwelt und habe, ohne mir dessen bewusst zu sein, nicht so viel auf dem Wege des Essens kompensiert.«

Wenn Martin, der heute zweiundfünfzig ist und im öffentlichen Dienst arbeitet, sein Leben überblickt, sieht er, wie eng sein Gewicht und seine Befindlichkeit in seinem Leben miteinander gekoppelt sind. So hat er sich bereits als Kind mit übermäßigem Essen »gerettet«, wie er sagt, aus den zahlreichen

Konflikten in der Familie: »Ich habe ständig in einem Problembereich gelebt.«

Seine Eltern hatten sich einander entfremdet. Der Vater, selbstständiger Unternehmer mit einem mittelständischen Betrieb, kannte nur die Arbeit; die Mutter, ursprünglich einmal eine schlanke, hübsche, attraktive Frau, ließ sich gehen, wie Martin das damals empfand, wurde stark übergewichtig – »wofür ich mich sehr schämte«. Heute ist er sicher, dass sie damals depressiv war. Deshalb war seine Pubertät auch eine Phase der »Loslösung«, wie er sagt; da hatte er außerdem in Gestalt seiner Freundin jemanden, dem er sein Herz ausschütten konnte, und schaffte es, »vom Essen abzulassen«.

Unter den Geschwistern war Martin der Jüngste; seine Schwester und sein Bruder waren deutlich älter. Als Martin etwa elf war, wurde bei seinem Bruder ein Hirntumor diagnostiziert, der operativ entfernt werden konnte; mehr als zehn Jahre später fand man abermals einen Tumor, dem der Bruder fünf Jahre später auch erliegen sollte. »Er ist anderthalb Jahre lang in Raten gestorben, wurde von einem erwachsenen Menschen zu einem Kleinkind, zum Pflegefall.« Das traf Martin heftig, anderes kam hinzu: Seine Eltern verloren Haus und wirtschaftliche Existenz, sein Studium klappte nicht so wirklich. Mit jedem Lebensjahr nahm er jetzt ein Kilo zu, dank seiner Vorliebe für ein Stück Fleischwurst da, ein Stück Gouda hier, da hatte er die Dreißig gerade erst hinter sich gelassen.

Selbst an Büfetts, wo ihn andere sehen konnten, war er oft nicht in der Lage, sich zurückzuhalten: »Ich komme dann fast in so einen Rausch und kenne kein Maß mehr.« Er glaubte lange, seine Frau überlistet und sein zeitweise exzessives Essen erfolgreich vor ihr verborgen zu haben – »bis sie mir bei verschiedenen Gelegenheiten auf den Kopf zu sagte, was ich wieder alles gegessen hatte«, weil sie die Verpackung im Müll fand und dergleichen. Früher aß er schon mal etwas Eingekauftes gleich im Supermarkt oder auf dem Heimweg. Inzwischen, so sagt er, »weiß ich, dass sie es weiß«.

Sich selbst als den emotionalen Esser zu erkennen und besser zu beobachten, hat er jetzt im Abnehmkurs gelernt. Er hatte schon früher andere Methoden der Gewichtsabnahme ausprobiert, Diätbücher gelesen, es mit Almased und der »Brigitte-Diät« versucht, mehrere Wochen eisern gefastet, er hatte sich kundig gemacht, welche Fette er meiden solle, und sich sogar daran gehalten, kam aber an den psychologischen Kern seines Problems nie richtig heran.

In der ersten Zeit unseres Programms verlor er, der 1,78 Meter groß ist, 24 seiner ursprünglich 119,5 Kilo – bis ihn eine Depression wieder einholte, die ihn vor ein paar Jahren schon einmal im Griff gehabt hatte. Er musste sich wochenlang im Büro krank melden, musste die Teilnahme am »City-Triathlon« absagen, und er verlor weiter Gewicht, noch mal fast 10 Kilo: »Das war gar nicht gut für mich.« Erst seit ein paar Wochen geht er jetzt wieder zur Arbeit.

Hatte die neu aufgeflammte Depression etwas mit dem Abnehmen zu tun? »Bestimmt«, sagt er. »Du musst dir vorstellen: Das Einzige, was mir vorher zur Kompensation zur Verfügung stand, war das Essen. Und eines Tages fängst du nun mit einem Fastenprogramm an. Die Folge: Wenn es dir beschissen geht, kannst du nichts essen. Auch den Alkohol, von dem ich früher gerne ein Gläschen getrunken habe, ließ ich konsequent weg. Heißt: Meine zwei wichtigsten Tröster waren weggefallen. Das hat die aufkommende Depression noch befeuert.«

So richtig mental als Dicker hat Martin sich nicht oft gefühlt, selbst wenn er Fotos seines dicksten Ich heute mit Abscheu betrachtet. Ihm tat damals der Rücken weh, Bücken und Treppensteigen waren eine Qual, Joggen und Volleyballspielen fielen ihm immer schwerer, ihm war es lästig, in den Flugzeugsitz »nur mit Vaseline reinzukommen«; das war seine Motivation. Und körperlich hat Martin das Antiadipositas-Programm denn auch sehr geholfen. Früher war er ständig krank, eine Infektion reihte sich an die nächste bis hin zu einer Lungenentzündung, wegen der er ins Krankenhaus musste. Jetzt sind solche Gesundheitsprobleme selten geworden. Auch der insulinpflichtige Diabetes, mit dem Martin zurechtkommen muss, seit er neunundzwanzig ist, hat sich gebessert; seine Werte sind so gut wie seit Jahrzehnten nicht mehr, kann er berichten.

Woche 47:
Letzte Hilfe. Über die Adipositas-Chirurgie

STATUS-REPORT:
Gewicht beim letzten Wiegen (vor fünf Wochen):
164,8 kg
Aktuelles Gewicht: (liegt nicht vor)
Veränderung: (liegt nicht vor)

Es fängt schon mal damit an, dass ich unsicher bin, ob ich ihr vor unserem Gespräch etwas zum Essen anbieten soll. Und wenn ja, was? Aber dann sehe ich, dass sie selbst zwei Stück Gewürzkuchen für uns mitgebracht hat. Na, sie muss es wissen. Elsa, Hausfrau und mehrfache Mutter, die halbtags als kaufmännische Angestellte arbeitet, ist in meinem Alter, und sie ist mit 1,78 Metern genauso groß wie ich. Doch hat sie, anders als ich, ihr Gewicht in den neun Monaten vor unserem Plausch um mehr als 50 Kilo reduziert, von 193 auf 137 Kilo.

Geschafft hat sie das nicht mit Essen nach Punkten, Verhaltenstherapie und mehr Sport. Nein, Elsa hat sich von einem Chirurgen den größeren Teil ihres Magens abtrennen und entfernen lassen, bis nur ein schmaler Schlauch übrig blieb, der kaum noch Nahrung fasst. Wie geht es ihr damit? »Ich bin einfach glücklich.«

Willkommen in der Welt der Adipositas-Chirurgie. Zwar greifen Ärzte schon seit Jahrzehnten mit beherzten Schnitten in den Verdauungsapparat von Fettleibigen ein, um diesen beim Abnehmen zu helfen, 1953 zum ersten Mal, als Richard Varco in Minnesota den Dickdarm eines Patienten von sieben auf knapp einen halben Meter kürzte. Doch in den letzten Jahren sind solche Eingriffe immer mehr zur Routine geworden, parallel zur wachsenden Schar derer, die als adipös eingestuft werden (müssen). Vielleicht aber auch, weil sich der Gedanke durchsetzt, dass Adipositas eine Krankheit ist, die sich nicht mit Verweis auf die angebliche Willensschwäche und Disziplinlosigkeit der Kranken heilen lässt.

Seit Jahren jedenfalls steigt die Zahl der sogenannten bariatrischen Prozeduren wie der »Sleeve-Gastrektomie«, auch »Schlauchmagen« genannt, der sich Elsa unterwarf, kontinuierlich an; insgesamt 8709 davon zählte das Statistische Bundesamt 2013. Vier Verfahren sind in Deutschland vor allem gebräuchlich und werden auch durch die Deutsche Gesellschaft für Allgemein- und Viszeralchirurgie empfohlen: der Schlauchmagen, auf den 2013 jede zweite OP entfiel; der »Roux-Y-Magen-Bypass« (Anteil ca. 45 Prozent); das Magenband (unter fünf Prozent); die »Biliopankreatische Diversion« (unter einem Prozent).

Dabei sind die Deutschen noch vergleichsweise zurückhaltend gegenüber der Hilfestellung durch das Skalpell des Chirurgen. In Österreich entschieden sich 2012, bezogen auf hunderttausend Einwohner, gut drei Mal so viele Adipöse für eine bariatrische Operation wie hierzulande, in den USA waren es sieben Mal so viele. In den letzten Jahren hat sich die Stoßrichtung auch deutscher Chirurgen wesentlich erweitert – weg von der reinen Gewichtsreduktion hin zur Kontrolle des gesamten Stoffwechsels. Deshalb ist immer häufiger von »metabolischer Chirurgie« die Rede, die besonders bei der Bekämpfung des Diabetes mellitus Typ 2 erhebliche Verbesserungen vorweisen kann.

Ob so etwas auch für mich eine Option wäre, diese Frage stellt sich jetzt, wo ich nach elf Monaten im Abnehmprogramm sehe, dass der clevere »multimodale«, aber eben therapeutisch weiche Ansatz des Adipositas-Zentrums mich nur unzureichend weitergebracht hat, zumindest im ersten Anlauf. Einer der Betreuer, mit dem ich über meine Idee rede, im Anschluss an den ersten Kurs gleich den zweiten anzuhängen, sagt zu mir:»Wissen Sie, wenn ich Sie einem der Chirurgen im Zentrum vorstellen würde, würde er sicher nicht zögern und sagen: In Ihrem Fall hat die konservative Methode keinen Sinn mehr; da hilft nur eine Operation.«

Elsa hat einige Zeit gebraucht, bis sie sich zu diesem Schritt entschieden hatte. Auch bis sie so dick war, wie sie heute ist, dauerte es eine ganze Weile. Denn bis sie achtzehn war,»war ich schmal«, sagt sie. Dann wurde ihre Schwester schwanger, und»ich aß aus Sympathie den Sommer über mit«: Zwetschgenkuchen mit Schlagsahne, Coca-Cola.»Da wurde es Pfund für Pfund mehr.« Als sie mit Mitte zwanzig heiratete, ging sie das erste Mal zu den»Weight Watchers«; das Monate zuvor bestellte Maßkleid passte nicht mehr,»und ich wollte eine schlanke Braut sein«.

Das klappte auch, aber anschließend schlug der Jo-Jo-Effekt zu – verhasster alter Bekannter aller Menschen»auf Diät«. Als Elsas Vater krank wurde, fuhr sie mit ihrer Mutter fünf Tage die Woche in die Klinik, verbrachte dort den Tag, aß; wenn sie nach Hause kam, aß sie noch mal mit ihrem Mann. Sie liebt Süßes wie Herzhaftes, Cola und Chips, und selbst eine Chemotherapie wegen Krebs konnte ihren Appetit nicht zügeln. Zu den»Weight Watchers« ging sie noch mehrfach, auch Methoden aus Zeitschriften probierte sie aus:»Kraut-, Mayo-, Atkins-, Hollywood-Diät, alles Mögliche.«

Sie lebte das typische beschwerliche Leben einer krankhaft Übergewichtigen –»aber ich habe mich selbst belogen und gesagt: Ich fühl mich wohl, es geht mir gut. Heute weiß ich, dass das nicht stimmte.« Eine Ärztin, die auch als Notärztin Einsätze fährt, sah sie eines Tages ernst an:»Ich muss Ihnen mal was sagen. Wenn Sie mir morgen wegen eines Herzinfarkts umfallen – ich weiß nicht, ob ich Sie wiederbeleben kann. Bis ich mit der Massage an Ihrem Herz bin! Da kommt nichts mehr an wegen all dem Fett.«

Elsa versuchte es mit einer letzten Diät, mit Ersatznahrung, stieg aber bald wieder aus: »Weil ich einfach den Versuchungen zu sehr erlegen bin.« In diesem Fall: einem Nudelsalat.

Es blieb nur noch eine Operation, gegen die sie sich lange sträubte. Wenigstens zahlte die Krankenkasse den Eingriff; in vielen anderen Fällen weigern sich die Kassen.

Zur Vorbereitung ernährte sie sich vierzehn Tage lang von flüssiger, meistens pürierter Nahrung, nahm vierzehn Kilo ab. In der gerade neu eröffneten Klinik, in welcher der Eingriff unter Vollnarkose und minimalinvasiv stattfinden sollte, herrschte großer Andrang; »auf so viele Leute waren die offenbar nicht vorbereitet«. Am Abend vor der OP hatte sie Angst: »Oh, Gott, ich geh heim«, dachte sie sich; als sie auf dem OP-Tisch lag, so sagt sie heute, sei ihr durch den Kopf gegangen: »Das hättest du alles nicht gebraucht, wenn du dich zusammengerissen hättest. Bloß weil du deine Sucht nicht im Griff hast!«

Als sie aus der Narkose aufwachte, war sie erst mal erleichtert. Die Folgen des Eingriffs steckte sie, obgleich sie Schmerzen hatte, insgesamt gut weg. Nach weiteren fünf Tagen im Krankenhaus durfte sie gehen, musste sich aber weitere gut drei Wochen flüssig ernähren – Joghurt, Quark, Milch, Suppe –, damit die Nähte am Magen heilen konnten und das neue Essverhalten trainiert werden konnte.

Und heute? Ihr Leben mit dem Versucher Essen ist einfacher geworden, weil sie nur eine bestimmte Menge essen kann. »Manchmal esse ich etwas und denke, ah, das ist so gut, davon will ich mehr – aber das geht nicht.« Es ist der Teil des OP-Effekts, den die Mediziner »Restriktion« nennen: Der Magen hat jetzt nur noch etwa die Größe einer kleinen Banane und etwa ein Zehntel seines früheren Fassungsvermögens.

Aber Elsa beschreibt auch, was sie nicht recht erklären kann: »Es macht etwas mit deinem Kopf.« Sie braucht nicht mehr so viel Süßes wie früher; ihr genügen jetzt zwei, drei Chips aus der Schüssel, aus der ihr Sohn sich bedient, wenn sie beide nebeneinander auf der Couch sitzen: »Du hast das Verlangen nicht mehr, du hast eher ein Sättigungsgefühl.« Mediziner erklären sich diese zusätzliche Wirkung des Eingriffs durch hormonelle Veränderungen; vermutlich produziert der Körper durch die Entfernung eines Großteils des Magens weniger Ghrelin, ein Hormon, das den Hunger stimuliert.

Ich kenne Elsa von früher, aus ihren Tagen als Fette vor der OP, und ich muss sagen: Damals erschien sie mir zwar als eine Frohnatur, sie mühte sich mit ihrem Gewicht aber unübersehbar ab; an vielen Tagen sah sie teigig aus. Heute: kaum mehr eine Spur davon; sie ist immer noch adipös, aber ihre Fröhlichkeit klingt offener, ihr Gang ist leichter, und ihr Gesicht wirkt frisch, wie gut geschminkt. Sie schwärmt auch davon, dass sie viel selbstständiger sei, vieles wieder selbst bewältigen könne: »Alles macht mir mehr Freude.«

Ob sie mehr Sport macht, frage ich sie.

»Gar nicht«, sagt sie und lacht. Sie steckt mich an, sie kann das gut, und wir lachen beide, heftig und lange.

Fühlt sie sich erlöst?

»Ja. Eine unheimliche Last ist von mir genommen.« Als sie zwanzig Kilo abgenommen hatte, dachte sie, sie könnte jetzt locker zwei Kästen Mineralwasser ins Haus tragen, die sie gekauft hatte; die wiegen ja etwa so viel, wie sie gerade an Gewicht verloren hatte. Sie schaffte es nicht: »Da wurde mir bewusst, wie viel ich mit mir herumgeschleppt hatte.«

Einen Verlust von etwa 75 Prozent ihres Übergewichts beschert die »Sleeve-Gastrektomie« dem durchschnittlichen Patienten, so haben wissenschaftliche Studien herausgefunden. Ähnlich beeindruckende Zahlen werden für das Magenband genannt, das ebenfalls mit dem Wirkprinzip der Restriktion arbeitet. Bei dieser Methode teilt der Chirurg den Magen durch ein spezielles Kunststoffband in einen kleineren Vormagen und einen größeren Restmagen; durch das sehr geringe Fassungsvermögen des Ersteren hat der Operierte bereits nach nur wenigen Bissen ein ausgeprägtes Sättigungsgefühl.

Überhaupt verhält es sich hier wie auch sonst im Leben: Je höher der Ertrag, desto drastischer der Eingriff und desto höher das Risiko. Beim Magen-Bypass, der im Durchschnitt gut 75 Prozent Gewichtsverlust bringt, wird der Magen im oberen Teil durchtrennt und eine kleine Magentasche gebildet; den Dünndarm teilt der Chirurg in zwei Teile, von denen er den unteren nach oben zieht und an den neu gebildeten Vormagen annäht. Der zweite Teil wird weiter unten neu mit der nun nahrungsführenden Darmschlinge verbunden. So können die Verdauungssäfte aus Restmagen, Leber und Bauchspeicheldrüse zum Nahrungsbrei gemischt werden. Doch durch die Umgehung des stoffwechselreichen Zwölffingerdarms werden bestimmte Hormone nicht mehr ausgeschüttet, ein Teil der Kalorien und Nährstoffe nicht mehr vollständig verdaut. Deshalb verlieren so operierte Patienten Gewicht, sind aber auf Vitamin- und Mineralstoffpräparate angewiesen, um Mangelerkrankungen vorzubeugen.

Das Verfahren schließlich, das mit bis zu 90 Prozent Gewichtsverlust die höchste Auszahlung verspricht, aber zu den riskantesten Operationen dieser Art gehört, ist die »Biliopankreatische Diversion (BPD) mit Duodenal-Switch (DS)«. Sie ist so kompliziert, wie ihr Name suggeriert, nicht zuletzt, weil sie so tief in den Stoffwechsel eingreift. Man wendet sie deshalb auch nur bei den superadipösen Patienten – mit einem BMI über 60 – an. Dabei wird zunächst der Magen zum Schlauchmagen gemacht sowie in einem zweiten Schritt der Dünndarm weitgehend aus dem Spiel genommen. Die gemeinsame Strecke, auf der die Verdauungssäfte aus Bauchspeicheldrüse und Gallenblase mit dem Nahrungsbrei zusammenkommen, ist nur noch etwa einen Meter lang; der Organismus nimmt Fett und Vitamine kaum mehr auf. Das Risiko von Mangelernährung ist sehr hoch, eine lebenslange Ergänzung von Vitaminen unbedingt notwendig. Zu möglichen Begleiterscheinungen gehören starke Durchfälle und Blähungen.

Auch bei bariatrischen Eingriffen müssen Patienten erleben,

dass es nach ein paar Jahren wieder zu einer Gewichtszunahme kommen kann. Elsa weiß:»Du kannst dich auch wieder dick essen.« Ihrem Mann führte sie vor einiger Zeit ein neues Kleid vor:»Guck mal, sechs Größen kleiner.« Da meinte er:»Schön, aber du bist immer noch ganz schön fett.« Warum sagte er das? »Er wollte nicht, dass er mich lobt und ich dann aufhöre, weiter abzunehmen, oder wieder dick werde. Das kann ja passieren, trotz OP.« Durch viele kleinere Mahlzeiten oder kalorienreiche Flüssignahrung lässt sich der Schlauchmagen austricksen. Auch kann er sich wieder ausdehnen, wenn Operierte mehr Nahrung zu sich nehmen, als es ihr umgestalteter Magen erlauben würde.

Erst einmal aber sagt Elsa:»Ich bin glücklich über jedes Gramm weniger.« Mit ihr in der Klinik waren auch drei Männer um die 30, weit über 200 Kilo schwer; einer von ihnen hat inzwischen 75 Kilo abgenommen.

Und? Wäre das nicht etwas für mich? Hm. Der Gedanke, ich sage einem Chirurgen, Herr Doktor, schneiden Sie mir die Hälfte des Magens weg, weil ich es anders nicht hinbekomme – ich glaube, das wäre mir höchst unangenehm, zumindest heute. Wenn andere Leute diese Lösung wählen, ist das natürlich okay, sie empfinden das offenbar anders, aber ich kann das nicht. Schon jetzt präsentiere ich ein anderes Bild von mir, als ich möchte. Aber wenn ich mich operieren ließe, hätte ich den Eindruck, ich gebe mich als mündiges, selbstbestimmtes Wesen auf. Die bedingungslose Kapitulation. Als finge ich an, in der Jogginghose ins Büro zu gehen. Oder stört es mich, dass andere Leute glauben könnten, ich hätte den vermeintlich bequemen Ausweg genommen?

Bleibt also nur: die Anmeldung für ein weiteres Jahr im Kurs. Oder ist das womöglich meine ganz eigene Version von *Und täglich grüßt das Murmeltier* – nur dass mich in meiner Zeitschleife nicht Andie MacDowell erwartet, sondern Essen aus dem Beutel?

Woche 48:

Bin ich eigentlich typisch?
Ein Gespräch mit meiner Therapeutin

STATUS-REPORT:
Gewicht beim letzten Wiegen (vor sechs Wochen):
164,8 kg
Aktuelles Gewicht: (liegt nicht vor)
Veränderung: (liegt nicht vor)

Sie sind Psychologin und betreuen seit mehr als zehn Jahren in verschiedenen Adipositas-Zentren Menschen, die mit ihrem Übergewicht kämpfen. Finden die Leute Ihrer Erfahrung nach durch die Therapie den Urgrund für ihr so folgenreiches Essverhalten?

Nicht wirklich. Manche, mit denen man eine Einzeltherapie macht, kommen einer Erklärung nahe. Aber dass man in Freud'scher Manier irgendwann sagt: Meine Mutter hat mich zu früh vom Topf geholt, da liegt die Ursache, und damit löst sich alles – das nicht. Um was es immer wieder geht, ist, dass Menschen ihre Bedürfnisse und Wünsche nicht artikulieren und vor allem Konflikte und Konfrontationen meiden.

Und einen Ausweg aus diesen nicht ausgedrückten Bedürfnissen suchen sie, indem sie ...?

Indem sie schlucken. Die Bedürfnisse werden runtergeschluckt.

Darin liegen Gründe für übermäßiges Essen?

Ja. Wenn jemand zum Beispiel in einer Beziehung nicht bekommt, was er möchte oder braucht, und er artikuliert das nicht, oder er artikuliert es, aber der Partner kann es nicht hören – dann wird das Essen zur Lösung, zum Trost.

Auch, weil es so einfach ist.

Ja. Das Essen hat etwas Zuverlässiges. Es ist zuverlässiger als Menschen, die ja immer etwas von einem haben wollen, die ihre eigene Agenda haben. Das Essen macht keinen Zirkus und ist immer verfügbar. Sie schreiben ja in einer Ihrer Zeitungskolumnen: Das Essen ist erst einmal ein guter Freund.

Ich hatte Sie gebeten, ein paar meiner Kolumnen zu lesen. Gab es da etwas, das Ihnen aufgefallen ist, etwas, von dem Sie meinen, dass wir darüber mal reden sollten?

Was ich mir oft gedacht habe: Wenn ich Ihre Texte lese, merke ich, dass Sie leiden. Wenn ich Sie aber hier oder in der Gruppe erlebe, vermitteln Sie oft nicht den Eindruck, Sie hätten solch einen Leidensdruck wie andere, die vielleicht sogar weniger wiegen.

Ich denke, die Tatsache, dass ich nicht auf den Mund gefallen bin, dass ich mich ordentlich ausdrücken kann, hat mich schon in vielen Lebenslagen gerettet. Dadurch konnte ich wahrscheinlich oft diesen Er-ist-dick-Faktor ausgleichen. Oder ich hoffe zumindest, dass ich das kann.

Ist es ein Ausgleich? Vielleicht zeigen Sie durch Ihre Eloquenz Ihren Leidensdruck nur nicht so sehr.

Ganz bestimmt. Interessant, dass ich diesen Druck selbst in der Gruppe offenbar nicht so zum Ausdruck gebracht habe. Da kommt im Übrigen noch etwas anderes in Spiel: Ich glaube und lebe in der Annahme, dass der erste Eindruck, den ich als Dicker mache, kein guter ist. Also rede ich, viel und schnell, möglichst amüsant und unterhaltsam noch dazu – um diesen ersten Eindruck möglichst schnell ...

Um ihn zu revidieren.

Ja, um ihn zu zerstreuen. Ich betreibe damage control, ich kehre die Scherben zusammen. Aber wenn Sie das so sehen, zeigt das vielleicht auch einem Leser, der in seiner Umgebung jemanden hat, der dick ist und immer lacht, dass dieser Eindruck möglicherweise trügt.

Dass sein dicker Freund, der immer so gut drauf ist, möglicherweise in Wahrheit gar nicht so gut drauf ist.

Genau. Kennen andere Dicke das eigentlich auch: dass Freunde und Familienangehörige sich scheuen, ihr Problem anzusprechen, aus Angst, man könne sie dadurch verletzen? So eine Art Schweigespirale? Denn die kann ja auch ungut sein, weil sie den Dicken in seinem möglichen Selbstbetrug bestätigt: Es geht ja noch.

Als eine etwas kräftigere Bekannte von mir Geburtstag feierte, haben ihre Eltern mich beiseitegenommen und gefragt: Kannst du mit ihr nicht mal über ihr Gewichtsproblem reden? Du machst das doch auch beruflich. – Ich habe geantwortet: Im Leben nicht, schon gar nicht im Auftrag anderer. Für mich ist die Bekannte eine lebenslustige Person, die jeder mag. Sie kommt fröhlich daher, sie hat eine Ausstrahlung. Sie vermittelt mir keinen Leidensdruck. Wenn sie mich vertrauensvoll ansprechen würde, würde ich natürlich mit ihr reden. Aber ich empfände es als totale Grenzverletzung, wenn ich damit anfangen würde.

Warum ist das so?

Weil die Leute eine sehr starke Scham empfinden. Und weil sie ja auch wissen, dass da eigentlich etwas passieren müsste. Wenn jetzt jemand anders daherkäme und das Problem anspräche – das würde sicher sehr ungute Gefühle auslösen.

Gibt es eigentlich auch Dicke, die völlig andere Erfahrungen machen als ich? Gibt es da eine Varianzbreite?

Es gibt so viele unterschiedliche Geschichten. Von Leuten, die sich sehr schwertun im Leben; obwohl andere viel übergewichtiger sind, empfinden sie einen starken Leidensdruck. Zu manch einer der schlankeren Frauen in der Gruppe könnte man sagen: Du siehst doch eigentlich super aus, du brauchst doch nicht mehrfach so ein Programm zu machen. Aber auch deren Leid ist natürlich echt.

Das finde ich jetzt fast entmutigend. Heißt das nicht, dass man mit dem Intellekt an dieses Problem nur schwer herankommt?

Schon. Gerade die Leute, die ins Adipositas-Zentrum kommen, sind eine sehr intelligente Klientel. Es sind oft ausgesprochen erfolgreiche Menschen, die in vielen Lebensbereichen alles durchziehen – nur dieser Problempunkt, ihr Gewicht, hat einen solch langen Bestand.

Würden Sie sagen, dass in der Mehrheit der Fälle das Essen ein Symptom für etwas Unbewältigtes ist, das ähnlich wie der Schmerz sozusagen ein Problem meldet?

Ja, ich muss es als Symptom sehen. Wenn Sie sich erinnern – wir haben in der Gruppe eine Übung gemacht. Die Frage war: Hat das Übergewicht für Sie auch etwas Positives? Sie als Teilnehmer waren entsetzt, weil Sie sich das nicht vorstellen konnten.

Selbst wenn ich akzeptiere, dass das Symptom eine positive Funktion haben kann: Für den Rest der Welt ist es etwas Negatives.

Dass es trotzdem sehr leidbesetzt ist, stimmt ja. Aber aus der systemischen Perspektive muss ich sagen: Vielleicht hat man es aus bestimmten Lebenssituationen entwickelt, vielleicht war es eine Überlebens- oder Bewältigungsstrategie; sonst hätte es nicht so einen langen Bestand. Ich resümiere für mich ja auch manchmal: Jetzt machst du das schon seit zehn Jahren, wie viele Leute mit Adipositas haben es denn wirklich dauerhaft geschafft, ihr Gewicht loszuwerden?

Und wie lautet die Antwort?

Es ist schlimm, ich wage es kaum zu sagen: Ich brauche keine zwei Hände, um die Fälle abzuzählen.

Eines meiner Erlebnisse in der Gruppe war, wie hartnäckig Erfahrungen, die Menschen unter Umständen vor langer Zeit hatten, ihnen in den Kleidern hängen. Es spricht für die Großartigkeit des Menschen, dass er so kompliziert ist; aber es ist auch eine hässliche Kiste, wenn man etwas korrigieren will.

Ja. Ich glaube trotzdem, dass es geht. Aber eine Korrektur braucht sehr lange. Und sie funktioniert nach einem langwierigen Prinzip des Drei-Schritte-vor-zwei-Schritte-zurück. Die Frage ist auch: Wie sieht Erfolg aus? Aus einer Gruppe habe ich die Rückmeldung bekommen, ein Dreivierteljahr nach Kursende hätten einige zwei oder drei Kilo wieder zugenommen; da sage ich: super. Nur zwei oder drei Kilo wieder zugenommen nach einem Dreivierteljahr, das ist sehr gut. Die Leute selbst erleben das nicht so. Aber dass einer fünfzig Kilo abnimmt und dieses Gewicht sein Leben lang hält, das gibt es fast gar nicht. Erfolgreich ist vielleicht doch derjenige, der fünf oder zehn Prozent Gewichtsverlust hält.

Erzählen andere Dicke auch, dass das Übergewicht einen zur Heimlichkeit zwingt?

Ja, fast alle. Einige erzählen, dieses Verhalten werde getriggert, wenn sie in Gesellschaft essen. Dann fühlen sie sich beobachtet und nehmen zum Beispiel weniger vom Büfett. Nach der Feier kommen sie nach Hause, sind unzufrieden, weil sie sich nicht satt gegessen haben, und gehen noch mal an den Kühlschrank.

Was macht ein starkes Übergewicht mit einer Partnerschaft?

Darüber wird zumindest in der Gruppe nicht viel geredet. Ich habe mit Patienten schon über sehr intime Dinge gesprochen, aber darüber weniger. Wenn die Leute sich mal öffnen, sagen sie schon: Mein Partner meint, der Sex mit mir sei für ihn gerade nicht so attraktiv, weil ich zu dick bin. Manche werden auch zu Koabhängigen; einer der Partner will immer wieder abnehmen, schafft es nicht, und dann sagt der Andere, in der Annahme, damit würde er helfen: Komm, lass uns die Schokolade rausholen. In der Gruppe einer Kollegin haben sich mal drei Frauen, nachdem sie abgenommen hatten, von ihren Männern getrennt.

Warum?

Vielleicht, weil das Fasten und das schnelle Abnehmen Bewegung und mehr Selbstbewusstsein in das System gebracht hatten, und dann konnten sie den Schritt machen und gehen. Oder sie sagten sich: Jetzt habe ich abgenommen, jetzt will ich sehen, was ich in meinem Leben sonst noch zum Besseren ändern kann.

Warum ist ausgerechnet der übergewichtige Körper ein Symptom, das einen so sehr beschäftigt?

Weil es einen immer fühlen lässt, dass es da ist; an anderen Krankheiten, die nicht so fühlbar sind, leidet man vielleicht nicht so. Und weil der Körper für die Umwelt so sichtbar ist. Mir fällt im Übrigen auf, dass viele adipöse Klienten in den E-Mails am Anfang oder im Erstgespräch oft angeben, ein Motiv, jetzt abzunehmen, sei, weil sie gerade eine Familie gegründet und jetzt ein kleines Kind hätten. Sie sagen dann, sie wollten nicht, dass ihr Kind sich schämen müsse, wenn sie es zum Beispiel von der Schule abholen und so dick sind. Und sie haben Angst, bestimmten körperlichen Anforderungen nicht gewachsen zu sein, wenn das Kind auf die Straße läuft, und sie kommen womöglich nicht rechtzeitig hinterher.

Eine der Übungen in der Gruppe ist die Erstellung einer individuellen Essbiografie. Gibt es da bemerkenswerte allgemeingültige Erkenntnisse?

Gerade bei Frauen hat das Körpergefühl, zu dick zu sein, sich recht früh manifestiert, oft sogar schon vor der Pubertät. Wenn sie sich allerdings im Nachhinein zum Beispiel auf Fotos von damals sehen, finden sie, dass da eigentlich noch alles in Ordnung und keineswegs so dramatisch war, wie sie es in Erinnerung haben. Das wird sicherlich von außen an die Kinder und Jugendlichen herangetragen. Mich haben Patientinnen mal gebeten, mir Bilder anzusehen und ihnen zu sagen, ob ich sie darauf als zu dick empfinde. Und ich sagte ihnen: nein, nicht wirklich. Aber Mütter von pummeligen Kindern sagen denen oft, sie sollten ihre Figur besser kaschieren.

Mit welchem Gefühl blicken Leute auf ihr eigenes Übergewicht?

Mit Scham und mit einem gewissen Unverständnis: Ich bin doch sonst jemand, der alles gut hinkriegt, warum diese eine Sache nicht? Die Leute schauen auch mit so einem bösen Blick aufs Essen und sagen: Ach, wenn bloß das Problem mit dem Essen nicht wäre, wäre alles gut. Aber das stimmt nicht.

Die Erwartung, wenn man nur das Gewicht verlieren würde, würde man ein anderer Mensch, ist falsch?

Ja, das sagen auch viele psychologische Autoren. Auf schlanke Zeiten zu warten hat keinen Sinn. Es ist ein Trugschluss, zu glauben, wenn morgen die gute Fee käme und gäbe einem den Wunschkörper, würde alles besser.

Als ich um die zwanzig war und mein Gewicht von über hundert auf gut siebzig Kilo verändert hatte, fühlte ich mich buchstäblich wie ein anderer Mensch.

Wenn das so ein gutes Gefühl war, wieso konnten Sie es dann nicht halten?

Wenn ich das wüsste. Ich hatte damals eine sehr intensive, lange Liebesbeziehung, die dann aber ungut endete. Und möglicherweise fing es damals an, dass das Übergewicht eine Möglichkeit war ...

... Frauen überhaupt von sich fernzuhalten.

Ja. Und mich in eine Warteschleife zu begeben bis zu dem Moment, in dem die Beziehung wieder anfangen würde. Mir fällt nämlich gerade eben auf: Das war einer der zentralen Wesenszüge dieser Beziehung – dass sie ständig aufhörte und wieder anfing. Wir waren zusammen, wir trennten uns, wir taten uns wieder zusammen, wir trennten uns. Das machte die Liebe schmerzhaft, aber auch sehr romantisch und intensiv. Wir haben uns häufiger getrennt, als Polen geteilt wurde. Und mit dem Übergewicht wollte ich mich möglicherweise vom Markt nehmen.

Falls die Frau wieder zurückkommen will. *(Sie lacht.)*

Ja. Auch wenn es nur meine eigene romantische Träumerei ist. Andererseits: Kann das wirklich sein?

Das ist schwierig zu sagen, aber unplausibel ist es nicht.

Ich denke ja, dass das Essen in meinem Leben durchaus ganz unterschiedliche Funktionen hatte und hat. Sobald ich verstanden hatte, was Essen alles kann, habe ich es eingesetzt, um über die nächste Schwierigkeit hinwegzukommen. Und dann die nächste. Dann kam die Gewohnheit dazu. Schließlich war ich über den point of no return *hinaus, an dem die Umkehr praktisch unmöglich ist.*

Hey, Huckleberry. Brief an ein nicht gezeugtes Kind

```
STATUS-REPORT:
Gewicht beim letzten Wiegen (vor sieben Wochen):
164,8 kg
Aktuelles Gewicht: (liegt nicht vor)
Veränderung: (liegt nicht vor)
```

Da bist Du also. Huckleberry. Huck.

Dass Du ein Junge bist, ist ein Zufall; Du hättest auch ein Mädchen sein können. Aber das Erste, was es von Dir gab, war eben der Name.

Weißt Du, manchmal braucht man eine Weile, bis man etwas versteht über sich oder über andere Leute. So habe ich kürzlich gemerkt, dass ich Dich vermisse, obwohl es Dich streng genommen gar nicht gibt.

Wie Leute das so machen, die zu viel Zeit auf dem Sofa verbringen, keine Kinder haben oder beides, schaue ich mir gerade zum dritten Mal meine Lieblingsfernsehserie an: *The West Wing*, über Leute, die im Weißen Haus arbeiten. Einer von ihnen schreibt die Reden für den Präsidenten und sieht so miesepetrig aus, wie man sich an Regentagen fühlt. Genau der wird Vater, und zwar von Zwillingen, einem Mädchen und einem Jungen, obwohl er gar nicht mehr damit gerechnet hat, weil er schon ziemlich alt ist. Den Jungen nennen die Mutter und er Huck.

Das hat mich an einen ganz anderen Huck erinnert, der in einem Buch vorkommt, das ich als Junge sehr oft gelesen habe und später dann auf Englisch im Studium, weil es ein berühmtes amerikanisches Buch ist. Es heißt *Die Abenteuer des Huckleberry Finn* und spielt in Amerika, vor langer Zeit, als es dort noch die Sklaverei gab. Der Huck im Buch ist dreizehn oder vierzehn. Seine Mutter ist gestorben und sein Vater ein Trinker, und Huck ist ein Streuner, der selten in die Schule geht und noch seltener in die Kirche, obwohl die Kirche schon damals in Amerika eine wichtige Sache war, und der nur ungern mit Messer und Gabel isst, der aber ziemlich schlau und okay ist.

Eines Tages reißt er aus, obwohl ich gar nicht weiß, ob man das so sagen kann, weil er nie richtig dazugehört hat zu den anderen Leuten in seiner kleinen Stadt, und er und ein Sklave namens Jim treiben auf einem Floß, das sie finden, den Mississippi hinunter, der ein ziemlich langer Fluss ist. Huck und Jim werden Freunde, obwohl einer weiß und der Andere schwarz ist und das damals in Amerika noch viel seltener vorkam als heute. Manchmal gehen die beiden auch an Land, oder Leute von dort kommen auf ihr Floß, aber die Leute, die sie treffen, sind oft von der unangenehmen Sorte.

Ich habe immer gedacht, so ist es nicht nur in dem Buch: Man muss es machen wie Huck und aufpassen, wen man auf sein Floß lässt. Wem man vertraut und mit wem man es aushält. Aber andersherum stimmt es genauso: Man muss auch das Glück haben, jemanden zu finden, den man auf dem Floß haben will. Ob dir das gelingt oder nicht, davon hängt viel ab.

Huck und Jim wollen auf ihrem Floß in die Nordstaaten von Amerika, weil es dort keine Sklaverei gibt und Jim dort niemandem mehr als Eigentum gehören würde, als ob er bloß ein Pferd oder ein Tisch wäre. Doch dazu hätten sie an einem bestimmten Punkt den Mississippi verlassen müssen, da nämlich, wo ein anderer Fluss, der Ohio, in ebendiesen Mississippi mündet. Weil es aber Nacht und nebelig ist, verpassen sie den richtigen Moment. Stattdessen treiben sie weiter Richtung Süden, den Mississippi hinunter, immer weiter in die Südstaaten und die Welt der Sklaverei hinein. Es ist, als ob man auf der Autobahn an der richtigen Ausfahrt vorbeifährt, nur schlimmer.

Ja, und so, so ähnlich ist auch mir und Dir gegangen. Ich habe Dich verpasst. Ich habe versäumt, Dich zu zeugen. Mann, ich hoffe, Du wüsstest, wenn es Dich gäbe, in Deinem Alter schon, was »zeugen« heißt. Wenn ich Dir das erklären müsste, oje. Jedenfalls, ich habe es nicht hinbekommen, dass Du auf die Welt kommst. Mit meiner Nichte habe ich vor einer Weile übers Kinderkriegen gesprochen, und da sagte sie: Dafür bist Du zu alt. Als ob sie das zu bestimmen hätte.

Da fällt mir ein: Sie wäre ja Deine Cousine gewesen! Sie ist zwölf, cool, und sie hat echt viel Energie. Es wäre interessant gewesen, zu sehen, ob Ihr beide miteinander ausgekommen wärt. Einen Cousin hättest Du übrigens auch gehabt. Der ist ebenfalls cool, nur stiller.

Aber Deine Cousine hat schon recht. Für Frauen ist das Kinderkriegen ja schwieriger, weil sie irgendwann so alt sind, dass ihr Körper es nicht mehr zulässt. Für Männer ist es einfacher, theoretisch zumindest, weil die auch noch Kinder zeugen können, wenn sie wirklich alt sind. Aber erstens müssen sie dazu eine Frau finden. Und wenn die Kinder dann da sind, können die alten Väter sie nicht mehr alleine aus dem Bettchen heben.

Okay, das war ein Witz. Stimmt aber.

Theoretisch könnte es also bei mir auch noch klappen mit dem Kinderkriegen. Aber eigentlich glaube ich nicht mehr so recht, dass wir noch eine Mutter für Dich finden.

In Deutschland reden die Leute gerade sehr viel über Kinder. Darüber, wer Kinder kriegt, wer sie kriegen sollte und wer besser nicht, darüber, wann man dafür zu jung ist und wann zu alt, darüber, wer Kinder adoptieren darf und wer nicht. Was Ärzte tun dürfen, damit manche Leute, die eigentlich keine Kinder kriegen können, es doch können. Wann man die Kinder, wenn man welche hat, in die Kinderkrippe schicken darf. Und ob überhaupt.

Ich glaube, die Leute reden einfach deshalb so viel über Kinder, weil es immer weniger davon gibt. Darüber wird nämlich auch ständig geredet: Warum die Leute immer weniger Kinder kriegen.

Aber wenn die Leute über Kinder reden, reden sie oft gar nicht wirklich über die Kinder, sondern sie reden über sich selbst. Sie machen sich Sorgen, dass zu wenige Kinder gezeugt und geboren werden – weil dann später angeblich niemand da ist, der zur Arbeit geht und den alten Leuten ihre Rente bezahlt. Oder die Leute machen sich Sorgen, dass die wenigen Kinder in der Schule nicht gut genug sind – weil die dann bloß Straßenkünstler werden statt Ingenieure und niemand mehr den alten Leuten ihren Treppenlift reparieren kann, nehme ich an.

Wenn man Kinder gekriegt hat, kann man mit denen eine Menge falsch machen, vor allem in den Augen anderer Leute. Manchmal denke ich aber, wenn man keine Kinder kriegt, muss man sich fast dafür entschuldigen, am besten bei der Frau Bundeskanzlerin direkt: Tut mir leid, das mit der Rente und dem Treppenlift.

Oh, Huck. Das ist für Dich langweilig, oder? Siehst Du, ist doch besser, dass ich Dich nicht gezeugt habe. Ich hätte Dich voll gelangweilt.

Aber keine Angst, obwohl die Sache mit dem Kinderkriegen schwierig ist: Die Sache mit den Mädchen und den Frauen hat echt was für sich. Ich kann Dir das gefahrlos sagen, weil es Dich ja gar nicht gibt. Ich habe in diesen Dingen keine wirklich gute Bilanz, aber ein bisschen was weiß ich schon auch. Zum Beispiel: Wenn ein Mädchen Dich zum ersten Mal anfasst, Dir die Hand auf die Schulter legt oder so, als wäre es unabsichtlich – dabei ist es natürlich volle Absicht. Oder woran du merkst, dass sie Dich auch mag: Wenn Du immer der Letzte bist, den sie anruft, bevor sie einschläft.

Nur mit einer Sache musst Du aufpassen: Dass Du sie nicht mehr liebst als sie Dich, jedenfalls nicht übermäßig mehr. Das ist zwar romantisch. Aber eigentlich tut es zu weh.

Was ich Dir sonst noch gerne beigebracht hätte: Dass die besten Filme die sind, die einem erzählen, was aus den Figuren wird, NACHDEM die Handlung vorbei ist, wie bei *American Graffiti*. Warum in den Sommerferien die Zeit erst so langsam vergeht und gegen Ende so schnell. Warum man manchmal das Gefühl hat, Menschen, die einem etwas bedeutet haben und die gestorben sind, würden einem über die Schulter schauen. Warum es zwei Sorten Hotels gibt, solche mit Pagen und solche ohne. Schöne deutsche Wörter – Retourkutsche, Surrogat, Daunendecke, Mütchen, Gnom.

Was ich Dir gewünscht hätte: Dass Du im Bett ein Buch liest, einschläfst und dann die Geschichte weiterträumst.

Was mich schmerzt: Dass ich mit Dir kein College aussuchen kann.

Auf jeden Fall hätte ich versucht, Dir zu ersparen, dass Du dick wirst. Wir hätten uns darüber bestimmt gestritten, weil ich Dir ständig in den Ohren gelegen hätte, dass Du irgendeinen Sport machen sollst, Fußball, Badminton, meinetwegen Ausdruckstanz, irgendwas, und nicht so oft zu »McDonald's« gehen darfst, obwohl Du doch gewusst hättest, wie oft ich selbst hingehe. Aber dick zu sein, ich könnte ein Buch darüber schreiben, ist wirklich nicht gut. Wenn Du zu dick bist, gucken Dich alle an, als hättest du ein Huhn auf dem Kopf, so hat ein dickes Kind darüber mal gesagt. Es ist, als ob Du Dein Leben verbringen müsstest, indem Du nur auf einem Bein stehst.

Huck, ich will Dich aber auch nicht anlügen, und ich will es nicht übertreiben. Denn ich denke nicht ständig an Dich oder auch nur oft. Ich warte nicht mit angehaltenem Atem darauf, dass in meinem Leben eine Familie erscheint. Das ist auch Teil des Problems.

Manchmal aber erlebe ich doch Momente, in denen Du mir mehr fehlst als sonst. Zum Beispiel ging es mir so, nachdem ich mit meinem Neffen über das Ende von *Inception* geredet hatte, und ich glaube, nachdem er es mir erklärt hat, verstehe ich es endlich. Ist trotzdem kein guter Film, da kann er erklären, was er will. Oder es geht mir so, wenn ich sehe, wie meine Schwester morgens eine Kiwi in kleine Stücke schneidet und an ihre Kinder verfüttert, als wären sie Vogelbabys im Nest, die ihre Hälse danach recken und strecken.

Ich weiß nicht, wie Eltern das machen: verantwortlich zu sein für jemand Anderen. Wenn man Fehler macht, dafür aber nur selbst geradestehen muss, ist das schon schwer genug. Aber wenn Du siehst, Dein Kind tut sich schwer, und das ist womöglich Deine Schuld, ist das übel. Vielleicht hatte ich Angst, ich würde Dich verpfuschen. Oder Du würdest anders, als ich mir Dich vorstelle, und ich liebe Dich nicht genug.

Früher dachte ich: Wenn man nicht richtig erwachsen ist, kann man keine Kinder kriegen. Ich improvisiere selbst noch so viel, das geht doch nicht, wenn man ein Kind hat. Vielleicht ist es aber umgekehrt: Kinderkriegen hilft beim Erwachsenwerden. Ich kann es bezeugen, ohne Kind fehlt Dir was. Als hätte Dein Leben eine Dimension weniger. Langweiliger ist es sowieso.

Vielleicht stört mich jetzt auch nur, dass ich denke, wenn ich mal sterbe, stirbt auch alles, was ich je wusste, und es wäre doch schön, es stattdessen jemandem weiterzugeben. Aber das hat mehr mit mir als mit Dir zu tun. Und so ein Egoist soll Dein Vater sein?

Vielleicht erzähle ich Dir irgendwann auch etwas über die Frau, die beinahe Deine Mutter geworden wäre. Hätte es Dich gegeben, Du hättest bestimmt ihre blauen Augen.

Oder worüber würdest Du gerne reden?

Woche 50:

Rumpsteak. Abschied von der Gruppe

STATUS-REPORT:
Gewicht beim letzten Wiegen (vor acht Wochen):
164,8 kg
Aktuelles Gewicht: 171,8 kg
Veränderung: +7,0 kg

Jetzt haben wir Dicken erst einmal Abschied genommen voneinander. Die sieben oder acht Leute, die von den ursprünglich sechzehn Teilnehmern der Abnehmgruppe am Ende unseres gemeinsamen Jahres noch übrig waren, trafen sich zu einer letzten Runde; die Psychologin aus dem Programm nahmen wir mit. Wir feierten das Ende unserer Zeit zusammen, passenderweise, indem wir – essen gingen.

Natürlich ist »ironisch« dafür noch ein zu schwaches Wort. Man stelle sich vor, eine Ortsgruppe der Anonymen Alkoholiker beginge ihr erstes trockenes Jahr mit einer Weinprobe. »Für mich bitte nur ein kleines Glas!« Die Wahl des Lokals für unseren Abschied war ebenfalls, wie soll ich sagen, kontraintuitiv. Es hätte gut »Zum Goldenen Herzinfarkt« heißen können. Ein Blick auf die Speisekarte: Schweinshaxe mit Sauerkraut und Bauernbrot; Flammkuchen mit Schinken und Schmand; Schlachtplatte mit Sauerkraut und Püree (Blut- und Leberwurst, Kammrippchen, Leberknödel, Schweinebauch). Bloß gut, dass die schnuckelige Ernährungsberaterin nicht dabei saß, weil sie auf einer Weiterbildung war; ihren Blick hätte ich kaum ertragen. Immerhin vermieden wir die ganz harten Gerichte, der

Salatteller mit Putenbrust war populär an unserem Tisch, wir tranken viel Mineralwasser statt Limonaden.

Aßen wir Dicken in Gesellschaft anderer Dicker damit so, wie sonst Normalgewichtige in unserer Gegenwart essen? Die nämlich nehmen, wie ein Experiment der neuseeländischen Sozialpsychologin Lucy Johnston von 2002 nahelegt, unbewusst weniger zu sich, wenn sie einen von uns in einem Restaurant sehen. Johnson bat achtundvierzig normalgewichtige weibliche Testpersonen zu einem angeblichen Eis-Geschmackstest. Neben den Teilnehmerinnen saß jeweils eine Helferin Johnstons und aß mit, bei einer Hälfte der Gruppe mit kräftigem Appetit, bei der anderen mit gezügeltem. War die Helferin schlank (BMI: 24), passten die Testpersonen ihre jeweilige eigene Essensmenge der Menge an, welche die Helferin vorgab – ein Phänomen, das in der Psychologie als »Mimikry« bekannt und hinreichend als mächtiger Effekt belegt ist. War die Helferin dagegen adipös (BMI: 35), aßen die Testpersonen ausnahmslos weniger – ob die Fettleibige nun viel oder wenig aß.

Als eine aus der Abnehmgruppe den Kellner fragte, ob das Rumpsteak gebraten oder gegrillt werde, dachte ich einerseits: Mensch, wir haben es jetzt drauf, auch wenn es bisweilen nervt, umständlich ist, hochgezogene Augenbrauen provoziert. Wir haben was gelernt. Und andererseits dachte ich: So wird das jetzt also sein – ständige Kontrolle. Selbstüberwachung. Ein Leben wie mit angezogener Handbremse.

Mir wird dieses Bremsverhalten noch unmittelbarer abverlangt als meinen Gefährten. Ich habe mich jetzt zum ersten Mal wieder auf die Waage gestellt und weiß nun offiziell, dass ich in jeder der vergangenen acht Wochen fast ein Kilo zugenommen habe. Mir war schon klar, warum ich das Wiegen gemieden habe. Bei mir geht der Schlussspurt des ersten Programmjahres im Adipositas-Zentrum ja mehr oder weniger nahtlos in den Beginn des zweiten über; auch wenn das leicht irregulär ist, lässt sich mit den Fastenbeuteln, die jetzt in meinem Leben wieder anstehen, noch etwas reißen, was die Bilanz der zweiundfünfzig Wochen aufhübscht.

Am Ende des Abends umarmten wir einander. Ich bin nicht der enthusiastischste Umarmer; vielleicht bringt das der Körperumfang mit sich, an den man bei so einer Umarmung unweigerlich erinnert wird, wenn man ihn vorher fast hat vergessen können. Dabei sehen wir einander in drei Wochen doch schon wieder: Mit der Therapeutin haben wir vereinbart, uns einmal monatlich in ihrer Praxis zu treffen, zur »Nachsorge«. (Klingt, als hätten wir Krebs überstanden, oder?)

Es ist ein Symptom einer gewissen Verunsicherung: So ganz trauen wir uns selbst noch nicht über den Weg. Das geht sogar denen so, von denen ich sagen würde, dass sie jetzt, nach fünfzehn oder zwanzig verlorenen Kilo, kein Gewichtsproblem mehr haben, sondern höchstens noch ein wenig mollig sind. Als die Psychologin in unserer letzten regulären Sitzung fragte, wo wir uns auf einer Skala von 1 bis maximal 10 einordnen würden, was unsere Zufriedenheit und unser Zutrauen in unsere zukünftige Standhaftigkeit betrifft, sahen sich die meisten zwischen 5 und 6.

Die Therapeutin hatte zur Sitzung auch jene Karteikärtchen mitgebracht, auf die sie uns vor fast einem Jahr notieren ließ, wie viel Gewichtsverlust wir von dem Abnehmprogramm erwarteten, und was wir uns überhaupt so wünschten. Ich hatte mir vierzig Kilo Gewichtsverlust erhofft, und wir wissen ja, wie das bisher ausgegangen ist. Bei den Wünschen steht auf meinem Zettel unter anderem: »Überleben.«

Woche 51:

Lauf, Forrest, lauf! Ein Besuch vom Ratgeberonkel

```
Status-Report:
Gewicht in Vorwoche: 171,8 kg
Aktuelles Gewicht: (Liegt nicht vor)
Veränderung: (liegt nicht vor)
```

Ich wollte mit diesem Unsinn nicht so weitermachen.

– Bill Clinton

Vor einiger Zeit fragte mich ein Kollege:»Sie sind doch ein intelligenter Mensch, wieso haben Sie gebraucht, bis Sie über vierzig waren, um dauerhaft etwas gegen Ihr massives Übergewicht zu unternehmen?« (Okay, wörtlich sagte er grinsend:»Sie sind doch ein intelligenter Mensch, wenn auch weniger intelligent, als Sie glauben«, aber so reden wir eben miteinander, wir Männer.)

Ich konnte ihm nur entgegnen:»Intelligenz hilft nicht, wenn ein Problem tief in einem drinsteckt.« Und überlegen Sie mal, wie oft Sie sich selbst in die Tasche lügen; wie oft Sie wissen, dass Sie etwas Schädliches und Dummes tun, und Sie tun es trotzdem, jahrelang, weil es bequemer ist und weniger wehtut.

Sicher, ich habe lange gebraucht, bis ich das Problem anging, und einen uneingeschränkten Erfolg würde ich auch diesen jüngsten Versuch nicht nennen. Das ist unter anderem der Grund dafür, dass ich mich mit missionarischen Botschaften zurückhalte. Wie käme ich dazu, andere belehren zu wollen? Vielleicht aber sollte ich meine Regel an dieser Stelle brechen, denn vielleicht können Sie aus meiner Erfahrung doch etwas mitnehmen.

Wenn Sie also ein Problem haben mit Ihrem Gewicht – acht, zehn Kilo zu viel, vielleicht auch fünfzehn oder zwanzig –, tun Sie was dagegen! Jetzt. Nehmen Sie diesen einen Rat von mir an. Warten Sie nicht, bis das Problem größer und seine Lösung wie bei mir zu einem Problem der Stalingrad-Klasse geworden ist, aus dem Sie nicht mehr oder nur unter sehr großen Mühen herauskommen. Ich muss eigentlich noch mal fünfundzwanzig Kilo abnehmen und dann noch mal fünfundzwanzig, bis meine Ärzte mit mir zufrieden sein könnten. Vermeiden Sie, dass es bei Ihnen so weit kommt. Seien Sie auch nicht zu stolz dafür, sich professionelle Hilfe zu holen, wenn Sie es allein nicht schaffen und Sie für Alleingänge auch schon zu schwer sind. Es ist nichts Ehrenrühriges daran, wenn man sich helfen lässt.

Wichtig allerdings ist auch: Lassen Sie sich nicht verrückt machen. Lassen Sie nicht zu, dass Ihr Problem pathologisiert und dramatisiert wird. Oder dass Ihr Partner Ihnen ständig Druck macht, nur weil er oder sie Sie sich fünf Kilo schlanker wünscht. Finden Sie Ihre eigene Geschwindigkeit, Ihren eigenen Weg, Ihre eigene Motivation.

Wenn Sie noch einigermaßen gesund sind, ohne schmerzende Knie und dergleichen, hätte ich einen Vorschlag für Sie: Vergessen Sie das Kalorienzählen, obwohl das nicht falsch ist, vergessen Sie die Pulver aus der Apotheke. Kaufen Sie sich stattdessen ein Paar gute Laufschuhe, die dürfen was kosten, weil Sie sich ja nicht verletzen sollen, aber viel mehr brauchen Sie nicht. Fragen Sie noch Ihren Arzt, ob er Einwände hat. Dann laufen Sie los. Zwei, drei Mal die Woche eine halbe Stunde. Dehnen nicht vergessen.

Ich weiß, Sie finden, Sie sehen doof aus, wie Sie da so untrainiert ihre Bahn ziehen, also suchen Sie sich eine Zeit, zu der kaum andere unterwegs sind, oder eine Strecke, auf der man Sie nicht bemerkt. Ich bin oft nachts auf dem Fahrradweg entlang einer Bundesstraße gelaufen, der beleuchtet war; die Einzigen, die mich sahen, waren ein paar Autofahrer.

Ich weiß auch, Sie schwitzen schnell, also laufen Sie ins Frühjahr hinein; bis der Sommer kommt, sind Sie fitter. Dass Sie erst mal langsam sind, macht nichts. Wichtig ist: Bleiben Sie dran! Laufen Sie dreißig Minuten so, dass Sie gerade noch reden können, das ist besser als zehn Minuten bis zur Atemlosigkeit. So werden Sie auch mehr Fett los.

Oh ja, und das Essen? Hören Sie darauf, was Ihr Körper Ihnen sagt, er wird mitteilen, was er braucht. Sie werden lernen, das von den Gelüsten zu unterscheiden. Zur Sicherheit vermeiden Sie Süßes sowie alles, was man aus Styroportellern oder im Stehen isst. Und falls Sie doch einer Fressattacke erliegen – machen Sie kein Drama draus, das laufen Sie auch wieder runter.

In drei Monaten werden Sie nicht nur weniger wiegen; Ihr Körper wird einfach besser aussehen. Sie sind klarer im Kopf, entspannter, eine Freude für sich selbst und Ihre Umgebung. Wenn Sie dranbleiben, werden Sie fit. Sie werden erleben können, wie es ist, wenn auf den letzten paar hundert Metern Ihrer Fünfundvierzig-Minuten-Strecke die Hormone ins Blut einschießen und Barbra Streisand in Ihrem Kopfhörer *Somewhere* aus der *West Side Story* singt.

Es ist für diese Art der Selbstrettung nie zu früh, wie im Übrigen auch nie zu spät. Nehmen Sie sich ein Beispiel an Bill Clinton – und wir wollen mal hoffen, dass er nicht gestorben ist zwischen dem Moment, in dem ich das hier schreibe, und dem Augenblick, in dem Sie es lesen. Clinton kämpfte lange mit seinem Gewicht. Er war dafür berüchtigt, Barbecue und Fast Food – wie Amerikaner sagen – »einzuatmen«, und war Stammkunde bei den Burger-Bratern. Als die kleine Chelsea Clinton im Kindergarten gefragt wurde, was ihr Vater beruflich mache, antwortete sie, er arbeite bei »McDonald's«. Fettes Essen spielte auch nicht zufällig eine zentrale Rolle in den frühen Tagen der Lewinsky-Affäre: »Sir, das Mädchen ist da mit der Pizza«, ließ Betty Currie, Sekretärin des Präsidenten, am 17. November 1995 ihren Chef wissen, kurz bevor es zu dem kam, was der spätere Untersuchungsbericht eine »sexuelle Begegnung« nannte.

Nach seiner Zeit im Weißen Haus verlor Clinton mit einer Trenddiät, die auf gesunde Kohlenhydrate und ungesättigte Fette setzt, und der Hilfe eines mysteriösen »Deutschen«, mit dem er trainierte, fünfzehn Kilo. 2004 hatte er, der durch die Familie seiner Mutter bei Herzproblemen vorbelastet ist, heftige gesundheitliche Probleme, bekam einen Bypass. 2010 folgte ein weiterer Eingriff, er bekam zwei Stents gesetzt. Man las über ihn, er sei Veganer geworden, und er verlor noch einmal gut zehn Kilo. Als er 2012 beim Parteitag Barack Obama als Kandidaten ihrer beider Partei nominierte, stahl er dem Nachfolger glatt die Show, so frisch sah er aus – mit fünfundsechzig.

Nun müssen Sie nicht gleich Veganer werden wie der Expräsident. Außerdem wäre Clinton nicht Clinton, wenn er bei genauerem Hinsehen nicht gelegentlich die Regeln bräche und nicht doch »ein bisschen Fisch« oder ein Omelett äße; die Veganerverbände zeigen sich von dem prominenten Konvertiten dennoch begeistert. Ob der Veganer-Lebensstil wirklich rundum gesund ist, darüber streiten Experten auch noch. Aber bewusster essen und dem überflüssigen Gewicht einfach davonlaufen, das können Sie auch. Bringen Sie sich in Sicherheit.

Woche 52:
Hello, darkness, my old friend. Am Ende eines Jahres

STATUS-REPORT:
Gewicht beim letzten Wiegen (vor zwei Wochen):
171,8 kg
Aktuelles Gewicht: 169,4 kg
Veränderung: -2,4 kg
Veränderung insgesamt: -16,0 kg

Was würden Sie sagen – wodurch wird man ein Erwachsener? Was sind die entscheidenden Übergangsriten? Dass man Auto fahren darf? Eine eigene Wohnung bezieht? Voll deliktfähig ist? Dass man in den Deutschen Bundestag gewählt werden kann? Schmutzige Filme ansehen darf?

Ich denke, es ist dies: Dass man die Herrschaft über einen eigenen Kühlschrank hat. Und die Herrschaft über den eigenen Appetit VOR diesem Kühlschrank. Alles andere sind Formalitäten.

Nun, eine Heldenreise ist dieses Jahr für mich nicht geworden. Das wissen Sie jetzt, denn Sie haben meine Lebensbahn in dieser Zeit näher verfolgt als in vielen Fällen meine Familie.

Am Ende der zweiundfünfzig Wochen kann ich leider mit keinem dieser plastischen Vorher-nachher-Fotos dienen, wie man sie aus Werbebroschüren und Zeitschriften kennt – Bilder, auf denen der ehemals Dicke noch einmal in eine seiner alten zirkuszeltgroßen Hosen schlüpft und, das gute Stück am Gürtel in seiner ganzen Weite festhaltend, vorführt: Soooo viel dicker war ich damals! Ist es denn zu glauben?

Ich selbst könnte noch weitere zwanzig oder dreißig Kilo abnehmen, ohne dass jemand mich für schlank hielte. Um es so zu sagen: Wenn ich von heute auf morgen mein Körpergewicht halbieren würde, irgendwie, geheimnisvollerweise – ich würde nicht verschwinden; nein, ich wäre noch da, und ich sähe aus wie ein – nun ja – vermutlich ziemlich überraschter schlanker Kerl. Martin aus meiner Gruppe sagte irgendwann zu mir: »Du hast ja gar kein Happy End für dein Buch.« Da hat er leider recht. Vierzig Kilo Verlust sollten es in diesem Jahr werden, nicht mal zwanzig sind es geworden.

Zwischendurch sah es ganz gut aus, in der Spitze hatte ich siebenundzwanzig Kilo abgeworfen. Nur bin ich in der zweiten Hälfte des Programms ziemlich ins Stolpern gekommen. Wieso? Vielleicht, weil ich gesehen habe, dass die Wegstrecke, die vor mir liegt, noch so lang ist. Vielleicht waren die Hosen in den kleineren Größen, die ich mit einem Mal wieder anziehen konnte, die aufmunternden Worte der Hausmeistergattin oder die Anerkennung der Kollegen nicht genug Veränderung, um mir Durchhaltevermögen zu verschaffen.

Die Fachwelt spricht in solchen Fällen von »ungünstigen Kontingenzverhältnissen«: Man bringt heute ein Opfer, muss auf die Belohnung dafür aber lange warten. Nicht nur Kinder, für die die Zukunft kein Konzept ist, mit dem sie etwas anzufangen wüssten, haben damit ihre Schwierigkeiten. Der Abnehmkurs glich dem Versuch, auf einer Fünfzig-Cent-Münze ein Leben zu wenden. An dieser hochgesteckten Erwartung bin ich gescheitert.

In den letzten beiden Wochen habe ich unter Aufbietung aller Kräfte doch noch einmal abgenommen; fragen Sie lieber nicht, wie genau. Und ich bin trotzdem noch immer bei etwa 170 Kilogramm Lebendgewicht.

Der Vollständigkeit halber folgt hier nun der Rest des medizinischen Bulletins: Mein Taillenumfang misst jetzt 141 Zentimeter. Im Vergleich zum Beginn der Mission: reduziert. Die Hüfte:

141 Zentimeter – zugelegt. Meine Blutwerte: besser als beim Start, auch wenn der Zuckerwert längere Zeit unterhalb der Schwelle zum Diabetes lag. Jetzt ist er wieder im Grenzbereich. Die Bilanz ist also – das Wortspiel ist nicht beabsichtigt – mager. Die Redakteurin, die meine Kolumne in der Zeitung betreut hat, eine studierte Medizinerin, fand gelegentlich, ich ginge mit mir selbst zu hart ins Gericht. Okay, Frau Doktor, versuchen wir es anders zu sehen: Ein Anfang ist immerhin gemacht. Deshalb bin ich jetzt für ein weiteres Jahr im Adipositas-Zentrum gebucht. Es geht wieder los. Nicht von vorne. Aber von Neuem.

Das Auf und Ab meines Gewichts stimmt mich nicht glücklich, aber die Generalrichtung stimmt. Die Wölbung meines Bauches beginnt heute nicht mehr unmittelbar unterhalb meines Brustbeins, stattdessen findet sich dort jetzt eine kleine Einbuchtung, eine Art ertastbarer Diätgewinn. (Die Redakteurin belehrt mich, ich hätte offenbar meine Magengrube ertastet, und das sei keine große Sache. Na wenn schon, für mich ist es eine neue, aufregende Bekanntschaft.)

Was sich noch verändert hat: Wie schon zur Halbzeit des Kurses komme ich die Treppen zu meiner Wohnung im vierten Stock weiter ohne Zwischenstopp hoch. Auch den nahen Supermarkt erreiche ich ordentlich. Und ich habe vor dem Einschlafen viel seltener Angst, den Morgen nicht zu erleben.

Doch noch immer bin ich nicht in der Lage, Lebensmittel ausschließlich als das zu betrachten, was sie zunächst einmal sind: Brennstoff. Ob Gandhi, der wiederholt mit Hungerstreiks für seine politischen Ziele kämpfte, wohl eine asketische Übung hatte, in der es darauf ankam, Essen anzusehen und – NICHTS zu empfinden? Vielleicht greift ja doch irgendwann, was die schnuckelige Ernährungsberaterin uns beigebracht hat.

Ziemlich zum Ende seiner *Einführung Ernährungspsychologie* hält Christoph Klotter fest, bei der Adipositas-Behandlung handele es sich »vermutlich um einen lebenslangen Prozess. Sie kann nicht eingeteilt werden in die Zeit vor der Behandlung, während der Behandlung und nach der Behandlung. Die Behandlung ist eine fortdauernde … Die Adipösen hoffen, sich vier Wochen quälen zu müssen, um dann aller Sorgen ledig zu sein und wieder zu ihrer alten Lebensweise zurückkehren zu können. Genau diese Idee der Rückkehr ist der Trugschluss.« Ich selbst bin wenigstens diesem letzteren Trugschluss nicht aufgesessen – ausnahmsweise nicht. Das Übergewicht ist, wie Hamlet es vielleicht ausdrücken würde, meines Fleisches Erbteil. Ein »Lebensthema« werde es für mich sein, sagte unsere Gruppentherapeutin im Einführungsgespräch zu mir, und das gab meiner jahrzehntelangen eigenen Erfahrung nur einen treffenden Namen. Sicher, wenn mir denn unbedingt ein Lebensthema zugeteilt werden musste, wäre es mir bedeutend lieber, es wäre irgendwas anderes: Ich wäre mit einem zu großen Erbe geboren zum Beispiel, oder ich müsste mich ständig der Aufmerksamkeit von Frauen erwehren, die nicht nur über einen lebhaften Intellekt verfügen, sondern auch über die Fähigkeit, meinen Namen so auszusprechen, dass mir ganz anders wird.

Aber ich erkenne auch, dass die vergangenen zweiundfünfzig Wochen für mich eine Suche waren. Thomas Wolfe hat zwar recht, es führt kein Weg zurück. Doch habe ich bemerkt, dass ich, wenn ich zufällig in der Gegend war, während dieses Jahres Orte aufsuchte, die in meiner Biografie wesentlich waren – einen Parkplatz oder eine Brücke –, als versuchte ich, einen Faden wiederaufzunehmen, einen Anschluss wiederherzustellen, etwas zu bergen, das ich verloren hatte. Gelernt habe ich dabei, wie rapide sich deutsche Städte heute verändern. Und ein Bedauern habe ich gespürt: Schade, dass die Orte, an denen wir waren, nicht mehr von uns wissen.

Danach bin ich zunächst versucht zu sagen: Wo die Gründe für meinen langen Marsch in die Adipositas liegen, ist mir weiter so rätselhaft wie die Frage, wovon eigentlich in Meat Loafs Song *I'd Do Anything for Love (But I Won't Do That)* die Rede ist. »I won't do that« – WAS würdest du für die Liebe nicht tun, Fleischklops?

Doch Moment, beides trifft nicht zu. Eine schnelle Internetrecherche ergibt, dass sowohl Sänger Meat Loaf als auch Komponist Jim Steinman darauf bestehen, der Text sei an dieser Stelle doch sehr eindeutig. Ja, möglich, Männer – falls man über einen Master-Abschluss in Englischer Philologie verfügt.

Und was meine Essbiografie betrifft, so bin ich mir heute in Wahrheit weniger ein Rätsel als zu Beginn meiner Mission. Ich habe erkannt, wie tief der falsche Hunger in mir steckt. Er begleitet mich seit meiner Teenager-Zeit. Er hat sich verändert, dieser Formwandler, dieser Mutant, er hat sich mir angepasst, je nachdem, was ich gerade brauchte. Ich war Abwehresser, und ich war Sehnsuchtsesser. Am Ende einer langen Entwicklung war das Essen für mich zum Ganzkörpertrostpflaster geworden. Und ich hatte mich daran gewöhnt, mich damit arrangiert.

Wie sagt der kleine, dickliche George Costanza aus der Serie *Seinfeld* so falsch-elend, dass man fast ohne schlechtes Gewissen darüber lacht: »I crave all the time, constant craving.« »Ich habe immerzu Verlangen.« Die deutschen Synchronisierer haben aus dem »craving« das »Verlangen« gemacht, aber eigentlich meint George: Gelüste. Die hat er. Ständige Gelüste.

Ich habe meinen Dämonen ins Gesicht geblickt und weiß, zumindest theoretisch, wie ich sie in die Schranken weisen kann. Ich verstehe mein Schicksal heute besser, selbst wenn ich dadurch nur geringfügig dünner geworden bin. Und ich habe gesehen, dass es anderen genauso geht. Zugegeben, ich habe auch gesehen, dass andere nicht eine ganz so große Last mit sich herumschleppen, aber was hilft das.

Vermutlich hat mein bester Kumpel Markus recht, der sagt, ich bräuchte keinen Idealkörper, nur einen einsatzfähigen. Ich will aber nicht unterschlagen, dass ich diesen Körper weiterhin einer beträchtlichen Belastung aussetze und dass das nach wie vor höchst bedenklich ist. Ohne Zweifel bin ich, wie der zum Veganer gewordene Bill Clinton einst über sich sagte, »ein Hochrisiko-Mensch«. Ich mag mein Verhalten nach den zweiundfünfzig Wochen besser durchschauen, aber seine Folgen können mich immer noch vor der Zeit umbringen. Deshalb kann an dieser Stelle auch nicht Schluss sein mit dem Ringen ums Abnehmen. Jedes Kilo weniger verbessert meine Chancen, so noch mal Clinton, »auf das langfristige Überleben«. Aus diesem Grund wird die Auseinandersetzung mit meinem Körper in meiner Existenz eine Konstante bleiben, der ich nicht entrinnen kann, so wenig wie der Schwerkraft oder den Steuern. *Hello, darkness, my old friend.*

Und nun?

Ein Cary Grant wird aus mir kaum mehr werden, auch nicht der Elvis des Fernseh-Comebacks von 1968, der in seinem eng anliegenden Lederanzug *One Night With You* röhrte und aussah wie ein schlaksiger junger Gott von dreiunddreißig. Es war eine erste Wiedergeburt nach einem Jahrzehnt, in dem er sein Talent zum Ausverkauf freigegeben hatte; für eine zweite fehlte ihm später die Kraft. So ein Comeback ist ohnehin eine ungewisse Sache, wie ich jetzt gelernt habe.

Eine weitere entscheidende Lehre, die ich aus dem vergangenen Jahr mitnehme, ist diese: Den oft abschätzigen Blick von anderen auf mich, den Dicken, habe ich zu oft zu meinem eigenen gemacht. Ich habe mir selbst gesagt: Du darfst dich im Leben anderer Menschen nie zu lange aufhalten. Du bist für sie besser nur ein Besucher, vielleicht einer, der gelegentlich mit einer witzigen Bemerkung eine Szene stiehlt, aber sonst: ein Durchreisender.

Das muss aufhören. Denn zu glauben, das wahre Leben beginne erst, wenn man abgenommen hat, heißt, es sich selbst zu verkürzen. So wie das Abnehmen kein Allheilmittel für alles ist, woran man krankt. Zugegeben, es gibt existenzielle Gesetze, die mächtig gegen uns Dicke arbeiten und die man nicht wird aushebeln können. Müssen wir uns ihnen aber auch nach innen unterwerfen? Auch das darf ich nicht glauben. Möge die wahre Waage mit uns sein.

Epilog:

Ein Wiedersehen mit der Gruppe.
Und ein Klassentreffen

Zeitsprung. Gut anderthalb Jahre sind inzwischen vergangen: Zeit, bei den Leuten aus meiner Gruppe nachzuhören, wie es ihnen geht.

***

Die Topnachricht: Die schnuckelige Ernährungsberaterin hat geheiratet.

***

Jochen, der Tierarzt, hat wieder zugenommen und ist jetzt bei einem Körpergewicht von 112 Kilo. Er ist trotzdem noch immer ein Bild der Vitalität. Die vielfältigen Verpflichtungen, die an ihm zerren, hat er reduziert: »Aber das Essen ist nach wie vor eine große Versuchung.« Er sieht sich auf dem besten Weg zurück zu 120 Kilo. Auch dann wird er noch immer ein Bild der Vitalität sein, denke ich.

***

Martin, der Mann aus dem öffentlichen Dienst, dem es so wichtig war, »u-hu« zu sein, unter hundert Kilo, ist bei 105. Also hat er 14,5 Kilo Verlust aus dem Kurs verteidigt. Aber richtig glücklich und zufrieden ist er damit nicht: »Ich weiß jetzt, ich kann abnehmen. Aber durch unkluges Verhalten bin ich wieder in einer Gewichtsregion, in der ich denke: Verdammt, du kommst nicht mehr zurück. Jetzt muss ich mich jeden Tag wieder so intensiv mit dem Thema ›Essen oder nicht essen?‹ beschäftigen, dass es mich ankotzt.«

Das Essen als Kompensationsmittel komplett auszuschalten schafft er nicht. Zeitweise läuft es ganz gut:»Doch sobald ich nicht achtsam mit mir umgehe, falle ich in alte Muster zurück. Ich bin aber auch stolz, dass ich nicht wieder bei meinem maximalen Gewicht bin und den Level von 105 seit geraumer Zeit halte. Ich ärgere mich nur, wenn meine Frau das nicht ein wenig anerkennt und es sogar als Versagen auslegt. Ein über Jahrzehnte hinweg antrainiertes Verhalten lässt sich nicht in zwei oder drei Jahren gänzlich umkrempeln.«

Eine gesunde Gewohnheit, die er beibehalten hat: Sonntags holt er die Brötchen weiterhin mit dem Fahrrad. Früher nahm er noch zwei Croissants mit, eines für seine Frau, eines für sich; heute teilen sie sich eines.

***

Bei Saskia, der Frau, die sich so über ihr neues Körpergefühl gefreut hatte, zögere ich zunächst, über ihr aktuelles Gewicht zu reden. Manchmal denke ich, wir fetischisieren diese Zahl zu sehr. Andererseits: Wir sind die Abnehmer, da erscheint sie einfach als Anfang und Ende von Allem.

Saskias niedrigstes Gewicht während unseres gemeinsamen Jahres im Adipositas-Programm waren 79 Kilo. In der zweiten Hälfte der Mission hatte sie so ihre Schwierigkeiten; am Ende wog sie 85.

Wo sie jetzt stehe, will ich von ihr wissen.

»Muss ich dir das verraten?«, fragt sie.

»Ja, bitte.«

»Bleibt das unter uns?«, fragt sie und grinst.

»Klar«, grinse ich zurück.»Fast«, füge ich hinzu.

»Im Prinzip stehe ich bei 93, und das ist scheiße.«

»Aber du bist von ursprünglich 125 gekommen, damals, als

du das Programm zum ersten Mal unternommen hast!«, wende ich ein. »Da ist 93 doch sehr, sehr gut!«

»Ja, gerade deswegen« gibt sie zurück. »Wenn du das Gefühl mal hattest, wie das war, 79, 80 Kilo zu haben – das war toll. Man kann es gar nicht beschreiben. Ich habe mich jung gefühlt, ich habe mich sexy gefühlt. Glücklicher, freier. Es war ein High.« Und danach, was ist passiert? »Du gibst dem einen Kilo nach, dann dem nächsten. Es kommen Urlaube, es kommt die Langeweile, und dann kriege ich das Essen nicht in den Griff. Ich halte es nicht über längere Zeit durch.«

Ihre Schwester hat sich schon vor geraumer Zeit ein Magenband legen lassen, und der Erfolg ist »gigantisch«, so Saskia. 75 Kilo habe sie verloren – diese aber mit heftigen Nebenwirkungen bezahlt. Jetzt sei sie zwar schlank, und das sei toll, »aber ihre Probleme sind nicht weniger geworden. Trotzdem bin ich neidisch. Ich war immer die Dünnere, jetzt ist es umgekehrt, daran knabbere ich schon. Vielleicht ist das der Grund, warum ich wieder zugenommen habe, ich weiß es nicht.«

In der Abnehmgruppe hat Saskia mal erzählt, vor einer Party habe sie ein Kleid anprobiert, obwohl sie wusste, dass es nicht passen würde. So quält sie sich auch jetzt: »Ich könnte glücklich sein. Ich habe einen Mann, wir verstehen uns, wir haben beide Arbeit, haben drei Kinder, die gesund sind, wir haben ein Haus, wir haben Spaß, haben Freunde, reisen viel, und trotzdem ist da so eine Grundunzufriedenheit.«

Auch bei ihrer Erfahrung mit den Ausmaßen ihres Körpers sieht sie vor allem, was sie nicht geschafft hat, statt sich darüber zu freuen, was ihr geglückt ist: »Ich habe mir geschworen, das neue Gewicht zu halten, und daran bin ich gescheitert. Das blockiert mich in vielem.«

***

Wenn Tessa, die Frau aus dem mittleren Management, heute zum Aquafitness-Kurs geht, dann nicht mehr nur als Teilnehmerin. Fünf Mal die Woche ist sie »im Wasser«, wie sie sagt; vier Mal davon aber als Trainerin. Eines Tages hat man sie gefragt, ob sie sich das vorstellen könne. Tessa konnte. Es war für sie, die als Teenager sozusagen aus dem Wasser kam, auch eine Rückkehr.

Wie sie so auf dem Sofa sitzt in ihrem modernen Einfamilienhaus in ihrem Vorort, wirkt sie entspannter als in unseren gemeinsamen Zeiten im Kurs. »Früher habe ich bis zu siebzig Stunden in der Woche gearbeitet, jetzt habe ich den Sport als Ausgleich.«

Die unvermeidliche Frage: Was wiegt sie?

»86, und das darf nicht mehr werden. Ideal wären 80. Dafür muss ich aber auch was tun.«

Sie versucht sich gesund zu ernähren, wie sie es im Zentrum gelernt hat, auch wenn sie die Regelmäßigkeit aus dem Adipositas-Programm – drei Mahlzeiten täglich, alle vier bis fünf Stunden – oft nicht hinbekommt.

»Ich liebe meinen Körper immer noch nicht«, berichtet sie. »Ob ich jetzt 65 Kilo wiege oder 105, ich werde das wahrscheinlich nie lernen. Aber ich habe gelernt, dass ich, wenn ich mich zurechtmache und ordentlich schminke, eine hübsche Person bin.«

»Das sage ich doch«, entgegne ich.

»Ja, ich sehe mich eben immer schlechter, als andere mich wahrnehmen. Als mein Mann und ich letztes Mal zum Oktoberfest gehen wollten, dachte ich, lieber nicht, weil ich das Dirndl anprobiert hatte und mir vorgekommen war wie eine Presswurst.« Ihr Mann aber sagte: Du siehst gut aus. »Also bin ich doch gegangen – und habe nur Komplimente bekommen. In solchen Situationen denke ich: So schlimm kann es also nicht sein. Das muss ich lernen.«

Den »Angels Landing Trail« übrigens aus ihrem persönlichen Buch der Dinge, die sie schaffen möchte, ist sie gerade erst im Urlaub gelaufen: 8,7 Kilometer lang hin und zurück. Der Halbmarathon steht nach wie vor auf ihrer Liste.

»Unsere Nachbarin sagt immer: Hast du kein anderes Hobby? Du bist immer am Abnehmen«, erzählt sie. Und lacht.

***

Und ich? Wie geht es mir heute? Vielleicht sollte ich von dem bittersüßen Erlebnis berichten, das mein Klassentreffen war, gut ein halbes Jahr nach dem Ende meiner ersten Runde im Abnehmkurs. Nirgendwo in Deutschland war es an jenem Tag heißer als an dem Ort, an dem unser Abi-Jahrgang sich zusammenfand. »Mit 35,6 Grad haben Meteorologen in Waghäusel bei Karlsruhe den Tageshöchstwert gemessen, wie ein Sprecher des Deutschen Wetterdienstes in Offenbach am Abend sagte«, meldete die dpa.

So ein Klassentreffen lässt sich ja als Assessment-Center begreifen, mit drei wesentlichen Unterschieden: Es ist auf einen einzigen Abend konzentriert; der Konsum von Alkohol ist erlaubt; und Gegenstand der Beurteilung ist nicht wie bei der Commerzbank oder Siemens deine Eignung als Arbeitnehmer, sondern dein Leben. Das geht ohne Rollenspiele oder Fragebögen ab, aber evaluiert wird natürlich auch, und unter der typischen Frage »Was machst du jetzt so?« lauert eine tiefer liegende: Hast du das Versprechen, das deine Talente einst gegeben haben, eingelöst?

Meine Biografie zu verteidigen traute ich mir ohne Weiteres zu. Auslandsstudium, renommierte Zeitung, Ressortleiter, das würde schon gehen. Meine Befürchtung war, im Blick meiner ehemaligen Mitschüler ständig den großen Schrecken vermuten zu müssen: Was ist bloß mit dem passiert? Irgendwo hinter dieser Maske, irgendwo in diesem Monsterkörper steckt jemand, den wir mal kannten.

Doch die Befürchtung bewahrheitete sich nicht, und das verdanke ich ausgerechnet Wladimir Putin. Sicher, ich musste nach ein paar Stunden T-Shirt und Hemd, die durchgeschwitzt waren, im Auto gegen eine neue Garnitur austauschen, und ich musste mich vom Büfett fernhalten, weil zu essen einen als Dicken noch mehr schwitzen lässt, und dann wirkt es, als ob man so heftig ins Schwitzen käme, weil man derartig gierig isst.

Doch sobald wir einander auf den neuesten biografischen Stand gebracht hatten und unser Gespräch am Tisch sich der Weltlage zuwandte, fanden wir uns in einem veritablen Déjà-vu wieder. Bis in einzelne Formulierungen hinein diskutierten wir genauso über Krieg und Frieden, Pazifismus und Realismus, Utopie und Aggression, wie wir es in den Achtzigerjahren in der Oberstufe getan hatten, und auch die – »Frontverläufe«, hätte ich beinahe gesagt – Zusammensetzung der Debattiermannschaften war dieselbe. Nur die Länder, in denen unsere geopolitischen Mutmaßungen spielten, waren andere; statt der armen DDR war jetzt viel von der Ukraine und statt Breschnew von Putin die Rede.

Für mich war aufschlussreich, dass ich bei manchen meiner früheren Klassenkameraden zu Schulzeiten offenbar zutreffend erfasst hatte, was ihren Kern ausmachte, und der war auch durch den Prozess des Erwachsenwerdens hindurch recht stabil geblieben. Gleichzeitig machte es mich ein Stück bescheiden, dass ich im Fall von anderen blind gewesen war. Vor allem jedoch erlebte ich den Abend wie einen Ausflug zurück in eine Zeit, in der ich bei aller gedanklichen Heimatlosigkeit ruhiger war und in der mein Kopf mehr zählte als mein Body-Mass-Index – wenn nicht immer für mich, dann doch für meine Peergroup.

Dann, in den frühen Morgenstunden – die meisten meiner ehemaligen Mitschüler haben sich schon in ihr weiteres Leben verabschiedet –, sitzen und stehen wir Übrigen im Halbdunkel in zwei, drei losen Gruppen herum. Letzte Runde, der Wirt und die Kellnerin wollen nach Hause und sind noch zu höflich, es ganz deutlich zu sagen. Da spüre ich mit einem Mal eine Hand auf meinem Rücken. Ich müsste mich gar nicht umdrehen, ich weiß schon eine Weile, dass Hanna hinter mir steht, mein Schwarm aus der Oberstufe. Den Abend über habe ich mich hin und wieder vergewissert, wo sie gerade ist. Jetzt nimmt sie sich einen Stuhl und stellt ihn zwischen meinen Nebenmann und mich. Schon sitzt sie neben mir.

»Und, Bertram, wo bist du jetzt?«, sagt sie leise.

Ich wünschte, ich könnte behaupten, ich hätte darauf die Art Antwort gehabt, die ein heißes Herz verrät. Nicht dass es irgendwelche Konsequenzen gehabt hätte. Nur so, um des reinen romantischen Effekts willen. Ich wünschte, ich hätte eine Antwort gehabt wie: »Ich? Ich lebe in Casablanca, wo ich eine Bar betreibe und einen Pianisten beschäftige, dem verboten ist, *As Time Goes By* zu spielen, weil es mich zu sehr an dich erinnert.«

Ich weiß nicht recht, wie ich es erklären soll. Aber mit einem Mal stand dieser unscheinbare Moment für alles, was der Pummel damals in der Oberstufe ihr zu sagen versäumt hatte, und für so manches Verpasste seither, und auch Hanna war eine Art Symbol dafür – falls Symbole denn Augen haben könnten, und so schöne noch dazu.

Stattdessen sagte ich: »Ich bin jetzt in Frankfurt bei der Zeitung.« Wahrheitsgemäß, aber Bogart geht eben anders.

Wir redeten noch eine Weile über dies und das, bevor irgendein Idiot, der ja gar nichts dafür konnte, uns unterbrach. Ich glaube nicht, dass ich ihr etwas erzählt habe, woran sie sich erinnern müsste. Aber für einen Moment hatte sie eine andere Version von mir berührt, eine schlankere Version vielleicht oder sogar eine, für deren Wert unerheblich ist, wie viel ich wiege, indem sie sich mir mit jener Unverstelltheit des Gemüts näherte, die ich schon früher so einnehmend an ihr fand. Es war nichts Sexuelles, sondern nur so ein *je ne sais quoi*, wie die Amerikaner unter Zuhilfenahme eines französischen Ausdrucks sagen: ein unerklärlicher Zauber.

Wochen später schickte mir jemand einen Link zu den Fotos des Abends, und auf einigen war auch ich zu sehen, der Wal im hellblauen Polohemd. Es war eine Erinnerung daran, dass unser Moment in der Tat motivisch wenig von *Casablanca* und mehr von Disneys *Die Schöne und das Biest* gehabt hatte – abzüglich der Songs. Den Mut, ihr wenigstens eine Postkarte zu schreiben, fand ich nicht.

Und doch. Einer meiner Klassenkameraden, mit dem ich über die Jahre verschiedentlich Kontakt gehabt hatte (und der meinem Gedächtnis auch bei der Erinnerung an die gemeinsame Schulzeit auf die Sprünge half), schrieb mir später in einer Mail, er sei von mir «positiv überrascht« gewesen:»Etwas vom alten Geist war wieder da, vielleicht auch, weil du aufgrund einiger Kilo weniger dich etwas besser gefühlt hast und mehr zur Stelle warst.«

Igor allerdings, den von meiner Schwester in Spiel gebrachten Personal Trainer, habe ich bisher nicht engagiert.

Jetzt möchten Sie unbedingt noch wissen, wie viel genau ich inzwischen auf die Waage packe, oder? Aber, da hat Jochen aus meiner Gruppe schon recht, der mich deshalb bisweilen verspottet hat, ich rede nur ungern in absoluten Zahlen davon. Ich will es mal so sagen: Prozentual zu meinem Ausgangsgewicht...

Anmerkungen und Dank

Dieses Buch ist eine getreuliche Schilderung meines Jahres im Abnehmprogramm. Meine Biografie habe ich aus meiner Erinnerung und der anderer Beteiligter sowie durch Akten, Fotos, Tagebücher und dergleichen so genau wie möglich zu rekonstruieren versucht. Um die Privatsphäre einiger Beteiligter zu schützen, wurden alle Namen und einige unwesentliche biografische Details stimmig geändert.

In einigen Fällen habe ich nachträglich recherchierte Fakten an den dazu passenden Stellen in die Erzählung eingebettet. So ist zum Beispiel das Kapitel über das Einkaufen mit der schnuckeligen Ernährungsberaterin (die im Übrigen zustimmte, als solche zu erscheinen) Resultat von insgesamt zwei Besuchen mit ihr im Supermarkt – einem während des Programms, einem danach. Die Interviews, die Grundlage der Kapitel über die Leute aus meiner Abnehmgruppe wurden, entstanden größtenteils nach dem Ende des Programms, wurden aber so geführt und verarbeitet, dass sie die Perspektive des unmittelbaren Erlebens zu jener Zeit wiedergeben (wie ich hoffe). Das Kapitel über die Adipositas-Chirurgie habe ich ebenfalls nachträglich recherchiert, aber in die Chronologie eingefügt, weil sich damals die Frage stellte, ob solch ein Eingriff für mich eine Option sein könnte.

Teile des Buches sind in zumeist stark veränderter Form bereits im Ressort »Leben« der *F.A.S.* erschienen; für die Nachdruckgenehmigung mein Dank an die F.A.Z. GmbH. Die (anonyme) Kolumne »Fetter« erschien zwischen Februar 2013 und März 2014, »Der Mann im Bett neben mir« als eigenständiger Text am 25. Dezember 2011. Das Interview mit Lionel Shriver erschien (in kürzerer Form) unter dem Titel »Wir haben beim Essen die Unschuld verloren« am 30. März 2014, das mit Michael Pollan (ebenfalls kürzer) als »Die Mahlzeit ist das Bollwerk gegen die Verwilderung« am 26. Oktober 2014. Beide Gespräche führte ich während der Zeit, als ich im Adipositas-Zentrum meine zweite Runde drehte, habe sie hier aber an Stellen in die Erzählung eingesetzt, wo dies inhaltlich sinnvoll erschien. Danke an die beiden Autoren, dass wir die Interviews hier nachdrucken durften.

Gewidmet ist das Buch meiner Mutter. Ein besonderer Gruß geht an meine Nichte, meinen Neffen, meinen Schwager und meine Schwester; zudem an A.

Mein Dank geht zuvörderst an die Leute aus meiner Abnehmgruppe; Ihr wisst, wer ihr seid. An die Betreuer im Abnehmprogramm. An meine Kollegen von der *F.A.Z.* und der *F.A.S.*, zunächst Klaus Dieter Frankenberger und die Herausgeber Berthold Kohler und (inzwischen emeritiert) Günther Nonnenmacher; an Katrin Hummel, Julia Schaaf, Anke Schipp, Dr. Lucia Schmidt, Jörg Thomann, Jennifer Wiebking und Christine Kress aus dem »Leben«-Ressort; an Peter Breul und Benjamin Boch von der grafischen Abteilung für ihre Beratung; an Gaby Bock stellvertretend fürs Archiv. Außerdem an Wonge Bergmann für die Fotos.

Es ist mir darüber hinaus ein Bedürfnis, endlich einmal dem verstorbenen Feuilleton-Herausgeber Joachim Fest meine Reverenz zu erweisen, der mir eine Hospitanz bei der Zeitung anbot, die mir zur Heimat geworden ist – auch wenn ich nicht weiß, was er, Autor bedeutender Bücher über Hitler und den Nationalsozialismus, dazu sagen würde, dass es bei mir am Ende eines über das Dick-Sein geworden ist.

Und schließlich danke ich meiner Agentin Katrin Kroll von

der Agentur Petra Eggers, die geahnt haben muss, dass meine Kolumne nur darauf wartete, ein Buch zu werden; meinem Verleger Johannes Jacob, der mich bei der Buchmesse auf die andere Seite holte und sein Vertrauen in mich setzte; meiner Lektorin Sibylle Auer; den netten Ladys der C.-Bertelsmann-Presseabteilung; Andrea, für viele Gespräche; meinem besten Kumpel Markus.

Wen ich hier womöglich vergessen habe, der ist ganz besonders gemeint.

Nachweise

Zitate zu Buchbeginn

Seinfeld-Zitat:»Seinfeld«, Season 3, Episode 22. Idee: Larry David, Jerry Seinfeld, Buch: Larry Charles, Regie: Tom Cherones. Copyright 1992 Castle Rock Entertainment, im Vertrieb von Sony Pictures Home Entertainment.

Orwell-Zitat:»Zu Nutz und Frommen der Geistlichkeit: Einige Bemerkungen über Salvador Dalí«. In:»Rache ist sauer. Essays«. Aus dem Englischen von Felix Gasbarra. Diogenes Verlag, Zürich 1975.

Woche 1: Rollmops. Die erste Sünde

John Cawley (Hrsg.), ›The Oxford Handbook of the Social Science of Obesity«. Oxford University Press, New York 2011.

Volker Pudel/Joachim Westenhöfer,»Ernährungspsychologie. Eine Einführung«. 3. Auflage, Hogrefe-Verlag, Göttingen 2003.

Volker Pudel,»Adipositas«. Reihe»Fortschritte der Psychotherapie. Manuale für die Praxis«, Band 19. Hogrefe-Verlag, Göttingen 2003.

Volker Pudel,»Ratgeber Übergewicht. Informationen für Betroffene und Angehörige«. Hogrefe-Verlag, Göttingen 2009.

Statistisches Bundesamt,»Körpermaße nach Altersgruppen und Geschlecht. Ergebnisse des Mikrozensus 2013«. Online unter: https://www.destatis.de/DE/ZahlenFakten/GesellschaftStaat/ Gesundheit/GesundheitszustandRelevantesVerhalten/Tabellen/ Koerpermasse.html

Woche 3: Ich und das Fast Food. Eine Lovestory

Michael Allmaier,»Dreißig Jahre McDonald's«. In: Frankfurter Allgemeine Sonntagszeitung, 9. Dezember 2001.

Jürgen Dollase, »Ich esse meinen Hamburger nicht«. In: Frankfurter Allgemeine Zeitung, 12. November 2008, Feuilleton.

Jan Feddersen, »Der schnelle Verführer«. In: »die tageszeitung«, 20. April 2005.

Michael Moss, »Salt Sugar Fat. How the Food Giants Hooked Us«. WH Allen, London 2013.

Christoph Klotter, »Einführung Ernährungspsychologie«. Wie Kap. 3.

Brian Wansink, »Mindless Eating. Why We Eat More Than We Think«. Bantam Books, New York 2010. Deutsche Ausgabe: Brian Wansink, »Essen ohne Sinn und Verstand. Wie die Lebensmittelindustrie uns manipuliert«. Aus dem Englischen von Sonja Hauser. Campus Verlag, Frankfurt am Main 2006.

Woche 4: Fatsuit. Ein Tag mit mir

Updike-Zitat: Aus dem Englischen von Maria Carlsson. 7. Auflage, Rowohlt Verlag, Reinbek/Berlin 1994.

Beverly Balkau et al., »Consequences of Change in Waist Circumference on Cardiometabolic Risk Factors Over 9 Years«. In: »Diabetes Care«, 30, 7, Juli 2007. Online unter: http://care.diabetesjournals.org/content/30/7/1901.full

William Leith, »The Hungry Years. Confessions of a Food Addict«. Gotham Books, London 2005.

Paul Auster, »Winterjournal«. Aus dem Englischen von Werner Schmitz. Rowohlt Verlag, Reinbek/Berlin 2012.

Eva Barlösius, »Dick-Sein. Wenn der Körper das Verhältnis zur Gesellschaft bestimmt«. Campus Verlag, Frankfurt am Main 2014.

Woche 5: Minibar. Eine unvollständige Liste der Dinge, die ich besonders vermisse

Andreas Bernard, »Das Prinzip Minibar«. In: »Süddeutsche Zeitung Magazin«, 15. Juni 2007.

Dubravka Ugrešić, »Angriff auf die Minibar«. In: »Neue Züricher Zeitung«, 8. März 2010.

Barbara Goerlich, »Abschied von der Minibar«. In: »Allgemeine Hotel- und Gastronomie-Zeitung«, 7. Februar 2015.

Susanne Kippenberger, »Wie geschmiert«. In: »Tagesspiegel«, 25. April 2004.

Florian Illies,»Generation Golf. Eine Inspektion«. Argon Verlag, Berlin 2000.

Florian Illies,»Generation Golf zwei«. Blessing Verlag, München 2003.

Woche 9: Der Bauchnabel. Eine kurze Philosophie und Poesie des Körpers

Michela Marzano,»Philosophie des Körpers«. Aus dem Französischen von Elisabeth Liebl. Diederichs, München 2013.

Fritz Böhle/Margit Weihrich (Hrsg.),»Die Körperlichkeit sozialen Handelns. Soziale Ordnung jenseits von Normen und Institutionen«. transcript Verlag, Bielefeld 2010.

Thomas Kleinspehn,»Warum sind wir so unersättlich?« Suhrkamp Verlag, Frankfurt am Main 1987.

Robert Gugutzer,»Leib, Körper und Identität. Eine phänomenologisch-soziologische Untersuchung zur personalen Identität«. Westdeutscher Verlag, Wiesbaden 2002.

Hannelore Bublitz,»Sehen und Gesehenwerden – Auf dem Laufsteg der Gesellschaft. Sozial- und Selbsttechnologien des Körpers«. In: Robert Gugutzer (Hrsg.), »body turn. Perspektiven der Soziologie des Körpers und des Sports«. transcript Verlag, Bielefeld 2006, Seite 341–361.

Robert Gugutzer,»Soziologie des Körpers«. 5., vollständig überarbeitete Auflage, transcript Verlag, Bielefeld 2015.

Axel Wermelskirchen,»Der Bauch, das Top, die Schule«. In: »Frankfurter Allgemeine Sonntagszeitung«, 22. Juni 2003.

Susanne Lang,»Die Renaissance des Bauches«. In: »die tageszeitung«, 28. Juni 2003. Online unter: http://www.taz.de/1/archiv/?dig=2003/06/28/a0186

Ginia Bellafante,»At Gender's Last Frontier«. In: »The New York Times«, 8. Juni 2003. Online unter: http://www.nytimes.com/2003/06/08/style/cultural-studies-at-gender-s-last-frontier.html

Michael Ondaatje,»Der englische Patient«. Aus dem Englischen von Adelheid Dormagen. Deutscher Taschenbuchverlag, München 2006.

Ursula Scheer,»Vom Moppel zum Magermodel«. In: »Frankfurter Allgemeine Zeitung«, 29. März 2013. Online unter: http://www.

faz.net/aktuell/feuilleton/medien/neue-biene-maja-vom-moppel-
zum-magermodel-12130119.html

Woche 11: Shrek. Hässliche Ansichten über die Dicken

Veronika Hackenbroch, Laura Höflinger, Kerstin Kullmann,»Wenn
die Seele dick macht«. In:»Der Spiegel«, 9. Februar 2013; auf dem
Cover angekündigt als»Dick durch Stress«.

Achim Peters,»Mythos Übergewicht. Warum dicke Menschen länger
leben«. C. Bertelsmann Verlag, München 2013.

Eva Barlösius,»Dick-Sein. Wenn der Körper das Verhältnis zur Gesellschaft bestimmt«. Wie Kap. 4.

Erving Goffman,»Stigma. Über Techniken der Bewältigung beschä-
digter Identität«. 12. Auflage, Suhrkamp Verlag, Frankfurt am
Main 1996.

Christoph Klotter,»Einführung Ernährungspsychologie«. Wie
Kap. 3.

Rebecca M. Puhl, Chelsea A. Heuer,»The Stigma of Obesity: A Review and Update«. In:»Obesity«, 17, 5, Mai 2009. Online unter:
http://onlinelibrary.wiley.com/doi/10.1038/oby.2008.636/full

Rebecca M. Puhl, Tatiana Andreyeva, Kelly D. Brownell,»Perceptions
of weight discrimination: prevalence and comparison to race and
gender discrimination in America«. In:»International Journal of
Obesity« 32, 2008. Online unter: http://ioa126.medsch.wisc.edu/
findings/pdfs/1212.pdf

Rebecca M. Puhl,»Bias, Stigma, and Discrimination«. In: John Cawley (Hrsg.),»The Oxford Handbook of the Social Science of
Obesity«. Oxford University Press, New York 2011.

Lindsay McLaren,»Socioeconomic Status and Obesity«. In:»Epide-
miologic Reviews« 29, 2007. Online unter: http://epirev.oxford-
journals.org/content/29/1/29.long

Michelle R. Hebl, Laura M. Mannix,»The Weight of Obesity in Eva-
luating Others: A Mere Proximity Effect«. In:»Personality and
Social Psychology Bulletin« 29, 1, 2003. Online unter: http://www.
owlnet.rice.edu/¯hebl/Pub/14.pdf

Christian S. Crandall,»Prejudice against fat people: Ideology and
self-interest«. In:»Journal of Personality and Social Psychology«,
66, 5, Mai 1994. Online unter: https://wesfiles.wesleyan.edu/cour-
ses/PSYC-309-clwilkins/week4/Crandall.1994.pdf

Steven L. Gortmaker, Aviva Must, James M. Perrin, Arthur M. Sobol, William H. Dietz, ›Social and Economic Consequences of Overweight in Adolescence and Young Adulthood«. In: »New England Journal of Medicine«, 329, 30. September 1993. Online unter: http://www.nejm.org/doi/full/10.1056/NEJM199309303291406

Thomas Schwinn, »Komplexe Ungleichheitsverhältnisse: Klasse, Ethnie und Geschlecht«. In: Cornelia Klinger, Gudrun-Axeli Knapp, Birgit Sauer (Herausgeber), »Achsen der Ungleichheit. Zum Verhältnis von Klasse, Geschlecht und Ethnizität«. Campus Verlag, Frankfurt am Main 2007.

Woche 14: Kontaktgel. Zeit für ein medizinisches Bulletin

Tara Parker-Hope, »Are Doctors Nicer to Thinner Patients?«. In: »New York Times«, 29. April 2013. Online unter well.blogs.nytimes.com/2013/04/29/overweight-patients-face-bias/

Woche 18: Fat man on a bike. Für mehr Bewegung!

Peter Sloterdijk, »Philosophische Temperamente. Von Platon bis Foucault«. Diederichs Verlag, München 2009. Auch als Audio-Book, gelesen vom Autor.

Maximilian Probst, »Der Drahtesel. Die letzte humane Technik«. In: Jesús Ilundáin-Agurruza, Michael W. Austin, Peter Reichenbach (Hrsg.), »Die Philosophie des Radfahrens«. mairisch-Verlag, Hamburg 2013.

Woche 19: Schrumpfen. Über Motivation

Jonathan Haidt, »The Happiness Hypothesis: Putting Ancient Wisdom to the Test of Modern Science«. Arrow Books, London 2006. Deutsche Ausgabe: Jonathan Haidt, »Die Glückshypothese: Was uns wirklich glücklich macht. Die Quintessenz aus altem Wissen und moderner Glücksforschung«. Aus dem Englischen von Isolde Seidel. VAK Verlag, Kirchzarten 2011.

Chip Heath/Dan Heath, »Switch. How to change things when change is hard«. Random House Business Books, London 2011. Deutsche Ausgabe: Chip Heath/Dan Heath, »Switch. Veränderungen wagen und dadurch gewinnen!«. Aus dem Amerikanischen von Antoinette Gittinger. Fischer Taschenbuch Verlag, Frankfurt am Main 2011.

Brian Wansink, »Mindless Eating. Why We Eat More Than We Think«. Bantam Books, New York 2010. Wie Kap. 3.

Woche 20: Captain Tunafish. Ich versuche es als Superheld

James G. March, »A Primer on Decision-Making. How Decisions Happen«. The Free Press, New York 1994.

Woche 21: »Iss nichts von einem Styroporteller.« Ein Gespräch über Zivilisation, McNuggets – und coole Regeln für gute Ernährung

Michael Pollan, »Kochen. Eine Naturgeschichte der Transformation.« Verlag Antje Kunstmann, München 2014.

Michael Pollan, »Essen Sie nichts, was Ihre Großmutter nicht als Essen erkannt hätte. Goldene Regeln für gute Ernährung.« Illustriert von Maira Kalman. Verlag Antje Kunstmann Verlag, München 2013.

Michael Pollan, »Das Omnivoren-Dilemma. Wie sich die Industrie der Lebensmittel bemächtigte und warum Essen so kompliziert wurde.« Goldmann Arkana, München 2011.

Michael Pollan, »Lebens-Mittel. Eine Verteidigung gegen die industrielle Nahrung und den Diätenwahn.« Goldmann Arkana, München 2009.

Ruth Reichl, »Michael Pollan and Ruth Reichl Hash Out the Food Revolution. Be a fly in the soup at the dinner table with two of America's most iconic food writers.« In: »Smithsonian Magazine«, Juni 2013. Online unter: http://www.smithsonianmag.com/innovation/michael-pollan-and-ruth-reichl-hash-out-the-food-revolution-74218531/.

Woche 22: Okkupation. Über den Dicken in meinem Kopf

Douglas Degher, Gerald Hughes, »The Adoption and Management of a ›Fat‹ Identity«.

Gina Cordell, Carol Rambo Ronai, »Identity Management among Overweight Women«.

Leanne Joanisse, Anthony Synnott, »Fighting Back. Reactions and Resistance to the Stigma of Obesity.«

Karen Honeycutt, »Fat World/Thin World. ›Fat Busters‹, Equivocators, ›Fat Boosters‹, and the Social Construction of Obesity«. Alle in: Jeffrey Sobal, Donna Maurer (Hrsg.), »Interpreting Weight: The Social Management of Fatness and Thinness«. Aldine Transaction, New Brunswick 1999.

Judith Rodin, Lisa R. Silverstein, Ruth H. Striegel-Moore, »Women and Weight: A Normative Discontent«. In: Theo B. Sonderegger, »Psychology and Gender«, Reihe »Nebraska Symposium on Motivation«, 32, 1984. Zitiert nach: Leanne Joanisse, Anthony Synnott, »Fighting Back. Reactions and Resistance to the Stigma of Obesity«.

Howard S. Becker, »Außenseiter. Zur Soziologie abweichenden Verhaltens«. 2. Auflage, Springer VS, Wiesbaden 2014.

Eva Barlösius, »Dick-Sein. Wenn der Körper das Verhältnis zur Gesellschaft bestimmt«. Wie Kap. 4.

Janet D. Latner, Marlene B. Schwartz, »Weight Bias in a Child's World«.

Jeffrey Sobal, »Social Consequences of Weight Bias by Partners, Friends, and Strangers«.

Jennifer Crocker, Julie A. Garcia, »Self-Esteem and the Stigma of Obesity«. Alle in: Kelly D. Brownell, Rebecca M. Puhl, Marlene B. Schwartz, Leslie Rudd (Hrsg.), »Weight Bias. Nature, Consequences, and Remedies«. The Guilford Press, New York/London 2005.

Petra Warschburger, ›The unhappy obese child«. In: »International Journal of Obesity« 29, 2005. Online unter: http://www.nature.com/ijo/journal/v29/n2s/full/0803097a.html

Jeffrey B. Schwimmer, Tasha M. Burwinkle, James W. Varni, »Health-related quality of life of severely obese children and adolescents«. In: »Journal of the American Medical Association« 289, 14, 9. April 2003. Online: http://web.mit.edu/kilroi/Public/text/jama-obese-children.pdf

Simone A. French, Mary Story, Cheryl L. Perry, »Self-Esteem and Obesity in Children and Adolescents: A Literature Review«. In: »Obesity Research« 3, 1995. Online unter: http://onlinelibrary.wiley.com/doi/10.1002/j.1550-8528.1995.tb00179.x/pdf

Woche 23: Der dicke Teenager. Versuch einer Erinnerung

Hilde Bruch, »Eßstörungen (sic). Zur Psychologie und Therapie von Übergewicht und Magersucht«. 8. Auflage, Fischer Taschenbuch Verlag, Frankfurt am Main 2001.

Bertram Eisenhauer, »Diane Keaton und der nächste Akt«. In: »Frankfurter Allgemeine Sonntagszeitung«, 19. Oktober 2014.

Joan Didion, »John Wayne: Ein Liebeslied«. In: Joan Didion, »Wir erzählen uns Geschichten, um zu leben«. Aus dem Amerikanischen von Antje Rávic Strubel. List Taschenbuch, Berlin 2009.

Woche 25: Kirschtorte. Von der Mitschuld der Mütter

»No One Is to Blame«. Music by, Lyrics by: Howard Jones. Online unter: http://www.howardjones.com/lyrics/nooneistoblame.html

Christoph Klotter, »Einführung Ernährungspsychologie«. Wie Kap. 3.

Woche 32: »Wenn ein Leben in Zeitlupe kollabiert.« Ein Gespräch über Familie, Opfer und einen toten dicken Bruder

Lionel Shriver, »Big Brother«. HarperCollins, New York 2013. Deutsche Ausgabe: Lionel Shriver, »Großer Bruder.« Aus dem amerikanischen Englisch von Susanne Hornfeck. Piper Verlag, München 2014.

Lionel Shriver, »My brother ate himself to death – and I will never get over the guilt«. In: »The Daily Mail«, 22. May 2013. Online unter: http://www.dailymail.co.uk/femail/article-2329271/LIONEL-SHRIVER-My-brother-ate-death–I-guilt.html#ixzz3kD4pfBlG

Lionel Shriver, »My brother is eating himself to death«. In: »The Guardian«, 1. Dezember 2009. Online unter: http://www.theguardian.com/lifeandstyle/2009/dec/01/lionel-shriver-my-obese-brother

Christine Smallwood, »The Counterlife. Lionel Shriver's speculative fictions«. In: »The New Yorker«, 22. Juli 2013.

Woche 34: Begehren. Über Männer und Frauen

»Noch hab' ich mich an nichts gewöhnt«. Text: Heinz Rudolf Kunze. Musik: Heinz Rudolf Kunze, Mick Franke. Oktave Musikverlag. Online unter: http://werkzeug.heinzrudolfkunze.de/musik/songs/habmichannichtsgewoehnt.html

Rebecca M. Puhl, »Bias, Stigma, and Discrimination«. In: John Cawley (Hrsg.), »The Oxford Handbook of the Social Science of Obesity«. Oxford University Press, New York 2011.

Michelle J. Pearce, Julie Boergers, Mitchell J. Prinstein, »Adolescent obesity, overt and relational peer victimization, and romantic relationships«. In: »Obesity Research«, 10, 2002. Online unter: http://www.unc.edu/˜mjp1970/Publications/Pearce%20et%20al.pdf

Sarah Sitton, Sharon Blanchard, »Men's Preferences in Romantic Partners: Obesity Vs Addiction«. In: »Psychological Reports«, 77, 1995. Online unter: http://www.ncbi.nlm.nih.gov/pubmed/8643781 (kostenpflichtig)

Pamela C. Regan, »Sexual Outcasts: The Perceived Impact of Body Weight and Gender on Sexuality«. In: »Journal of Applied Social Psychology«, 26, 20, 1996.

Malin Kark, Nina Karnehed, »Weight status at age 18 influences marriage prospects. A population-based study of Swedish men«. In: »BMC Public Health«, 12, 2012. Online unter: http://www.biomedcentral.com/1471-2458/12/833

Eunice Y. Chen, Molly Brown, »Obesity Stigma in Sexual Relationships«. In: »Obesity Research«, 13, 2005. Online unter: http://www.ncbi.nlm.nih.gov/pubmed/16129721

John Cawley, Kara Joyner, Jeffery Sobal, »Size Matters: The Influence of Adolescents' Weight and Height on Dating and Sex«. In: »Rationality and Society«, 18, 1, 2006. Online unter: http://www.researchgate.net/publication/249704978_Size_Matters_The_Influence_of_Adolescents'_Weight_and_Height_on_Dating_and_Sex

Jeffery Sobal, »Social Consequences of Weight Bias by Partners, Friends, and Strangers«. In: Kelly D. Brownell, Rebecca M. Puhl, Marlene B. Schwartz, Leslie Rudd (Hrsg.), »Weight Bias. Nature, Consequences, and Remedies«. The Guilford Press, New York/London 2005.

Nathalie Bajos et al., »Sexuality and obesity, a gender perspective: results from French national random probability survey of sexual behaviours«. In: »BMJ« 2010; 340: c2573. Online unter: http://www.bmj.com/content/340/bmj.c2573

Michelle R. Hebl, Julie M. Turchin, »The Stigma of Obesity: What About Men?«. In: »Basic and Applied Social Psychology«, 27, 3, 2005. Online unter: http://www.owlnet.rice.edu/˜hebl/Pub/23.pdf

Michael Ondaatje, »Der englische Patient«. Wie Kap. 9.

Woche 35: Nachtgedanken

Hemingway-Zitat: Aus dem Englischen von Annemarie Horschitz-Horst. 13. Auflage, Rowohlt Taschenbuch Verlag, Frankfurt am Main 2014.

Woche 43: Zehntausend Sieger. Über Chancen

Stephan C. Bischoff et al.,»Multicenter evaluation of an interdisciplinary 52-week weight loss program for obesity with regard to body weight, comorbidities and quality of life – a prospective study«. In:»International Journal of Obesity« 36, 2012, 614–624. Online unter: http://www.nature.com/ijo/journal/v36/n4/full/ijo2011107a. html

Christoph Klotter,»Einführung Ernährungspsychologie«. Wie Kap. 3.

James W. Anderson, Elizabeth C. Konz, Robert C. Frederich, Constance L. Wood,»Long-term weight-loss maintenance: a meta-analysis of US studies«. In:»The American Journal of Clinical Nutrition«, 74, 5, 2001. Online unter: http://ajcn.nutrition.org/content/74/5/579.long

Paul Vitello,»Dr. Albert J. Stunkard, Destigmatizer of Fat, Dies at 92«. In:»The New York Times«, 20. Juli 2014. Online unter: http://www.nytimes.com/2014/07/21/us/21stunkard.html

Michael L. Dansinger, Joi Augustin Gleason, John L. Griffith, Harry P. Selker, Ernst J. Schaefer,»Comparison of the Atkins, Ornish, Weight Watchers, and Zone Diets for Weight Loss and Heart Disease Risk Reduction«. In:»The Journal of the American Medical Association« 293, 1, 2005. Online unter: http://jama.jamanetwork. com/article.aspx?articleid=200094

Rena R. Wing, Suzanne Phelan,»Long-term weight loss maintenance«. In:»The American Journal of Clinical Nutrition«, 82, 1, Juli 2005. Online unter: http://ajcn.nutrition.org/content/82/1/222S. long

J. Graham Thomas, Dale S. Bond, Suzanne Phelan, James O. Hill, Rena R. Wing,»Weight-Loss Maintenance for 10 Years in the National Weight Control Registry«. In:»The American Journal of Preventive Medicine, 46, 1, 2014. Abstract online unter: http://www. ajpmonline.org/article/S0749-3797%2813%2900528-X/abstract

»NWCR Facts«, online unter: http://nwcr.ws/Research/default.htm

Woche 44: And now the end is near. Elvis, der Schutzheilige

Peter Guralnick, »Last Train to Memphis: The Rise of Elvis Presley«. Back Bay Books, New York 1994.

Peter Guralnick, »Careless Love: The Unmaking of Elvis Presley«. Back Bay Books, New York 1999.

David Adler, »The Life and Cuisine of Elvis Presley«. Smith Gryphon, London 1995.

Gregory L. Reece, »Elvis Religion. The Cult of the King«. I.B. Tauris, London 2006.

Susan L. Mizruchi, »Brando's Smile. His Life, Thought, and Work«. W.W. Norton & Co., New York 2014.

Paul Anka (zusammen mit David Dalton), »My Way: An Autobiography«. St. Martin's Press, New York 2013.

Maria Godoy, »Elvis Left the Building Long Ago, But His Food (And Music) Lives On«. NPR, 8. Januar 2013. Online unter http://www.npr.org/sections/thesalt/2013/01/08/168871751/elvis-left-the-building-long-ago-but-his-food-and-music-lives-on

Willi Winkler, »Das dicke Kind«. In: »Süddeutsche Zeitung«, 10. August 2002.

Jan Feddersen, »Unsterbliche Natürlichkeit«. In: »die tageszeitung«, 14. August 1999.

Woche 45: Duell. Die Familie am Esstisch

Eva Barlösius, »Dick-Sein. Wenn der Körper das Verhältnis zur Gesellschaft bestimmt«. Wie Kap. 4.

Georg Simmel, »Soziologie der Mahlzeit«. In: Georg Simmel, Gesamtausgabe in 24 Bänden, Band 12: Aufsätze und Abhandlungen 1909–1918, Band I. herausgegeben von Rüdiger Kramme und Angela Rammstedt. Suhrkamp Taschenbuch, Frankfurt am Main 2001.

Mary Douglas, »Deciphering a Meal«. In: »Daedalus. Journal of the American Academy of Arts and Sciences«, Winter 1972. Online unter: http://xroads.virginia.edu/~DRBR2/douglas.pdf

Eva Barlösius, »Soziologie des Essens. Eine sozial- und kulturwissenschaftliche Einführung in die Ernährungsforschung«. 2., völlig überarbeitete und erweiterte Auflage, Juventa Verlag, Weinheim/ München 2011.

Jean-Claude Kaufmann, »Kochende Leidenschaft. Soziologie vom

Kochen und Essen«. Aus dem Französischen von Anke Beck. 2. Auflage, UVK Verlagsgesellschaft Konstanz/München 2014.

Jana Hauschild,»Von Wurstsalat und Weltfrieden«. In:»Zeit Wissen«, 1, 2014, 3. Dezember 2013 (sic). Online unter: http://www. zeit.de/zeit-wissen/2014/01/ernaehrung-gemeinsame-mahlzeiten

Julia Schaaf,»Trotz allem Traditionen am Tisch«. In:»Frankfurter Allgemeine Zeitung«, 24. Januar 2003.

Manuela Lenzen-Schulte,»Jenseits von Knigge: Die Familienmahlzeit«. In:»Frankfurter Allgemeine Sonntagszeitung«, 19. Dezember 2004.

Marla E. Eisenberg, Rachel E. Olson, Dianne Neumark-Sztainer, Mary Story, Linda H. Bearinger,»Correlations between Family Meals and Psychosocial Well-being among Adolescents«. In:»Archives of Pediatrics and Adolescent Medicine«, 158, 8, 2004. Online unter: http://archpedi.jamanetwork.com/article.aspx?articleid=485781

Dianne Neumark-Sztainer, Melanie Wall, Mary Story, Jayne A. Fulkerson,»Are family meal patterns associated with disordered eating behaviors among adolescents?«. In:»Journal of Adolescent Health«, 35, 5, 2004. Abstract online unter: http://www.ncbi.nlm. nih.gov/pubmed/15488428

Kelly Musick, Ann Meier,»Assessing Causality and Persistence in Associations between Family Dinners and Adolescent Well-being«. In:»Journal of Marriage and Family«, 74, 3, 1. Juni 2012. Online unter: http://www.ncbi.nlm.nih.gov/pmc/articles/PMC3686529/

Eliza Cook, Rachel Dunifon,»Do Family Meals Really Make a Difference?«. In:»Policy Briefs«, Cornell University, College of Human Ecology, Department of Policy Analysis and Management. Online unter: https://www.human.cornell.edu/pam/outreach/upload/Family-Mealtimes-2.pdf

Daniel P. Miller, Jane Waldfogel, Wen-Jui Han,»Family Meals and Child Academic and Behavioral Outcomes«. In:»Child Development«, 83, 6, November/Dezember 2012. Abstract online unter: http:// onlinelibrary.wiley.com/doi/10.1111/j.1467-8624.2012.01825.x/ abstract

Woche 47: Letzte Hilfe. Über die Adipositas-Chirurgie

Kathrin Zinkant,»Die Befreiung«. In:»Süddeutsche Zeitung«, 1./2. August 2015.

Kathrin Burger, »Kilos unterm Messer«. In: »Bild der Wissenschaft«, Nr. 2 (Februar), 2014.

Kirsten Milhahn, »Operationen als letzter Ausweg«. In: www.stern. de, »Ratgeber Ernährung«. Online unter: http://www.stern.de/ gesundheit/ernaehrung/uebergewicht-abnehmen/adipositas-chirurgie-operationen-als-letzter-ausweg-3084310.html

Thomas P. Hüttl, »Adipositaschirurgie. Indikation, Operationsverfahren und Erfolgsaussichten«. In: »Klinikarzt«, 43, 4, 2014. Online unter: http://www.chkmb.de/images/stories/chkmb/PDF/Chirurgie/Publikationen/Adipositaschirurgie-Prof-Huettl-Thieme-klinikarzt-2014.pdf

Thomas P. Hüttl, Jürgen Ordemann, »Metabolische Chirurgie. Aktuelle Datenlage«. In: »Der Diabetologe«, 11, 6, September 2015. Online unter: http://www.chkmb.de/images/stories/chkmb/PDF/Chirurgie/Publikationen/Diabetologe-Metabolische%20Chirurgie-2015.pdf

Thomas P. Hüttl et al., »Bariatrische Chirurgie«. In: »Aktuelle Ernährungsmedizin«, 40, 2015. Online unter: http://www.chkmb.de/images/stories/chkmb/PDF/Chirurgie/Publikationen/Bariatrische-Chirurgie-Prof-Huettl-Thieme-Ernaehrungsmedizin-2015.pdf

Henry Buchwald, Yoav Avidor, Eugene Braunwald, Michael D. Jensen, Walter Pories, Kyle Fahrbach, Karen Schoelles, »Bariatric surgery: a systematic review and meta-analysis«. In: »JAMA. The Journal of the American Medical Association«, 292, 14, 13. Oktober 2004. Online unter: http://jama.jamanetwork.com/article.aspx?articleid=199587

Deutsche Gesellschaft für Allgemein- und Viszeralchirurgie – Chirurgische Arbeitsgemeinschaft für Adipositastherapie (CA-ADIP), »Leitlinie ›Chirurgie der Adipositas‹«. Gültig bis 1. Juni 2015. Online unter: http://www.awmf.org/leitlinien/detail/ll/088-001.html

Deutsche Adipositas-Gesellschaft (DAG), »Interdisziplinäre Leitlinie der Qualität S3 zur ›Prävention und Therapie der Adipositas (Langfassung)‹«. Gültig bis 30. April 2019. Online unter: http://www.awmf.org/leitlinien/detail/ll/050-001.html

Rudolf A. Weiner, »Adipositaschirurgie – Indikation und Therapieverfahren«. 2. Auflage, Uni-Med Verlag, Bremen 2009.

Woche 50: Rumpsteak. Abschied von der Gruppe

Lucy Johnston, »Behavioral Mimicry and Stigmatization«. In: »Social Cognition«, 20, 1, 2002.

Woche 51: Lauf, Forrest, lauf! Ein Besuch vom Ratgeberonkel

Tom Kuntz, »Bubba Can't Bypass the Past«. In: »The Washington Post«, 12. September 2004.

http://www.newrepublic.com/article/117776/bill-clintons-vegan-not-diet-proves-hes-baffled-we-are

http://usatoday30.usatoday.com/news/health/2004-01-15-clinton-weight_x.htm

http://edition.cnn.com/2011/HEALTH/08/18/bill.clinton.diet.vegan/

http://abcnews.go.com/blogs/politics/2014/04/is-bill-clinton-lying-about-being-a-vegan/

http://www.politico.com/blogs/click/2011/09/bill-clinton-isnt-a-perfect-vegan-039295

Epilog: Ein Wiedersehen mit der Gruppe. Und ein Klassentreffen

»Südwesten schafft den Hitze-Rekord«. In: »Stuttgarter Zeitung«, 19. Juli 2014. Online unter http://www.stuttgarter-zeitung.de/inhalt.35-6-grad-in-waghaeusel-suedwesten-schafft-den-hitze-rekord.4d2403f7-e1bd-4fe6-946f-af6df2551bca.html